现代肿瘤专科护理

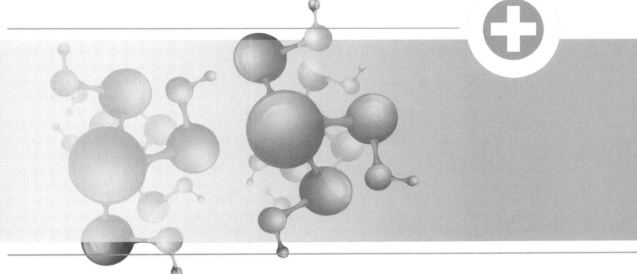

XIANDAI ZHONGLIU

ZHUANKE HULI

■ 主 编 陈世容 程清 甘朵

U0339748

CNSK 湖南科学技术出版社·长沙

国家一级出版社 全国百佳图书出版单位

《现代肿瘤专科护理》编审委员会

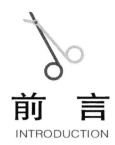

前　言

INTRODUCTION

　　肿瘤护理的发展与卫生保健事业的需求密切相关。随着肿瘤疾病负担的增加，肿瘤学科的快速发展，肿瘤专科护理已成为临床护理领域中的重要分支。肿瘤疾病的特点决定了其护理工作的特殊性，这要求护士不仅具备扎实的专业知识和技能，还要对肿瘤的发生、发展、治疗和预后有深入了解。同时肿瘤患者的护理需求也日益增长。为了更好地满足临床实践的要求，更好地为患者提供服务。我们编写了这本书，旨在为肿瘤患者提供更全面、专业的护理服务。

　　本书前三章系统性介绍了肿瘤流行病学及肿瘤专科护理的特点，针对肿瘤临床治疗方法、原则以及化学治疗静脉管理等方面的护理进行论述。结合临床实际，针对肿瘤患者的常见问题，提供护理方案和操作步骤，方便读者在实际工作中参考应用。本书在现有理论上加入国内外研究成果和文献，确保所提供信息具有科学依据。后面五章介绍了临床常见肿瘤的护理。在肿瘤患者常见症状和并发症的治疗原则及护理措施、健康教育、康复治疗上突出重点。本书适用于具有普通护理知识的护士，在具备基础知识的前提下，了解肿瘤作为一种慢性病的护理特点，对延续护理及症状管理具有重要意义。

　　在编写过程中，我们得到众多同行专家的支持和帮助，在此表示感谢。同时，也希望通过出版此书，能为肿瘤患者提供更好的护理服务。

　　尽管我们尽力确保本书内容的准确性和完整性，但因编写团队资源有限，在内容上和质量上仍有很多不足之处。欢迎广大读者读者提出宝贵意见和建议，以便我们不断改进和完善。

陈世容

2024 年 1 月

目 录
contents

● **第一章　肿瘤流行病学与肿瘤防治**　001

第一节　肿瘤的流行病学特点　002

第二节　肿瘤的预防与控制　006

● **第二章　肿瘤的临床治疗**　009

第一节　肿瘤的外科治疗与护理　010

第二节　肿瘤的化学治疗与护理　028

第三节　肿瘤的放射治疗与护理　042

第四节　肿瘤的介入治疗与护理　054

第五节　肿瘤的生物治疗与护理　066

第六节　肿瘤的中医治疗　076

第七节　肿瘤的冷冻治疗　080

第八节　肿瘤的热疗　084

第九节　放射性核素治疗在肿瘤中的临床应用　088

● **第三章　肿瘤专科护理操作技术**　095

第一节　肿瘤患者经外周静脉穿刺的中心静脉导管留置期间的护理　096

第二节　输液泵的应用与护理　101

第三节　微量注射泵的护理　104

第四节　输液港在肿瘤患者化疗中的应用　106

第五节　便携式化疗泵的应用与护理　111

● **第四章　头颈部肿瘤的护理**　115

第一节　鼻咽癌患者的护理　116

第二节　喉癌患者的护理　126

第三节　口腔癌患者的护理　134

第四节　甲状腺癌患者的护理　140

● **第五章　胸部肿瘤的护理**　147

第一节　肺癌患者的护理　148

第二节　食管癌患者的护理　155

第三节　乳腺癌患者的护理　163

● **第六章　腹部肿瘤的护理**　177

第一节　胃癌患者的护理　178

第二节　大肠癌患者的护理　186

第三节　肝癌患者的护理　195

第四节　胰腺癌患者的护理　203

● **第七章　泌尿生殖系统肿瘤的护理**　209

第一节　肾癌患者的护理　210

第二节　肾母细胞瘤患者的护理　213

第三节　膀胱癌患者的护理　215

第四节　前列腺癌患者的护理　218

● **第八章　女性生殖系统肿瘤的护理**　221

第一节　宫颈癌患者的护理　222

第二节　卵巢癌患者的护理　225

第三节　子宫内膜癌患者的护理　229

第四节　外阴癌患者的护理　234

参考文献　239

1

Chapter One ● 第一章

肿瘤流行病学与肿瘤防治

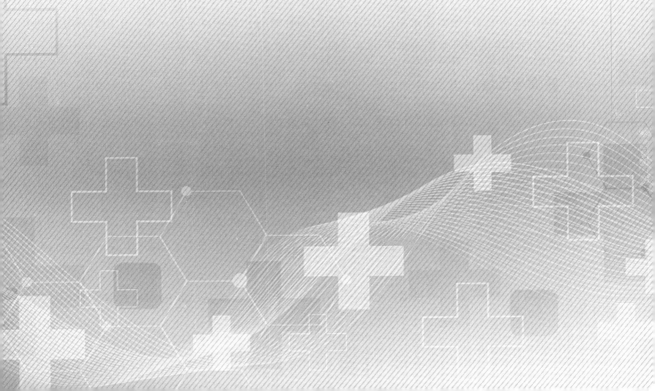

●第一节　肿瘤的流行病学特点

由于人类期望寿命的显著提高和生活方式的明显改变，导致全球癌症和其他慢性非传染性疾病的流行。在遗传和环境因素的作用下，人体的各个部位都可能发生肿瘤，恶性肿瘤严重威胁人类健康和生命。

一、肿瘤与种族、民族的关系

肿瘤在不同种族的发展有明显差异。例如鼻咽癌以中国人常见，尤以广东地区的人群发病率最高，移居海外的华侨也有同样情况。在美国西海岸定居 50 年以上的华裔后代患鼻咽癌的发病率仍是当地美国白人的 30～40 倍。原发性肝癌是非洲族人多的，其他非洲人并不高发。印度人口腔癌发病多，哈萨克族人食管癌较常见。皮肤癌与不同人种皮肤色素沉着有关。这些都表明肿瘤在不同种族中分布是不同的。各族混杂居住的地区，这种差别更显突出。如马来西亚有 3 个主要民族，调查发现，马来人淋巴肉瘤发病较多，印度人口腔癌高发，华人则以肝癌、鼻咽癌常见。不同种族人群肿瘤的分布特点不同，不一定是种族易感性不同的结果，更可能是生活习惯不同造成的。

二、肿瘤与经济的关系

据报道，波兰胃癌残废率较农村低，与社会经济阶层之间呈负相关，即收入高的阶层死亡率低，相关系数男女一致。学者们认为与食用霉变马铃薯有关，减少摄入马铃薯后胃癌开始减少。美国胃癌发生率在 20 世纪 30 年代较高，之后一直下降，与其经济增长有关。日本胃癌一直居世界之首，死亡率约达 50/10 万，后逐年下降，与 20 世纪 50 年代末 60 年代初经济起飞密切相关。经济决定饮食构成。日本癌症研究所所长平山维氏认为，多喝牛奶和多吃新鲜蔬菜，少吃盐腌食物是胃癌死亡率下降的主要原因，而经济条件决定上述饮食的选择。

肠癌与胃癌恰恰相反，随着经济水平的提高，肠癌（主要是结肠癌）死亡率增高，呈正相关。肝癌死亡率高者多为非洲和南亚经济不发达的国家。可能是由于穷困，饮食选择性不大，从欧美输入大量霉变食物（发霉花生、玉米等），摄入黄曲霉毒素较多，加之地处热带，食物贮存条件不好容易霉烂，造成了肝癌高发。

乳腺癌在经济发达国家日渐增多，我国城市患者也与日俱增。研究表明，与摄入高脂肪有关。宫体癌多发于富有阶层，宫颈癌则多见于低收入者，与生活卫生条件（如用水）不好，卫生知识水平低，性生活不卫生有关。有人按经济收入研究口腔、喉、食管和肺癌，发现收入低者上述 4 种癌症均高发，其次为中等收入者，再次为高收入者。

三、肿瘤与环境的关系

1775 年英国外科医生波特首先指出，人类患癌是接触环境的结果。目前已知，气象、气候、地理、地质、土壤、水源、地球化学、动植物生态均可影响癌症的发病。癌自环境来，首先表现在癌症具有明显的地域特征。据调查，在干旱的山区和丘陵地区食管癌发病率较高，热带、亚热带沿海潮湿多雨地区肝癌发病率较高，年平均气温低于 16 ℃的一些谷地（非洲）伯基特（Burkitt）淋巴瘤多见；土壤中含镁量较高，胃癌发病率较低；工业区下风地带肺癌发病率较高。

癌症与环境密切相关，又表现在它有明显的职业特征。200 多年前，英国医生已发现长期与防锈剂接触的铁路工人，各部位癌肿发病率都有升高趋势；锡矿职工在其工作场所接触粉尘和烟尘中 15 种无机化学物质可能有致癌作用，故肺癌发病率较高；合成染料厂工人患膀胱癌的较一般人多；大量接触放射性物质的工人易患白血病；铀矿工人和石棉矿工人肺癌的发病率较高。据美国报告，石棉工厂的工人中，吸烟可使患癌率增加 8 倍。大量的肿瘤流行病学分析研究表明：影响肿瘤发生的因素中 80％～90％是环境因素。医学家们将环境因素分为两类：一类是与人的生活方式密切相关的社会因素和行为，如吸烟、饮酒、不良饮食习惯及生活不规律等；另一类是环境中的有害物质因子，如空气及水的化学污染、滥用药物等。目前学者认为前一种因素更为重要。根据某些西方学者的估计，不同环境因素在致癌作用中所占的比例分别是：不良饮食约占 35％，吸烟约占 30％，饮酒约占 3％，生育及性行为约占 7％，食品添加剂影响约占 1％，职业有害因素约占 4％，环境污染约占 4％，可影响健康的工业产品约占 1％多，药物及医疗过程问题约占 1％，地球物理因素约占 3％，各种感染因素可能为 10％。

由此可见，不良饮食、吸烟及饮酒这三项与人的生活方式密切相关的因素，在所有环境因素中约占 70％，因此，如果我们能够坚持科学的、良好的生活习惯，同时积极有效地改善生产、生活和公共环境，那么人类得肿瘤的机会将会大大降低。空气污染、杀虫剂、农药等污染，伴随工业化、城市化程度加速而使肿瘤死亡率上升。如汽车废气，家庭煤烟含3,4-苯并芘等致癌物，可致肺癌。上海肺癌死亡率 20 世纪 70 年代为 20 世纪 50 年代的几倍，最高点在闹市区。我国各大城市及其郊县男性肺癌死亡率的差别与环境污染关系密切。

上述致癌因素可概括为社会环境与生活方式和行为两大方面。因此，世界卫生组积得出结论：防治癌症主要靠社会和行为措施。当然，并不否定技术和药物的作用。

四、肿瘤与饮食结构的关系

经过调查发现，女性肿瘤患者的 50%、男性肿瘤患者的 30% 可能是由于饮食因素引起的。因此，"癌从口入"这句话有一定道理。例如，长期喜食过咸的食物，会破坏胃黏膜的功能，使胃溃疡疾病转化为胃癌。其他盐腌、烟熏、烤制的食物如咸肉、腊肠、熏鱼、火腿、咸菜等，由于在加工过程中使用过量的色素添加剂和形成亚硝胺等物质，长期偏食这类食物也易致肿瘤。日本人患胃癌人数多可能与常食腌制食物有关。其次，癌从口入还与人体摄入各种维生素及微量元素不足有关。例如，如食用含硒量不足的食物，则大肠、乳腺、卵巢、喉、胰腺等部位肿瘤的发病率就大大增加。可通过改变饮食习惯来防止肿瘤。科学研究表明，口腔、咽喉、食管、胃、前列腺、直肠、结肠、肺、乳腺等部位的癌症均与饮食有关，可通过改变饮食习惯预防肿瘤。为此，在饮食方面应注意以下几点：①不吃霉变食物。现已查明，发生霉变的玉米、花生中的黄曲霉能产生黄曲霉毒素，这种真菌可诱发肝癌。某些真素滴入气管内可引起致癌，注入皮下可引起纤维肉瘤。②不能过量吃高脂肪食物。脂肪本身不会致癌，但长期多食脂肪食物，会使大肠内的胆酸和中性胆固醇浓度增加，这些物质的蓄积诱发结肠癌。高脂肪食物还能增加催乳激素的合成，促使发生乳腺癌。据调查，美国结肠癌的发病率比非工业化国家高 10 倍，乳腺癌发病率比非工业化国家高 5~10 倍，这均与高脂肪饮食有关。③不吃已被污染的食物。例如被农药、化肥、石棉、纤维多环烃化合物和重金属污染的主食和副食，一旦进入人体，就会引起组织细胞发生突变而致畸、致癌。如智利盛产硝石，广泛使用硝酸盐肥料，使粮食中硝酸盐的含量过高，造成了亚硝胺致癌的物理化学因素。

另外，水源污染亦是病从口入的重要原因。污水中可能含有致癌的金属离子、苯并芘及黄曲霉素等毒物。因此，保护环境、防止污染、采用净水装置等措施，亦是防止癌从口入的重要环节。最后还要强调的是不偏食。什么是营养？有人会回答说：杂吃就是营养。为防止体内引起营养素缺乏，就要提倡杂吃。只要在日常饮食中加以注意，就可把"癌从口入"减少到最低程度。我国以胃癌、食管癌及肝癌多见。初步研究认为，与人们喜欢吃发酵霉变食物，吃新鲜蔬菜少有关。如南方是胃癌低发区，广东人饮食以"生、冷、淡"为特征，肿瘤发生率居全国低水平，而北方则因气候条件，冬季吃腌菜、咸菜较多，缺少维生素 C，不利于阻断亚硝胺类致癌物的形成。同时，食管癌高发区人们喜吃发酵霉变的酸菜。肝癌高发区如江苏启东市、海门市，广西扶绥县，人们吃玉米多，受气候影响，潮湿多雨，粮食易霉变。所以沿海地区，肝癌都较高发。胃癌的发生与暴饮暴食有关，食管癌的发生与营养不平衡有关。

经济发达国家的肠癌、乳腺癌发病率较高，与高脂肪饮食密切相关。日本人移民美国，由于饮食因素改变，很快胃癌发病率下降，肠癌发病率上升。丈夫吸烟危害妻子，吸烟者妻子的肺癌死亡率比丈夫不吸烟者增加 1 倍。如果妻子也吸烟，则又增加 1 倍。国外对吸烟的危害阐述比较清楚，社会舆论也很重视，健康教育工作较深入，使近年吸烟率有所下降。我国却相反，吸烟率逐年上升。新中国成立以来，香烟产量增加了 10 倍，所产香烟含焦油高，每支超过 25 mg，危害严重。吸烟所致肺癌常需多年才见后果。英国牛津大学比图认为：中国每年有 3 万名男性因吸烟致癌而早死，预计到 2025 年，每年肺癌人数增至 90 万人，加上吸烟引起的其他疾病，总计有 180 万人死于吸烟所致疾病。

五、肿瘤与年龄性别的关系

无论男女老少都有可能患癌症，但是男性和女性在发生各种肿瘤的可能性上，是有差别的。一般恶性肿瘤男性比女性高发，二者比例为 1.4∶1。通常 10 岁以下男性发病率较高，15～50 岁之间则以女性发病率较高，50 岁以后，男性的发病率又超过女性。在各种肿瘤中，上消化道和呼吸道癌，男性明显高于女性，而乳腺癌和生殖器官、胆囊和甲状腺肿瘤以女性多见。据我国肝癌高发区调查，患肝癌的男女比例将近 4∶1，不同年龄组所患肿瘤有明显差别，儿童肿瘤患者约 50％为急性白血病；中年人以肝癌、胃癌发病率较高；老年人以肺癌、食管癌最多。

六、肿瘤与婚姻的关系

分析结果表明：单身者、离婚者或丧偶的人，在医生诊断患者有癌症之后一般比结婚的人在发现癌症后死得早。而且结过婚的人在癌症早期做出诊断可能性也比单身的人多。更为重要的是在发现患有癌症后 5 年仍然活着的人的比率，结婚者比单身者高 2 倍多。为什么结婚的人会有这些特点呢？专家们认为可能是因为配偶双方互相关心，常常能较早地注意到一些症状的早期症状并及时到医院检查，获得早期诊断，而且在确诊后，也可以从配偶处得到更多的慰藉。另外，结婚者精神健全程度一般比较高，比单身的人更易经受得住癌症的精神打击。

七、肿瘤与性生活不洁的关系

性行为也是社会行为。不良的性行为如多个性伴侣、性生活不卫生等，宫颈癌发病率高。据我国研究，阴茎癌与宫颈癌死亡呈负相关。据高发区调查，华中一带山区冬季无取暖设备，洗澡少，宫颈癌高发，但华南的高山区有洗澡习惯，则呈低发。

八、肿瘤与文化水平的关系

卫生知识水平、生活方式和行为，对癌症发病也有影响。我国研究，45～54 岁癌症死亡率中，大学文化 9.32/万、高中 14.38/万、初中 13.35/万、小学 18.17/万、未受教育者 12.47/万。美国资料与我国近似。芬兰对 20～59 岁人群做了 7 年研究，受教育少于 8 年的人群其癌症相对危险性较受教育高于 8 年增加 1 倍。

九、肿瘤与社会心理的关系

心身疾病中也包括一部分癌症，即社会心理因素可促进某些癌症的发生或死亡。我国胃癌流行病学研究说明，受过严重社会刺激和爱生闷气者，较易患胃癌。肿瘤学者发现，忧郁型性格易患癌症。据报道，C 型（抑制型）性格易患癌，系由失望、焦虑、忧郁等情绪，通过中枢神经系统降低免疫功能对致癌物质的防御能力，增加了患癌的危险性。

● 第二节　肿瘤的预防与控制

一、我国肿瘤防治概况

我国在 1949 年以前基本无肿瘤防治专业机构，仅有个别城市有少数肿瘤从业人员，当时传染病的危害远远大于肿瘤。20 世纪 70 年代我国肿瘤防治事业有了空前的发展，成立了全国肿瘤防治领导小组办公室，各省也相继成立了办公室，开展了全人群的三年死因回顾调查，基本摸清了我国肿瘤流行情况，组建了一些专业队伍深入肿瘤高发区进行肿瘤防治及研究工作。1978 年在上海举办了国际肿瘤流行病学研修班，自此全国大部分省市肿瘤防治工作进入了一个新阶段。各省陆续建立了肿瘤医院研究所，针对肿瘤防治研究的专业队伍不断壮大。至 20 世纪 90 年代末各市级医院基本设立了肿瘤科，使肿瘤患者能够得到有效的治疗，彻底改变了过去得了肿瘤无处可治的状况。

1993年卫生部再次组织了全国10％人口的三年死亡回顾调查，得到了大量准确的数据，并进一步明确了现阶段我国肿瘤防治工作的重点，即由中央财政转移支付经费，开展对部分高危人群的肿瘤早诊、早治工作。三次大规模的人群死因回溯调查在世界上是空前的，也得到国际抗癌联盟的高度赞扬。

20世纪90年代中期，由中国抗癌协会倡导每年四月中旬有为期一周的"抗癌宣传周"活动，现已正式被卫生部列为"全国肿瘤防治宣传周"。中国抗癌协会也作为国际抗癌联盟（UICC）的常务理事单位每两年召开一次全国肿瘤学术大会，每届会议参会专业人员都超过两千人。我国的肿瘤防治研究水平，尤其是肿瘤流行病学研究已达到世界一流。

二、肿瘤三级预防

肿瘤的三级预防是指：针对病因的一级预防；针对癌前病变及早期癌的二级预防；针对肿瘤患者合理的治疗，减少并发症，提高生存率和生存质量的三级预防。

1. 一级预防

由于肿瘤病因复杂多样，较全面的一级预防措施尚无，针对单个肿瘤的去除病因预防工作虽有进行，但有些效果不明显，有的难以实现，故现阶段针对肿瘤的一级预防措施较少。

2. 二级预防

二级预防是目前最为有效的预防控制手段，主要强调"三早"（早发现、早诊断、早治疗），相当部分肿瘤发生前都有一定早期症状或癌前病变，只要加强宣传，提高自我保健意识，相当多的肿瘤都是可以终止于癌前病变期或者早期。常见的肿瘤早期信号有：

（1）异常肿块：乳腺、颈部、皮肤等身体表浅部位出现经久不消或逐渐增大的肿块。

（2）疣痣增大：体表黑痣和疣等在短期内色泽改变，迅速增大、脱毛、溃烂、渗液、瘙痒等，特别是在身体经常摩擦部位。

（3）吞咽异物感：吞咽食物不畅，胸骨后闷胀不适、疼痛，当这些症状久不消失或加重应立即就医。

（4）久治不愈的溃疡：皮肤和黏膜溃疡治疗无效，或有出血等。

（5）持续性消化不良或食欲减退，食后上腹闷胀，且进行性消瘦、出血等。

（6）大便习惯改变，大便变形或出血等。

（7）持续性声音嘶哑，干咳、咳中带血等。

（8）鼻咽分泌物带血，耳鸣、听力减退等。

（9）经期外或绝经后阴道不规则出血，特别是接触性出血等。

（10）血尿、排尿不畅等。

（11）不明原因的进行性体重下降。

（12）不明原因的长期低热。

以上症状可能是肿瘤的早期信号，但也并非肿瘤特有，一旦出现，应尽早上医院进一步诊治。

我国目前开展的针对肿瘤高危人群的早诊，早治工作，查出的肿瘤患者大都是早期原位癌，其治疗花费少，效果好，值得大面积推广应用。

3. 三级预防

三级预防主要是针对已经确诊的肿瘤患者，对他们除了进行正规的综合治疗外，还应加强心理辅导，使他们树立战胜癌症的信心，提高生活质量。世界卫生组织有一个粗略的统计，1920—1970 年恶性肿瘤被认为是不治之症，1970—2020 年恶性肿瘤为难治之症，2020 年以后恶性肿瘤将会是可治之症。

三、肿瘤防治的发展趋势

完善的发病登记报告制度是肿瘤防治的基础，发达国家都有一个完整的疾病登记报告体系，对及时掌握肿瘤流行情况，癌谱变化，病因研究等提供了一个很好的依据，我国自 20 世纪 70 年代开始在大规模人群调查的基础上，不少高发区都建立了死因登记报告制度，近年来又陆续增加了发病登记，北京、天津、上海及江苏都已建立了发病（死因）登记报告制度。

大力开展肿瘤防治科普知识宣传，彻底摒除癌症是"不治之症"的概念，倡导健康的生活方式，增强人群防癌抗癌意识，提倡成人自检，以便及早发现肿瘤，及时就医。

重视肿瘤的二级预防是当前控制恶性肿瘤的最有效的手段，自 2006 年开始，国家已陆续拨出经费进行此项工作，且规模在逐年扩大。但作为人口大国此项费用完全由国家投入也是不现实的，故应尽快建立完善的健康保险制度，由保险公司来运作这项工作将会起到非常好的效果。

肿瘤患者应及时得到规范科学的治疗，这也将是我国专业医疗队伍的一项长期的任务。我们要继续加大对肿瘤病因及治疗手段的研究，为人类早日攻克肿瘤做贡献。

2

Chapter Two ● 第二章

肿瘤的临床治疗

● 第一节　肿瘤的外科治疗与护理

一、肿瘤外科治疗概述

肿瘤外科既是一门独立于其他专业的学科，又是一门与其他专业有着密切联系的学科。应用手术方法治疗肿瘤是最古老、最有效、最普遍的方法之一。公元前 16 世纪在古埃及和公元 7 世纪在我国《晋书》中就有"初帝目有瘤疾，使医割之"，这是关于手术切除肿瘤的记载。但现代手术切除肿瘤的报道始于 1809 年，Mc Dowell 切除了 10.2 kg 卵巢肿瘤，术后患者生存了 30 年。随着医学科学的发展，特别是外科技术、手术器材、麻醉、抗生素和术后护理等各方面的进步，各种肿瘤的手术日趋规范，治愈率不断提高。其中最具代表性的为 1890 年 Halsted 设计的乳腺癌根治术，其合理的手术原则和良好的治疗效果对肿瘤外科的发展有很大的促进。随着显微外科技术和器官移植术等先进技术的开展，使肿瘤手术后的致残率不断下降，生活质量也不断提高。

在肿瘤的治疗方面，外科治疗占据着极其重要的地位。肿瘤的诊断、治疗以及并发症的处理，大都与外科有关。仅仅通过外科治疗，肿瘤患者的生存率常可稳定在一定水平；但是，通过肿瘤普查和联合治疗，生存率可以进一步提高。

手术是肿瘤治疗的重要手段之一，良性肿瘤经手术治疗基本都能治愈，对于不同类型的恶性肿瘤，肿瘤外科的作用有所不同。例如，对于胸部、头颈部、胃肠道、皮肤和泌尿系统的早期恶性肿瘤，主要起到根治肿瘤作用；对于其他类型的肿瘤如淋巴瘤，可以起到明确诊断和分期的作用；而对于恶性血液性疾病，则可以起到提供血管通路或者处理由化学治疗（简称化疗）和放射治疗（简称放疗）所导致的并发症的作用。

（一）外科治疗在肿瘤治疗中的意义与发展趋势

近年来，肿瘤外科有了很大的发展，其作用不仅在于肿瘤的治疗，而且体现在肿瘤的预防、诊断和分期上。随着对肿瘤认识的不断深入，对肿瘤的治疗主要采取综合治疗，向细胞分子水平迈进，兼顾根治与功能两方面，提高患者的生活质量。

1. 外科治疗在肿瘤治疗中的意义

（1）肿瘤外科用于肿瘤的预防：目前，肿瘤的真正病因和发病机制不清，尚无理想的预防措施。然而，在肿瘤预防中，手术是非常有用的工具，有些先天性或遗传性疾病在发展到一定程度时，可引起恶变。手术可以去除许多癌前病变，以防止其向恶性发展。例如黏膜白斑与口腔癌有关，生殖道 CINm 病毒与宫颈上皮肿瘤有关，PINm 与阴茎癌有关，通过消融治疗可以防止癌的发生。家族性多发性结肠息肉病，应该及早手术切除，甚至做全结肠切除。如不做手术，则在 40 岁以后有 50% 的患者可发展成癌，70 岁以后几乎所有患者全有恶变的倾向。因而有此疾病的患者最好在 20～30 岁之前做手术治疗。溃疡性结肠炎有 5%～10% 最终可发展成结肠癌。儿童的溃疡性结肠炎在 10 岁时有 3% 可发展为癌，到 20 岁时则有 20% 可发展成癌。因而当诊断确立后应定期随访，对疑有恶变者应及时予以手术治疗。有些乳腺的良性病变是否会癌变尚有争议。小叶增生有上皮高度增生或不典型增生者可能是癌前病变。但有些还必须结合临床病变情况及其他一些高危因素，如有无家族乳腺癌病史，患者本身有无发生乳腺癌的高危因素（如月经初潮年龄＜12 岁，第 1 胎足月生产年龄＞35 岁等）综合考虑，以决定是否需做预防性的切除术。在易受摩擦部位的黑痣，如位于指甲下、足底、外阴等部位的黑痣有发展成恶性黑色素瘤的危险，应考虑手术切除。

（2）肿瘤外科用于肿瘤的诊断：在肿瘤的治疗中，不管是哪一种治疗手段都必须以病理诊断为依据。在肿瘤的诊断中，不管是哪一种诊断方法都不能代替病理诊断，因为任何可疑病变都需要病理证实。而绝大多数肿瘤疾病都要依靠手术来获取组织标本进行病理诊断。常用的病理诊断方法有：细针吸取、针刺活检、切取活检、切除活检、钳取活检、内镜取样、术中活检、淋巴结活检。

当细针抽吸细胞学检查不能明确肿瘤的分型和分级时，就需要通过切取或切除活组织检查来进一步明确诊断。进行活组织检查时，应注意不要妨碍进一步肿瘤切除手术。一般而言，切开活组织检查适用于浅筋膜下大的软组织病变（5～7 cm）。切除活组织检查适用于小于 2 cm 的表浅病变，并根据肿瘤的类型、分期和浸润的深度来决定是否进一步治疗。我们不能完全信赖冰冻切片病理检查提供的肿瘤病理分级以及浸润深度的信息。手术切缘组织需要适当标记并标明取材部位，并应该进行冰冻切片或石蜡切片检查。

（3）肿瘤外科用于肿瘤的分期：外科常为肿瘤的分期提供确切的依据，而肿瘤的分期是制订治疗方案的重要依据。例如：对怀疑锁骨上淋巴结有转移的患者做淋巴结活检术，可得到较为明确的分期和决定相关的治疗方案。

（4）肿瘤外科用于肿瘤的治疗：应用手术切除肿瘤是治疗实体癌的一种有效的方法，但也只有在肿瘤尚限于原发部位及区域性淋巴结时才有效。然而很多肿瘤在临床诊治时已存在远处微小或亚临床的转移病灶，这常是术后复发及转移的根源。肿瘤外科医生不同于一般外科医生，除了掌握肿瘤外科的理论及操作外，还应熟悉其他的肿瘤治疗方法，如放疗、化疗及内分泌治疗等方法，树立综合治疗的观念，综合设计每个患者的具体治疗方案，以达到最佳的治疗效果。

2. 肿瘤外科治疗发展趋势

近 20 年来，随着肿瘤的生物学、遗传学、免疫学、分子生物学等学科的发展，使人类对肿瘤的发生、发展机制有了更深入的认识，即从过去的细胞水平过渡到分子水平，加上新的治疗设备、技术、药物的不断问世，使得肿瘤治疗概念不断更新，更多从肿瘤生物学角度考虑外科治疗，增强整体观念，更强调综合治疗，兼顾根治与功能两方面。肿瘤外科治疗也冲破了传统观念和方法，出现下列明显趋向。

（1）肿瘤外科治疗向细胞分子水平迈进：20 世纪后期出现腔镜外科（或称微创外科），理论上兴起了外科细胞分子生物学（molecular cell biology in surgery，MCBS）。MCBS 就是以肿瘤为首要研究对象，以分子机制阐明肿瘤发生、发展的规律，并试图用分子手段去诊断、预测、治疗肿瘤。于是出现了分子诊断、分子指征、分子预后、分子治疗的概念。肿瘤外科治疗中，分子分期、分子定界、分子预后已具有临床实用意义。分子分期就是用分子生物学技术如逆转录聚合酶链反应（RT-PCR）来确定用常规方法不能发现的肿瘤淋巴结转移、血道转移、骨髓转移，进行精确的肿瘤分期方法。文献中曾报道应用 RT-PCR 技术，诊断乳腺癌腋窝淋巴结转移，在 29 例病理学阴性的病例中有 14 例 RT-PCR 断定为微小淋巴结转移，这样就纠正了原来的临床病理分期。同样应用生物学技术也可更准确地判断肿瘤浸润的边界，判断患者的预后，形成了分子定界、分子预后。

（2）肿瘤外科治疗兼顾根治与功能，注重患者生活质量：以往外科治疗肿瘤，由于切除范围太小，术后肿瘤复发多，5 年生存率低。后来手术范围越来越大，结果又导致患者器官功能丧失，生活质量下降。近年来，肿瘤外科治疗向兼顾根治与功能，注重提高生活质量方向发展。例如乳腺癌在 100 多年前外科治疗只是肿瘤挖出、部分乳腺切除和全乳腺切除，结果复发甚多。1894 年，Halsted 报道了乳腺根治术后，乳腺癌的外科治疗经历了根治术、扩大根治术、改良根治术、保留乳房手术四大历程。20 世纪 80 年代以后，乳腺癌的外科治疗进入了以乳腺癌生物学特性指导乳腺癌手术方式的时代。综合治疗受到重视，患者对生活质量要求不断提高，既要求治愈肿瘤又要保持外形美观，各种术式并存，治愈与生活质量兼顾的个体化的乳腺癌治疗模式已形成。

（3）强调综合治疗：肿瘤外科治疗经过局部切除、根治术、扩大根治术、个体化治疗，其结果仍不很理想。外科医生越来越认识到，肿瘤是一种全身性疾病，而肿瘤外科只是一种局部治疗的手段，因此必须联合使用放疗、化疗等方法，才能获得良好效果。如局部进展期乳腺癌（Ⅰ期乳腺癌）单纯手术 5 年生存率仅 10％～20％，而综合治疗则可达到 30％～50％。近 20 年来，乳癌的根治术有缩小趋势。由于对肿瘤病理生理机制有了进一步了解，目前肿瘤外科医生更倾向于保守类型手术治疗。

现代肿瘤生物学认为，肿瘤并不总是按依次、固定的方式通过局部淋巴结转移，有些可能通过血液转移。由于远处转移可能是通过淋巴管以外的途径，因此整块切除原发肿瘤和区域性淋巴结清扫的必要性就相对减弱了。有效的辅助治疗例如放疗和化疗，是缩小手术切除范围的主要原因。辅助治疗结合手术的综合方案的应用，源于外科医生对手术治疗的局限性和手术目的的正确认识。同根治性手术相比，结合辅助治疗可以缩小手术的切除范围，减少手术并发症，并且可以达到根治性手术一样的效果，例如，部分乳房切除术＋放疗代替改良根治性手术。当综合治疗能达到根治性手术治疗一样的疗效时，医生就会更愿意选择这种相对保守的治疗方式，因为它可以减少手术对器官功能、美容和形态的影响。

由于细胞分子生物学的飞速发展，研究发现肿瘤的发生、发展与癌基因、抑癌基因有关。近年来基因治疗也逐步成为综合治疗的一部分，对黑色素瘤、脑肿瘤的基因治疗已开始应用到临床。因此，虽然肿瘤外科在肿瘤治疗中仍占有极其重要地位，但单靠手术治愈肿瘤的观念已经过时。肿瘤外科医生应该掌握更多的肿瘤生物学知识，并掌握放疗、化疗、生物学治疗知识，结合患者具体情况，才能制订出合理的综合治疗方案，更好地发挥外科手术在肿瘤治疗中的作用。

1）外科与放射综合治疗：

术前放疗：其目的为使肿瘤缩小，提高手术切除率，同时也可使肿瘤细胞的活力降低，减少播散机会。已有许多肿瘤适合于术前放疗，如鼻咽癌、肺癌、乳腺癌、食管癌等。

术中放疗：将病灶切除后，将周围组织推开，对原发肿瘤部位的肿瘤床及周围淋巴结引流区做一次性大剂量的放疗，以减少局部复发，提高生存率。常适用于胃癌和胰腺癌等。

术后放疗：主要用于手术切除后可能有残留肿瘤的部位及局部淋巴引流区，以减少局部复发及淋巴结转移。如乳癌根治术后照射锁骨上及内乳淋巴结区以减少淋巴结的转移；又如食管癌术后，怀疑食管床有肿瘤残留者，可放置金属标记，术后予以定位照射。

2）外科与化疗综合治疗：

术前化疗：又称早期辅助治疗。对较大的肿瘤应用术前化疗，使肿瘤体积缩小，为手术切除创造有利条件。同时术前化疗能有效地杀灭循环血液中的肿瘤细胞，减少或防止远处转移。

术中化疗：手术操作中可能有肿瘤细胞脱落进入血道或淋巴管，同时也可能残留在创面，因此手术时，全身应用化疗并用抗癌药物冲洗创面，可减少全身转移及局部复发。

术后化疗：是常用的方法。手术后残留的肿瘤细胞倍增时间较快，因而对化疗比较敏感。有些患者术后复发主要是由于术前已存在微小转移灶或由于手术操作所致，因而术后化疗常是提高疗效的关键，术后化疗愈早愈好且须给予足量。术后化疗一般应用时间不宜太长，以 6～8 个月为宜。

当然，很多肿瘤的治疗可能是多种治疗方法的综合及有机的结合。如骨肉瘤可以先做化疗以后手术，术后再做化疗或放疗。由于术前化疗可使肿瘤缩小，使很多原先需做截肢手术的患者可以避免牺牲肢体，并且提高了治愈率。

3）介入治疗：

用于经皮介入，植入泵用于区域性高剂量化疗，如动脉给药治疗肝脏肿瘤。血管介入也可用于进展期黑色素瘤和肢体的肉瘤。弥散的物质可以是药物，如米尔法兰、丝裂霉素或细胞因子（肿瘤坏死因子、白细胞介素），且通过高热可以使抗肿瘤效果更好。

4）放射免疫和核素的应用：

近 20 年来实体肿瘤的治疗进展主要是由于化疗和放疗等辅助治疗手段的进步。尽管辅助治疗对肿瘤的控制有一定作用，但这些非手术的治疗还不能明显降低癌症死亡率，在很多情况下还增加了并发症的发生。随着辅助治疗作用的逐渐增强，体内诊断剂在临床的应用亦逐步展开。这项技术可以提高小体积肿瘤的术前分期工作水平，从而使患者得以尽早手术治疗，并可以对结肠肿瘤的局部或全身病灶进行监控。

肿瘤细胞上的肿瘤相关抗原被其抗体识别后，通过连接到抗体上的 y 粒子放射性同位素的放射作用，可杀伤或杀死肿瘤细胞。多克隆和单克隆抗体技术的应用，提高了抗体对肿瘤靶点的特异性和敏感性。单克隆抗体应用细胞融合技术，通过反复的细胞培养，确保了单克隆抗体的纯一性。多克隆抗体通常来自于免疫动物（如山羊或兔）的血清，而单克隆抗体则来自于免疫小鼠。与肿瘤特异性抗原不同，肿瘤相关抗原分布于肿瘤的细胞膜表面、细胞质和在胚胎发育期细胞一些位点，因此对肿瘤的诊断和治疗有价值。

5）其他治疗方法：

其他治疗方法如免疫治疗及中医中药治疗等，应根据患者临床症状及患者全身情况，进行适当选择。综合治疗须根据患者具体情况而定，方案务求合理，治疗须有主次，强调首选疗法的准确性和彻底性，最终目的是提高疗效。

（二）肿瘤外科治疗原则和特点

不论从观念上讲还是从操作上讲，肿瘤外科都不同于一般外科。因此，从事肿瘤外科的专业人员必须严格掌握肿瘤外科的治疗原则。

1. 肿瘤手术治疗原则

诊断明确、制订合理的治疗方案、选择合理的术式、避免医源性肿瘤播散、种植。

（1）诊断明确：没有明确的诊断就不可能有正确的治疗。肿瘤的诊断包括病理诊断和临床分期。①病理诊断：恶性肿瘤的外科治疗往往创伤较大且致残率较高。例如：乳腺癌根治术后失去整个乳房；直肠癌 Miles 术后失去肛门而终生肠造瘘。因此肿瘤外科手术（尤其是易致残的手术及各种大手术）在术前一定要有病理诊断，以免误诊误治，否则会给患者带来严重后果。有些病例在术前难以取得病理诊断，应在术中取材做快速切片检查。②临床分期：目前常用的是国际抗癌联盟制定的 TNM 国际分期法（有些肿瘤有特殊的分期法，如大肠癌的 Dukes 分期）。治疗前的临床分期（cTNM）为术前制订治疗方案的主要依据之一。医生还必须依据术中所见做出外科分期（sTNM），并在必要时将原方案做相应的修改。术后的病理分期（pTNM）则为术后辅助治疗及预后估计提供了重要依据。

（2）制订合理的治疗方案：肿瘤手术特点是切除范围广、创面大，患者多数为老年人，常伴有各种老年慢性病和重要器官的功能障碍，全身情况较差，手术危险性较其他外科领域高，所以对手术适应证应慎重选择。

首次治疗是否正确，直接影响预后。因此一定要制订合理的治疗方案。制订治疗方案最为重要的是肿瘤的病理类型、分化程度、临床分期和患者的体质状况。一般的原则是：早期肿瘤，争取手术根治；局部晚期肿瘤，估计难以切除，先做术前化疗或放疗即新辅助治疗，待肿瘤缩小后再手术；术后病理证实有癌残留或多个淋巴结转移者，术后辅助治疗。

在实体肿瘤综合治疗的时代，区别根治性和保守性手术已经失去了重要意义。现代外科肿瘤的治疗要求全面而适当的手术切除。在能够提供有效的局部控制或辅助治疗时，可考虑选择保守型的手术治疗；而当瘤体较大并对神经肌肉或血管功能有较大影响，或对辅助疗法无效时，则应选择根治性的手术治疗。

最后，必须清楚手术的目的。如果手术的并发症和死亡率较高，那么医生就应根据自己的临床经验，权衡各类手术的利弊，从而选择最佳的治疗方案。

（3）选择合理的术式：良性肿瘤手术治疗原则要求完整切除肿瘤，必须在包膜外切除，条件许可时，应同时切除包膜外少量正常组织，切不可行肿瘤刷出术，否则极易导致肿瘤复发。术后必须做病理检查，除可明确诊断外，更重要的是防止恶性肿瘤的误诊。

恶性肿瘤手术治疗原则：须以确切的病理诊断为依据，并结合临床表现选择手术类型，以及手术前后是否需配合其他治疗手段等。正确估计肿瘤的发展阶段，选择最佳手术方式。

恶性肿瘤早期常限于局部，体积较小，患者体质亦较好，经手术治疗效果佳。恶性肿瘤中期常在局部有一定发展，且多有区域性淋巴结转移，若患者体质尚好，手术治疗亦能收到一定疗效。恶性肿瘤晚期多已广泛浸润，区域淋巴结多已转移，已不是治愈性手术的适应证，但也可做某种类型手术，以缓解症状，减轻痛苦，并为以后的放疗或化疗创造条件。

二、常用外科治疗方法

手术治疗通常是实体肿瘤患者的首要选择，所以，外科医生在肿瘤患者的研究和治疗中起着非常关键的作用。外科医生的作用根据不同的情况而不同，通常包括诊断肿瘤类型和部位、确定当时肿瘤的分级、评估患者的全身情况、疾病相关并发症的急缓。

肿瘤的外科手术治疗方法可分为活检术、根治性手术、姑息性手术、减积手术、重建和康复手术、转移性肿瘤的治疗、辅助性手术及微创外科手术。

（一）活检术

根据肿瘤的部位和特点，活检技术也不一样，总结如下：

1. 细针吸取

细针吸取是通过用细针头，对怀疑的肿块进行穿刺获取组织细胞，涂片做细胞学检查，以确定是否为肿瘤细胞。此种方法简便、安全，其准确率为 85％～90％以上。由于此法有一定的假阳性及假阴性，因而不能作为根治性手术的依据。

2. 针刺活检

针刺活检是通过用一些特制的穿刺针获取微小的组织进行病理检查。常用于体表肿瘤，或手术中的深部肿瘤。由于此法获取的组织较少，往往给病理诊断带来一定困难，同时有可能促进肿瘤细胞的播散，因而要严格掌握适应证。

3. 切取活检

切取活检常在局部麻醉下，切取一小块肿瘤组织做组织学检查以明确诊断。可用于体表肿瘤，也可用于深部肿瘤。切取活检时要注意切口的选择和到达肿瘤部位的途径。肢体肿瘤活检时常于止血带的远端进行，内脏肿瘤活检时要注意保护好周围组织，以防癌细胞的医源性种植和播散。因此法易于引起癌细胞播散和种植，该方法应用受到限制。

4. 切除活检

切除活检系一般肿瘤外科活检的首选方法。在麻醉下切除整个肿瘤或淋巴结进行病理检查。适用于位置较浅、体积较小的肿瘤及肿大的淋巴结。切除肿块的边界必须有一些正常组织。其优点是可以做正确的组织学诊断。如果是良性肿瘤时不必再做进一步的处理，而恶性肿瘤在切除活检后所引起的损伤较少，从而可减少医源性播散。但手术时必须注意手术切口适当，以免再次手术时的困难，同时也需要注意手术时不要污染手术创面。

5. 钳取活检

钳取活检适用于皮肤、口腔、鼻咽、子宫颈、肛管、直肠等处。对于实质性脏器的肿瘤、血管瘤、淋巴管瘤、恶性黑色素瘤等不适用。钳夹时最好选择基底部肿瘤与正常组织交界处，以便观察有无浸润。对于溃疡性肿瘤不应在溃疡中心取材，而应选择溃疡与正常组织的交界处，这可避免只取到变性或坏死组织而遗漏了真正的肿瘤组织。

6. 内镜取样

最近几十年，腔镜技术飞速发展，使得腔内肿瘤的诊断也更加容易。通常内镜应用在呼吸道、泌尿道、食管、胃、十二指肠和结肠病损。光学纤维内镜的应用，能够对过去开放手术都难以诊断的疾病提供完全的观察和精细的病理诊断。随着内镜取样设备和技术的改进，以及内镜对病损的精确放大，使诊断更精确。内脏出血和穿孔的危险性随着操作技术的熟练逐渐减少。腹腔镜和胸腔镜也已被广泛地用于肿瘤的诊断和治疗中。

7. 术中活检

在某些情况下，需要术中活检，通常将术中取出的组织进行快速冰冻切片，获得快速诊断。根据解和外科情况的不同，可以采用切开、切除或针吸活检的办法。主要适用于术前未能获得诊断的原发病损、术中发现原先未知的继发病损、证实根治的切缘是否有残存病变、在常规和急症手术中发现的大块病损等情况。

8. 淋巴结活检

对临床上一些淋巴结肿大的疾病需要进行淋巴结活检。有些患者已知原发病，需要明确淋巴结转移情况。在淋巴结增生性疾病的鉴别诊断中，病理医生通常需要新鲜、未固定的整个淋巴结，以便于确定组织分型。经常用石蜡包埋切片，另外快速冰冻切片。在确定淋巴结转移是来自上皮还是黑色素细胞瘤时很有用。术中根据病理诊断，如果来自肉瘤或黑色素瘤，淋巴结就要整个切除。特别应该提到前哨淋巴结活检，在 20 世纪 90 年代，首先由 Morton 和他的同事用于诊断恶性黑色素瘤淋巴结，目前已扩展到乳腺、外阴、阴茎和其他侵袭性肿瘤中。

（二）根治性手术

根治性手术通常是指手术范围包括肿瘤全部及其所在器官或组织的大部或全部切除，必要时还需将该部位周围的淋巴结整块切除，显微镜下组织切缘无肿瘤细胞扩散。如乳腺癌根治术，即是将全乳腺及胸大肌、胸小肌连同腋下的脂肪、淋巴组织作整块切除。此种手术方式已成为典型的肿瘤手术方式，且广泛用于其他肿瘤的手术，如直肠癌、宫颈癌、头颈部肿瘤等。凡肿瘤局限于原发部位和区域淋巴结而未发现有其他部位转移灶，患者能耐受者，均适合根治性手术。随着生物学、解剖学、生理学和外科病理学的发展，根治的概念也在不断地变化，包括下面几方面：

1. 解剖学定位和肿瘤扩散的程度

外科医生术前必须根据目前分类评价肿瘤的分级、范围（浸及的局部层次、邻近组织或器官浸润的可能性等）。还要注意多灶性、卫星灶或其他同时发生的病变，这是治疗成功的基础。乳腺癌治疗的进步就是一个很好的例证，根治性手术方法从最早的 Hnlsted 的超根治乳腺切除术，到改良的 Patey 根治手术，又进展到目前对于 2 cm 以内肿瘤的四分之一象限或肿块切除术，这样也使得术后对残存乳腺组织的放疗成为可能。对原发肿瘤切除后的淋巴结清扫术，淋巴结清扫的程度、目的，在不同的领域仍然存在争论。在设计手术方案时，一定要考虑到是否有远处转移，对于癌症患者来说，出现了远处转移，预后一般是比较差的，但也不能排除对转移灶的根治治疗。例如结直肠癌，在充分评估了原发肿瘤的特点和转移灶的部位和数目后，1～3 个肝转移灶是可以根治切除的，可以明显提高治疗的效果。

2. 肿瘤的生物学特征

对于肿瘤生物学认识的深入，使我们对许多肿瘤的某些特征有了确切的了解，这些特征的认识会进一步改进治疗方法。原发瘤的部位不同，预后和临床效果也不同（例如葡萄膜和黏膜的黑色素瘤，在临床上和皮肤黑色素瘤完全不同），外科医生必须了解这些不同的临床特点，才能制订合理的治疗方案。

3. 根治手术的概念

根治手术就是指手术医生能够彻底切除手术区域的病灶，术后局部无肿瘤复发。但是，每一位医生都知道，有些情况下是不可能的根治的。尽管零复发率是每位医生追求的目标，并且所有的手术方案都是为此目标设计，而失败主要是由于对癌症生物学的解剖和病理生理知识的缺乏。在这方面的例子是很多的，就拿直肠癌来说，很多年以来，外科医生的兴趣都集中在癌肿的远端切缘，一直认为大于 5 cm 才是安全的，否则就需要经腹会阴联合手术。然而即使如此，局部复发率仍高达 20%～40%，即使结合术后放疗，局部复发率也有 15%～25%。随着对骨盆解剖认识的了解，发现被称作直肠系膜的解剖功能结构，并且病理医生也发现，直肠侧壁切缘比远端切缘更重要。因此，新设计的手术不仅包括了整个直肠的切除，还包括切除直肠系膜和淋巴结清扫术，而保留了肛门括约肌，在可能的情况下，也保留了低神经丛。这种手术使骨盆复发率降低至 4%～8% 以下。

肉眼下的根治术，指的是去除所有的可见肿瘤组织；镜下根治是病理医生通过分析手术标本的切缘而定的。从肿瘤学的角度讲，根治概念更复杂，这需要把病理结果和癌生物学结合起来。这个概念随着认识的深入而深入。

4. 根治性手术的一般原则

肿瘤根治性的治疗必须做到整块切除原发性肿瘤，它要求把肿瘤连同累及的所有组织或器官彻底切除；但在某些特殊情况下需行部分切除术。整块切除术要求完整地切除先前的活检切口，以及肿瘤邻近或累及的结构，而不应侵及邻近肿瘤的正常组织。

原发灶的清除原则是切除原发灶及其可能受累及的周围组织。如果肿瘤在某一器官或组织则要将其全部或大部切除。如果原发灶已与邻近脏器有粘连或侵犯时，必要时可将邻近脏器一并切除。如胃癌侵犯肝左叶时可连同肝左叶一并切除。当然手术切除的范围还应根据不同的肿瘤的生物学特性而定。如皮肤的基底细胞癌为局部浸润性生长，很少有淋巴道的转移，因而其手术的切除范围可以较一般鳞状细胞癌小，同时也不必做区域淋巴结的清除。而皮肤的恶性黑色素瘤则需要做局部的广泛切除，连同周围淋巴结一并做清除，以免引起远处播散。

淋巴结清除原则上应和受累及的器官做整块的切除。但在某些口腔或肢体远端的肿瘤，如果原发灶与区域淋巴结相隔较远时可以做分段手术，在原发灶控制或治疗后行 1 期淋巴结清除术。分段手术的 2 次手术之间的间隔时间以 2～6 周为宜。

一位优秀的外科医生还应考虑到肿瘤切除的安全性、如何进行解剖分离以及需要切除的范围。如游离巨大肿瘤，要时刻构想肿瘤三维形状，确保在重要结构周围解剖时的安全性，并能保证有良好的暴露。肿瘤游离的原则是沿着无瘤区域内阻力最小部位进行游离。要首先解剖最容易游离的部位，然后再对难以游离的部位进行安全的解剖分离。如考虑缩小重要组织结构邻近组织的切除范围，为了安全，要进行冰冻切片检查后才可确定。送检冰冻标本时，必须对术中情况以及切缘部位进行详细描述。不能仅将术中肿块触诊的情况作为能否切除肿瘤的标准。例如，对于肠系膜基底部的恶性肿瘤，不能只根据肿瘤部位来确定能否切除；肠系膜上血管的解剖是决定能否顺利切除肿瘤的重要因素，如能在避免损伤肠系膜血管的情况下，保留肠管的血供，同时又可切除较多的肠系膜缘，那么就可以认为可以切除肿瘤。肿瘤能否切除与肿瘤是否涉及重要组织器官有关。如果在切除肿瘤时，可能损伤某些重要器官，并会导致患者死亡，那么这样的肿瘤是不可切除的，例如，对年老和营养障碍的患者行肝脏三段切除术；或者手术会严重影响患者的生存质量，例如对复杂的骨盆肉瘤行半骨盆切除术。此外，肿瘤固定并不意味着不可切除。如髂肌和腰大肌的肉瘤，触诊常表现为肿块固定，然而这些肿瘤一般都可以完整切除。实体性肿瘤（如肉瘤）侵犯到耻骨时亦表现为肿块固定，但由于瘤体连同周围结构可以容易地切除，因而也是可以切除的。

（三）姑息性手术

手术的初衷是通过手术治疗肿瘤。但是，由于肿瘤的手术分期以及肿瘤特征的不同，原发病灶或转移性病灶切除达不到根治，而作一些简单的手术，旨在防止和解除可能发生的症状，可选择姑息手术治疗。在不能施行根治性治疗时，可以通过这类手术提高患者的生存质量。

姑息性手术有以下作用：可以解除肿瘤对重要脏器功能的影响，例如肺癌阻塞支气管影响呼吸，或者由于结肠癌造成肠梗阻；减轻疼痛或无法忍受的症状，如 Tolet 乳房切除术治疗溃疡型乳癌，防止可能并发症的发生；如消化道肿瘤的姑息性切除或改道手术，可以解除肿瘤的出血，防止穿孔或梗阻等；如食管癌不能进食者可作胃造瘘或空肠造瘘以维持营养，为进一步治疗创造条件。

姑息性手术常常也是综合治疗的一部分，可于手术前后与化疗、放疗配合进行，能更有效的达到治疗目的。

姑息性手术常见术式为：①各种造瘘术，如胃造瘘、空肠造瘘、结肠造瘘、气管造瘘、膀胱造瘘等。②器官部分或全部切除。③肠管吻合转流术。④血管结扎术。⑤神经阻滞术。⑥其他，如放疗后遗症的外科处理，远处转移性肿瘤以及术后局部复发性肿瘤的切除术等，均属姑息性手术范畴。

（四）减积性手术

减积性手术的目的是减少原发、区域或转移病灶的体积，从而提高辅助治疗对肿瘤的敏感性。通过切除大块的瘤体，可以提高器官功能，提高患者的生存质量，例如对某些晚期癌症（如卵巢癌或 Burkitt 淋巴瘤）可以选择性地施行减积性手术。辅助治疗对各类肿瘤的治疗效果，外科医生应有明确的认识。如果肿瘤患者对放疗或化疗无效，那么施行减积性手术可能是有害的。例如，浸润性直肠腺癌行经骨盆内脏器切除术，不仅起不到有效的治疗作用，而且极有可能会导致较多的并发症甚至死亡，不利于患者的短期康复以及生存质量的提高。

（五）重建与康复性手术

某些肿瘤根治性手术破坏性较大，术后有严重的后遗症、外部形态改变或功能障碍等。肿瘤外科医生应为患者进行重建及康复性手术，使患者外形及功能有所改善。如乳腺癌根治术后，可应用腹直肌皮瓣重建乳房或用硅胶人工乳房填充于胸大肌，使胸部外形趋向完整；又如用肌皮瓣进行头面部肿瘤切除后的修补以及为全喉切除术后失音患者进行发音重建；其他如由于手术或放疗后所致的功能丧失，尤其是肢体部位，常可通过骨或肌肉的移位而改善功能。

（六）转移性肿瘤的治疗

尽管目前人们对肿瘤转移的方式（如淋巴道或血道播散）有所了解，但对肿瘤发生或阻止肿瘤转移机制还远不清楚。肿瘤的转移有 4 种途径，即直接浸润、淋巴道转移、血道转移、浆膜腔的脱落和种植转移。由于肿瘤常有一种以上的转移途径，因此我们不可能判定某一肿瘤首先发生了何种转移。例如，黑色素瘤、乳癌、肺癌或结肠癌可以在没有局部淋巴转移的情况下，发生了多个部位的远处转移，如肺、肝脏、骨或大脑的转移。

远处转移癌属于晚期，难以治愈，但近年来对转移癌的切除越来越受到重视。手术的前提是原发灶已经控制或能够控制，并且没有其他部位的远处转移。一般认为孤立转移者的治疗效果较好，同一解剖区域多个转移者的效果较差；从原发灶切除至转移的间隔时间较长者效果较好，较短者效果较差。临床上较常见的有肺、肝、脑等部位的转移癌切除术。肺转移的手术治疗效果比较肯定，少数双肺转移者也可考虑手术治疗。肝转移癌的手术治疗效果也远超过其他治疗方法，术后 5 年生存率 25％～30％。脑转移癌严重威胁生命，凡孤立转移者应积极争取手术治疗，术后配合放疗或化疗。

手术治疗发生转移的恶性肿瘤时，必须要掌握其适应证。转移性肿瘤行手术治疗的适应证有以下 3 类：①只在单一器官内有较小体积的转移灶，而没有其他部位的转移。②转移灶连同瘤体外组织可以一同切除而不影响器官的重要功能。③术后的并发症和死亡率在允许范围内。

例如伴有孤立性或局限性肝转移的结肠癌，其术后 5 年生存率可以超过 30％，而软组织、骨肉瘤和结肠癌合并肺转移施行肺切除术治疗，5 年生存率亦可达到 30％。

如果辅以有效而系统的全身治疗，可以进一步提高转移灶切除术的治愈率。多数黑色素瘤和原发于胰腺、胃肠和肝脏的腺癌发生肺转移时，不宜行肺切除术治疗。如果 CT 检查显示肺部是孤立性的转移灶，而其他部位没有转移灶或残留病灶者，那么可以手术切除肺部转移灶。其他类型的肿瘤，例如黑色素瘤、腺癌或者肾细胞癌，如果合并孤立性的脑转移而无颅外残留病灶的情况下，应考虑行转移灶切除术治疗。术前必须考虑到手术可能导致的各种神经后遗症，如果需切除重要的神经束或脑叶，并可能对大脑的功能产生重大的影响时，那么，可以考虑全大脑放疗和大剂量的类固醇治疗等非手术治疗的方法。在制订转移性肿瘤的治疗方案时，还要考虑到肿瘤的组织分型以及分期等，它们与手术的疗效密切相关。

（七）辅助性手术

为了配合其他治疗，需要做辅助性手术。例如喉癌放疗，为了防止放疗中出现呼吸困难，有时需在放疗前做气管切开术；直肠癌放疗，为防止放疗中肠梗阻，有时也需先做人工肛门术；乳腺癌和前列腺癌内分泌治疗常需做去势手术等。

（八）微创外科手术

微创外科是一广义的定义，是指采用创伤最小的方法进行的外科治疗。显然，微创外科既要微创又要达到传统外科治疗的目的。

1. 微创外科的主要特点

微创外科的主要特点有：①手术切口小，局部创伤小；②手术出血少，手术时间缩短；③内脏的损伤和功能的干扰少，术后恢复快；④全身反应轻：在神经体液系统方面，机体的应激反应明显低于传统手术；在免疫系统方面，能较好地保存由细胞介导的免疫能力。

微创外科主要包括腔镜外科（如腹腔镜、胸腔镜）和内镜外科（如食管镜、纤维支气管镜）两部分。目前微创外科手术已经涉及普通外科、胸外科、妇科、内分泌科、泌尿外科和神经外科等领域。越来越多的手术，诸如胆囊切除、动脉瘤切除和心脏搭桥等逐渐被微创外科所取代。对肿瘤外科来说，肺癌、食管癌、纵隔肿瘤、肝癌、胃肠肿瘤、妇科肿瘤等许多器官、组织的肿瘤切除都有采用微创外科手术。目前，肿瘤微创外科的领域越来越广，技术越来越熟练，得到越来越多的人的认可。然而，肿瘤外科毕竟有别于一般外科。因为肿瘤的切除不管采取任何方式，都必须考虑彻底切除和无瘤操作。

2. 腹腔镜手术

腹腔镜技术比传统的剖腹术具有优越性，这一点已有充分的资料证明。这两种方法均可用于转移性肿瘤和淋巴结病变的诊断。与传统的剖腹术相比，腹腔镜检查具有住院时间短，痛苦小，可以早期活动，腹腔粘连轻等优点，还可以减轻由以上原因而造成的心理上的不适。因此我们有理由尽可能应用腹腔镜检查，而不是传统的剖腹术。

对于治愈率低的腹腔内的恶性肿瘤，腹腔镜检查可以判断这些肿瘤能否被切除。大约有40％的胃癌、食管癌、胰腺癌和肝癌通过腹腔镜检查，而避免了非治疗性的剖腹手术。诊断性腹腔镜可以发现位于肝脏和腹膜 1～2 mm 转移灶，而这么小的病灶是不可能用 CT 或其他影像学检查发现的。

淋巴结状况与肿瘤治疗的选择有密切关系。通过腹腔镜检查可以对宫颈癌、前列腺癌或淋巴瘤进行肿瘤学分期，并可以缩短住院时间，减少并发症的发生。同传统的（开放性）剖腹手术一样，腹腔镜亦可以评估淋巴结以及腹腔内脏器的状况。腹腔镜检查还可以用来监测肿瘤治疗的疗效。由于腹腔镜检查可以在门诊施行，远比影像学检查准确，与传统的剖腹手术相比，还可以减少再次肠粘连的发生，因此它被认为是一种理想的第二次探查方法。此外，它还可评估肿瘤对化疗的敏感性［如卵巢癌，特别是肿瘤标志物（CA125）升高时］。应当注意，腹腔镜检查是不可能发现隐匿在器官内的肿瘤的。它适用于那些不能被影像学检查证实，而在腹腔镜下肉眼可见的肿块的检查。

在肿瘤分期中已经普遍使用腹腔镜，并为各种恶性肿瘤的治疗提供帮助，例如，在腹腔内直接放置注射泵治疗卵巢癌，或者行胃造口术治疗晚期的头颈部恶性肿瘤。近年，腹腔镜还完成了一些复杂性的手术，手术适应证有不断扩大的趋势。腹腔镜手术治疗实体肿瘤的远期效果还需要进一步观察。

3. 胸腔镜、纵隔镜

电视胸腔镜外科手术（VATS）是通过 2～3 个"钥匙孔"，在电视影像（Video-assisted）监视辅助下完成过去由传统开胸进行的操作手术。其本质是用"腔镜"做手术，相对于传统的开胸手术具有创伤小、恢复快、住院时间短等技术特点。

胸腔镜手术主要有诊断性适应证和治疗性适应证两种。

诊断性适应证：①胸膜疾病的诊断如胸腔积液、胸膜占位性病变；②肺脏疾病的诊断如肺内转移性肿瘤；③纵隔肿瘤的诊断；④心包疾病的诊断；⑤胸外伤的诊断；⑥肿瘤分期。

治疗性适应证主要是：①胸膜病变如恶性胸腔积液、急性脓胸、胸膜肿瘤；②肺疾病如自发性气胸、肺良性病变、肺转移性肿瘤、原发性肺癌；③心包疾病：心脏压塞、心包积液；④纵隔肿瘤；⑤食管疾病。

纵隔镜手术主要用于肺癌的分期，特别是对胸部 X 线片或 CT 扫描发现有肿大的淋巴结患者，也可用于诊断纵隔肿块或对有淋巴瘤或肉芽肿病变患者行淋巴结取样。纵隔镜手术主要有诊断性适应证和治疗性适应证两种。

诊断性适应证：纵隔淋巴结活检，纵隔肿瘤、囊肿、异位器官的诊断。

治疗性适应证主要是：甲状旁腺癌、纵隔囊肿摘除，纵隔积存物引流和清除（血肿、乳糜、脓肿），胸腺探查、胸腺切除治疗重症肌无力。

三、外科围手术期的护理

（一）术前护理

1. 了解基本情况

家庭情况、职业状况、工作种类、经济状况、自我护理能力、有效的家庭及社会支持、人格类型、学习与认知能力等。

2. 护理评估

（1）肿瘤情况：了解肿瘤的范围、性质、肿瘤周围的淋巴结情况、是否存在远处转移以及对周围脏器的侵袭程度。掌握肿瘤所引起的各个器官功能的变化。

（2）进行心血管、呼吸、泌尿、神经、血液各系统功能及营养状态评估，特别关注增加手术危险性的因素。详细收集既往病史，考虑既往疾病在围手术期可能带来的风险。进行患者安全评估，降低围手术期跌倒、压疮的风险。

（3）心理评估：围手术期肿瘤患者手术前面临着癌症的诊断和手术未知的恐惧；手术中麻醉的风险、形象的改变；手术后面对疼痛的干扰、癌症的确诊，担心预后，以及来自家庭和社会各方面的压力等，使其处于强烈的心理应激状态，从而导致一系列的神经内分泌功能紊乱，免疫功能下降。目前国内外较多采用抑郁、焦虑、症状、生活质量等自评量表对肿瘤患者进行心理评估，以便为患者提供个性化的心理干预和人文关怀，帮助肿瘤患者及家人在心理上做好手术准备。

（4）疼痛评估：疼痛与癌细胞浸润、肿瘤压迫或转移有关。疼痛是人的主观感受，每个人对疼痛的表述方式不尽相同，为了使评估者和被评估者对疼痛的程度有一致的理解，可以采用评估工具对疼痛进行评估。常用的评估工具有数字评分法、文字描述法和视觉模拟评分法。

3. 术前准备

（1）心理支持：建立良好的护患关系，通过教育性干预让患者了解自己心理障碍的状况，认识自己的情绪体验，了解心理障碍与自身疾病的关系及对康复的影响。采用情感宣泄法，让患者充分表达与疾病相关的恐惧、愤怒等消极情绪，并给予一定的情感支持及应对指导。教导患者进行冥想放松训练、意念引导训练、代替疗法等积极的行为干预做好手术前的心理调适。必要时请心理医生干预。

（2）补充营养：肿瘤患者由于情绪激动、疾病消耗，常合并不同程度的营养不良、慢性失血所致的贫血以及由于消化道梗阻引起水、电解质紊乱。要结合体检及化验结果，于术前补充不足，纠正失调，必要时可输液、输血，鼓励患者增加蛋白质、糖类和维生素的摄入。严重营养不良者，常需给予口服要素饮食或肠外营养，以保证手术安全进行，缩短疗程。

（3）皮肤准备：手术前皮肤准备的目的是降低术后切口感染率，关键是术前必须清洁皮肤，洗澡可减少暂住细菌，清除常驻细菌，以降低手术后切口感染率。与以往常规备皮相比，更多的研究显示：在不影响手术操作的情况下，毛发较短的躯干部位尽量不剃毛，毛发较多的部位进行小范围备皮，以避免损伤皮肤，腹腔镜手术需注意脐部皮肤的清洁。备皮用具使用一次性物品，备皮时间离手术时间越近越好，可选择抗菌效果好、组织反应小的消毒液作为润滑剂。

（4）不同手术部位的特殊准备：

1）食管癌患者：对有明显食管梗阻的食管癌患者，自术前3天起每晚用温生理盐水冲洗食管，清除积存的食物，减轻黏膜感染及水肿，以利于吻合口愈合。严重者禁食、水，行肠外营养支持。

2）胃癌合并幽门梗阻的患者：自术前3天起每天用温生理盐水洗胃，以减轻胃黏膜水肿，便于术后切口愈合。

3）涉及阴道的妇科手术于术前3天每天进行阴道冲洗或擦洗，以减少术后并发症。

4）甲状腺术前应指导患者进行头颈过伸位训练，以适应术中操作。术后床旁常规准备无菌气管切开包、拆线包、吸引器及抢救药物等。口咽部肿瘤患者最好在术前洁牙，拔除虫牙，利于术后感染的预防。

5）颅内动脉瘤患者术前应行颈内动脉压迫训练，以建立有效充分的侧支循环。在患者能够耐受 20~30 分钟，且不出现头晕、眼黑、失语及对侧肢体麻木的情况下，才可实施手术治疗。

6）肠道手术的肠道准备：术前 1 天早餐进流食，之后禁食，晚 12 点以后禁水，下午口服缓泻液 3 000 ml，直至排出水样便为止。对完全梗阻患者，术前 1 天清洁灌肠时，选用较细的肛管，轻轻地将肛管插入肛门 7~10 cm，进行低压灌肠，尽量使溶液在肠内保留 10 分钟，至排出澄清液为止，避免多次灌肠增加患者痛苦。

（5）术前健康教育：为保证手术的顺利进行及术后的快速康复，可采用口头健康教育、集中授课、平面教材和多媒体教材等形式向患者宣教。健康教育主要包括告知患者手术时以及手术后会面临的一些困难，这些困难都是很常见的，专业人员会帮助患者解决这些困难并预防并发症的发生；告知患者可能的身体形象改变，生理功能和社会功能的变化；饮食、皮肤、用药准备；手术当天的流程。并对患者进行术前器官功能锻炼，对于有口腔、消化道及呼吸道疾病的患者指导早、午、晚漱口刷牙；有牙龈炎或龋齿者应劝其戒烟限酒，并说明吸烟饮酒的危害及对手术的影响。

（二）术后护理

1. 麻醉患者手术后护理

全身麻醉后苏醒期护理病室有条件者应设术后观察室，专人守护直至患者完全清醒。当麻醉作用尚未完全消失时，机体保护性反射尚未完全恢复，呼吸、循环还受麻醉因素的影响，由于可能引起舌根后坠、喉头水肿、呕吐误吸、心律失常及躁动等并发症，因此术后患者回病房到意识完全恢复前的严密观察和正确处理十分重要。

2. 病情观察

（1）生命体征评估：密切监测体温、脉搏、呼吸、血压、血氧饱和度，有条件时可在患者回病房 30 分钟后检测动脉血气分析，以调节吸氧流量。

（2）意识恢复评估：术后患者意识恢复较慢时，注意有无因肝功能损害、低血糖、脑缺氧、休克等原因所致的意识障碍。

（3）颅内肿瘤术后要密切观察患者神志、瞳孔、生命体征的变化，头痛的性质、部位、强度以及持续时间，呕吐的性质和量，肢体的活动情况，以便早期发现有无颅内出血及颅内压增高的症状。

3. 疼痛管理

良好的疼痛管理是保证睡眠、舒适、消除恐惧、增加活动量，减少并发症的重要保证。护理工作中要重视合理评估、疼痛宣教、关注特殊人群。

（1）评估可能引起疼痛的原因，收集资料包括疼痛部位、疼痛的强度和性质、患者的主观感受，注意患者的脸部表情、身体位置、活动、肌肉强硬情况和脉率。

（2）护理：指导患者正确使用术后自控止疼泵或遵医嘱给止痛药，并观察记录止痛效果和药物的副作用，预防药物不良反应的发生。可采用超前镇痛、多模式镇痛及个性化镇痛的原则，向患者灌输无需忍痛的理念。在护理过程中也要注意细节，减少护理操作给患者带来的疼痛。也可通过情感支持、分散注意力、放松疗法、催眠暗示法等解除焦虑不安情绪，以减轻疼痛。

4. 引流管护理

外科引流管种类很多，包括脑腔、胸腔、腹腔、胃肠道、阴道、伤口等引流管。引流的目的是将人体组织间和体腔中积聚的脓、血、体液导引到体外，防止术后感染及影响伤口愈合。

（1）妥善固定引流管，各种引流装置固定和放置位置均应低于引流口，以免引流液倒流造成切口感染，脑室引流除外。引流管远端应留出足够长度以便在患者活动时减少牵拉，并防止脱出。患者改变体位时，注意避免压迫扭曲引流管，保持引流管通畅。

（2）保证引流管正常功能，注意观察引流液的性质及量，及时判断出血或其他并发症倾向。

（3）全肺切除术后胸腔闭式引流管应夹闭，使患侧胸腔内保留适量气体及液体，维持两侧胸腔内压力平衡。应密切观察患者气管位置是否居中，如发现气管明显向健侧偏移，应立即告知医生根据病情开放引流管，排出部分气体及液体。

（4）手术患者只有在必要时采取导尿，除了因其他适应证需要持续导尿时，最好在术后24 小时内尽快拔除导尿管。集尿袋始终低于膀胱水平，避免接触地面。依据临床指征进行导尿管、集尿袋的更换，例如发生感染、梗阻或密闭的引流装置开放。拔除留置导尿管前无需夹闭导尿管。

5. 营养管理

（1）输液原则：手术当天补液的目的是维持内环境稳定，包括：有效血容量稳定、电解质稳定、血浆渗透压稳定、酸碱平衡稳定、凝血状态稳定。术后第一天及以后补液则在考虑上述问题的基础上，还要考虑营养问题、既往疾病及各器官功能。

（2）营养问题：根据手术部位、方式、患者的病情选择肠外营养、肠内营养或两者互相补充的营养途径。术后禁食期间多经静脉补充营养。能经口进食者，要多鼓励早进食，给予易消化且富含营养的饮食，消化功能差的可少量多餐。结肠造口开放后即可进流质饮食或少渣饮食，应避免过多的纤维素和导泻的食物如芹菜、韭菜、油炸食品等，少食易产味和易产气的食物如葱、牛奶、豆浆等，同时要协助患者总结饮食规律，养成定时排便的习惯。使用营养泵确保肠内营养液滴注的浓度、温度和滴注速度，以免引起腹泻或其他不适反应。

6. 体位与活动

（1）术后体位的选择与麻醉方式、手术部位、患者病情有关。全身麻醉患者术后生命体征平稳，在没有气道风险、呼吸抑制、神志不清的情况下可采取带枕平卧位、斜卧位或侧卧位。颈、胸部术后采取半坐卧位，腹部术后采取半卧位，颅脑手术后采取头高足低位。

（2）鼓励患者早期床上运动，进行下肢功能体操锻炼，以促进下肢静脉血液循环。术后24～48 小时后开始下床活动，早期活动可以防止术后并发症的发生，同时促进机体恢复。

7. 并发症的预防与护理

由于手术、营养、既往疾病、术后功能障碍及感染等原因可以引发术后多种并发症，严重的并发症甚至造成手术失败或患者死亡，因此要求护士掌握各种手术相应并发症的症状与预防，做到早发现、早诊断、早治疗。

（1）常见并发症：出血、伤口感染、肺部感染、肺不张、吻合口漏、乳糜漏、吻合口梗阻、皮瓣坏死、尿潴留等。甲状腺癌术后还应观察患者有无呛咳或声音嘶哑，手足搐搦，以判断有无喉上及喉返神经或甲状旁腺损伤。肝癌术后应关注肝功能衰竭的特征性表现，初期有行为与性格的改变，辨向力、计算力下降，逐渐发展为兴奋或嗜睡，出现扑击样震颤，终至昏迷。胃和胰腺手术后要关注胃肠功能恢复程度，及早发现功能性胃排空障碍。颅内肿瘤术后由于脑水肿、脑积水、脑出血等原因引起颅内压增高，主要表现为头痛、呕吐等症状，应密切观察意识状态、瞳孔变化，有条件可作颅内压监测。

（2）腔镜技术具有创伤小、疼痛轻、恢复快、住院时间短等特点，但也存在一些特有的并发症，腔镜手术的围术期护理基本同传统手术，术后除了加强生命体征监测以及出血、疼痛、吻合口瘘等并发症的观察和护理外，还需要注意一些特殊护理。

1）皮下气肿：体腔压力过高使腔内气体进入皮下组织，形成皮下气肿，局部有握雪感、捻发音。腹腔镜术后的气肿也可导致肩、背痛，胸腹胀痛等，轻者可自行吸收，严重者需要做穿刺抽气以降低气腹压力或行皮下切开引流，促进气体排出。

2）出血：腔镜手术与传统手术相比，视野较小，手术时易损伤脏器或血管，诱发出血。

3）高碳酸血症：腔镜手术中需建立二氧化碳气腹，若气腹压力过高，使二氧化碳经腹膜大量吸收，加之二氧化碳气腹在腹腔中的高度可溶性，可形成高碳酸血症，引起心率加快、血压升高，患者出现烦躁、呼吸浅慢、肌肉震颤等症状，重者可发生呼吸性酸中毒、低氧血症等。一旦发现高碳酸血症，应尽快改善呼吸功能，必要时使用呼吸机辅助呼吸。同时维持有效循环血量及电解质平衡。

●第二节　肿瘤的化学治疗与护理

一、肿瘤化学治疗概述

肿瘤化学治疗（简称肿瘤化疗）始于 20 世纪 40 年代，当时由少数白血病及淋巴瘤患者经氮芥（HN2）或叶酸拮抗剂甲氨蝶呤治疗，取得了短暂的缓解。在肿瘤治疗中进步最快的是化疗，随着对药物作用机制的亚细胞水平分子水平的研究，抗肿瘤新药的发现，联合用药和用药途径的改变等，化疗在临床上已取得了令人振奋的进展。目前，化疗不仅仅是一种姑息疗法或者辅助治疗，而且已经发展成为一种根治性的方法和手段。

二、化疗药物的作用机制

抗肿瘤药物种类繁多，其作用机制各不相同，根据药物的作用点不同可以将其作用机制归纳如下。

1. 干扰核酸的合成代谢

大多数化疗药物主要是通过阻碍核酸特别是 DNA 成分的形成和利用，而达到杀伤细胞的作用。这类药物的化学结构和核酸代谢的必需物质相似。

（1）抑制脱氧胸苷酸合成酶：氟尿嘧啶、脱氧氟尿苷等药物在体内的衍生物可抑制脱氧胸嘧啶核苷酸合成酶，阻止脱氧脲嘧啶核苷酸的甲基化，从而影响 DNA 合成。

（2）抑制二氢叶酸还原酶：甲氨蝶呤与二氢叶酸还原酶结合，使二氢叶酸不能被还原成四氢叶酸，导致 5,10-二甲基四氢叶酸缺乏，使脱氧尿苷酸不能接受来自 5,10-二甲基四氢叶酸的碳单位形成脱氧胸苷酸，DNA 合成受阻。

（3）阻止嘌呤核苷酸合成：疏嘌呤进入体内转变成活性型硫代肌苷酸，抑制磷酸腺苷琥珀酸合成酶和肌苷酸合成酶，阻止肌苷酸（IMP）转变为鸟苷酸和腺苷酸，又可反馈抑制磷酸核糖焦磷酸（PRPP）转变为磷酸核糖胺（PRA），从而影响 RNA 和 DNA 合成。

2. 直接与 DNA 作用干扰其复制等功能

氮芥、环磷酰胺、苯丁酸氮芥、白消安、卡莫司汀等烷化剂和博莱霉素、丝裂霉素等抗生素，这类物质具有活泼的烷化基团，能与核酸、蛋白质中的亲核基团（羧基、氨基、巯基、磷酸根等）发生烷化反应，以烷基取代亲核基团中的氢原子，引起 DNA 双链间或同一链 G、G 间发生交叉联结，使核酸、酶等化物质结构和功能损害，不能参与正常代谢。

3. 阻止防锤丝形成，抑制有丝分裂

抗肿瘤药如长春碱类和秋水仙碱能与微管蛋白结合，阻止微管蛋白聚合，使防锤丝形成障碍，结果是染色体不能向两极移动，有丝分裂停留于中期，最终细胞核结构异常导致细胞死亡。

4. 抑制蛋白质合成

放线菌素 D、玫瑰树碱等能嵌入到 DNA 双螺旋链间形成共价结合，破坏 DNA 模板功能，阻碍 mRNA 和蛋白质的合成；L-门冬酰胺酶可将门冬酰胺水解，使肿瘤细胞合成蛋白质的原料 L-门冬酰胺缺乏，限制了蛋白质的合成；三尖杉酯碱使核蛋白体分解，抑制蛋白质合成的起始阶段。

许多学者致力于开发不同作用机制的新药，取得了可喜的成果，相继提出了一些新的抗癌理论，其中包括：①抑制肿瘤血管生长；②促使癌细胞逆转，如六甲基乙二酰胺就具有使肿瘤细胞向正常化逆转的作用；③抗肿瘤转移性作用，如双二酰胺类，其作用是可以促使肿瘤包膜的形成，防止瘤细胞扩散；④作用于细胞结构成分如细胞膜、细胞器或细胞生物大分子等，直接破坏肿瘤细胞或者影响细胞的生长分化。

抗肿瘤药物的疗效和毒性，与恶性肿瘤细胞的增殖动力学密切相关。按恶性肿瘤药物对各细胞增殖周期的敏感性不同，可将其分为细胞周期非特异性药物和细胞周期特异性药物两大类。前者主要作用于增殖周期各期的细胞，包括 G_0 期细胞，这类药物包括烷化剂和大部分抗肿瘤药抗生素。其疗效与剂量成正比，呈剂量依赖性，以大剂量冲击治疗为宜；后者主要作用于增殖期细胞，对 G_0 期细胞不敏感，抗肿瘤植物药物主要作用于 M 期，抗代谢药物作用于 S 期，这些药物的特点是呈给药时机依赖性，宜小剂量持续给药。了解和掌握药物与细胞周期的关系，可以指导临床正确地使用化疗药物，降低毒副作用，以发挥药物最佳治疗效果。

三、化疗的临床应用

在恶性肿瘤的治疗中，化疗主要用于以下 3 种情况：①单纯应用抗肿瘤药物治疗某些全身性肿瘤和晚期肿瘤患者；②手术及放疗的辅助化疗；③手术前的新辅助化疗。

1. 单纯化疗

某些全身性肿瘤，晚期肿瘤患者失去手术切除的机会，或者有手术禁忌证而不能手术者，或者因肿瘤对放疗不敏感，在这种情况下，化疗便成为可供选择的重要治疗方法。但是，不同的肿瘤对化疗药物的反应程度不一样，甚至同一种肿瘤，因肿瘤细胞异质性的存在，对化疗药物的敏感性也有差异，需要根据不同的肿瘤、不同的发展阶段和趋向采取适当的措施。为了提高化疗的治疗效果，人们不断地在应用新药、改进治疗方案、选择治疗适应证以及加强支持治疗等方面进行探索。

影响肿瘤化疗疗效的因素很多，在配合化疗的支持疗法方面，重点要解决的是药物引起的骨髓抑制。目前，采用自体或异体骨髓移植治疗淋巴造血系统恶性疾病已经得到了广泛的研究和应用，大多数人认为，骨髓移植能加速骨髓重建，促进造血功能的恢复。适用于骨髓移植的还有部分实体瘤如小细胞肺癌、神经母细胞瘤、睾丸肿瘤、尤文肉瘤、乳腺癌、卵巢癌等。生物反应调节剂是近来提出的新型药物，如左旋咪唑、胸腺素、转移因子、白细胞介素-2，也可用于肿瘤化疗的辅助支持疗法。我国在研究肿瘤的防治方面，走出了一条中西医结合的道路，在防治复发和转移方面达到了先进的水平。根据化疗后出现的耗气伤阴、脾胃受损等副反应证候群，运用中医给以辨证诊治，用健脾和胃、疏肝理气、补益心脾的治疗原则，使不少患者顺利完成各个疗程的治疗。进入20世纪80年代以来，不但确立了化疗在肿瘤综合治疗中的地位，而且，化疗适应证也逐渐扩大，成为全身性肿瘤和晚期肿瘤患者不可缺少的首选治疗方法，治愈率逐渐提高。

2. 辅助化疗

辅助化疗是提高手术和放疗疗效的一种综合治疗方法，包括放疗前后的辅助用药和手术后辅助化疗。在放疗前化疗，可以使肿块缩小，减少照射范围，为放疗创造条件。经过某些药物治疗的肿瘤，有时还可以增加肿瘤细胞对放疗的敏感性。在放疗之后给药，有助于清除残余的和转移的亚临床微小癌灶，减少复发，提高和巩固放疗效果。手术后的辅助化疗，目的是在肿瘤复发灶被切除之后消灭手术野之外的肿瘤术后复发。手术加术后辅助化疗，可使骨肉瘤的治愈率提高到60%~80%，使睾丸肿瘤治愈提高到90%~100%。但是，对于目前一些常见的肿瘤如胃癌、大肠癌患者，还缺乏确切有效的辅助化疗方案。其次，化疗引起的毒副反应可以导致手术切口出血或者感染，影响愈合，有时这些副作用往往会影响治疗效果。

3. 新辅助化疗

新辅助化疗又称诱导化疗，是在手术前的短时间内给予辅助化疗，一般给予3个疗程左右，目的是缩小原发肿瘤以便更有利于手术切除。国外报道的新辅助化疗多结合放疗同时进行。新辅助化疗是局部和全身相结合的有希望的新途径，在很多方面具有明显的优势：①使瘤体缩小以利于手术切除；②破坏肿瘤细胞活力，防止手术时的扩散和转移；③避免在原发灶切除后因肿瘤细胞减量而引起潜伏继发灶的快速增长；④早期用药减少抗药性产生的机会；⑤对手术标本的病理观察可以帮助判断新辅助化疗疗效，从而筛选合适的药物的最佳方案。手术切除标本中肿瘤细胞的坏死程度是最直观的指标之一，一般认为坏死面积>60%为有效。尽管新辅助化疗具有上述的优点，使一些失去手术机会的晚期肿瘤患者重新获得了手术切除的机会，但是，对患者的长期生存率的影响和改善预后方面，至今尚无确切的结论。再加上化疗的毒副反应较大，患者消耗甚大等因素，往往在术后仍然需要给予辅助化疗和支持治疗。因此，在选择新辅助化疗时应严格掌握其适应证：①既往未经治疗；②患者一般状态良好，能耐受化疗和手术；③估计化疗后能够手术切除；④实验室检查，白细胞$>4\times$ $10^9/L$，血小板$>100\times10^9/L$，肾功能正常；⑤病变未发生大范围扩散或者远处转移。

　　为了正确地使用化疗药物，发挥药物的最大治疗效果，在化疗前应考虑利用药物的抗瘤谱、作用机制、毒副作用、药代动力学以及肿瘤的分期、病理组织学特点、抗药性等问题。在化疗期间和化疗前后检测血象的变化，凡出现白细胞$<3\times10^9/L$，血小板$<50\times10^9/L$，严重的呕吐、腹泻、严重的肝肾及神经系毒性反应者，应视为停药的指征。凡患有严重肾疾病，发生骨髓转移，临床已出现恶病质，既往多次化疗和放疗而使白细胞和血小板低下者，应禁忌应用化疗。

四、化疗的不良反应及护理

(一) 局部毒性反应

　　静脉化疗是肿瘤化学治疗最常见的给药途径。在静脉化疗中，由于化疗药物的刺激或渗出，会导致局部皮肤组织的毒性反应，轻者引起局部肿胀、疼痛、严重者引起周围组织坏死，甚至造成功能障碍。根据化疗药物渗出后对组织的损伤程度，可以将化疗药物分为两类：发疱性药物和非发疱性药物。

　　1. 作用机制

　　发疱性药物外渗后通过以下两种主要作用机制造成继发性组织损伤。

　　(1) 发疱性药物与组织中正常细胞的 DNA 结合，导致细胞死亡。结合后的复合物又从死亡细胞中释放出来，再次被附近的健康细胞吸收。结合 DNA 的发疱性药物在组织中持续存在，不断重复摄取与释放，造成了组织长期的损害。此类药物包括多柔比星、表柔比星。

　　(2) 当发疱性药物不与 DNA 结合，更多的是通过间接作用来影响正常组织细胞，最终会被组织代谢。这类药物包括紫杉醇和植物碱类药物。

　　2. 常见药物

　　(1) 发疱性药物：能够引起皮肤或者黏膜起疱的化学药物，如阿霉素、表柔比星、长春新碱、多西他赛、紫杉醇、顺铂（>0.5 mg/ml）等。

　　(2) 非发疱性药物：

　　1) 刺激性药物：指能够引起刺激性或炎性反应的药物。如顺铂（<0.5 mg/ml）、多柔

比星脂质体、伊立替康、米托蒽醌、奥沙利铂等。

2）无明显刺激性药物：环磷酰胺、甲氨蝶呤、博来霉素、吉西他滨、利妥昔单抗、曲妥珠单抗等。

3. 外渗的症状

（1）局部皮肤组织出现红、肿、热、痛等表现。

（2）注射部位发生渗漏、肿胀或硬结。

（3）发疱性药物外渗后 1～2 周会出现起疱，皮肤剥脱或崩落，外渗 2～3 周后会出现组织坏死。

（4）有时会出现给药部位针刺感、烧灼感、疼痛感。

4. 外渗的预防及处理原则

（1）护士培训：从事静脉化疗的护士应进行规范化的专业培训，主要内容包括：系统化操作流程以及外渗管理的标准化程序。输注化疗药物前确认回血，药物输注后充分冲洗静脉通路。输注期间严密观察穿刺部位有无异常状况。

（2）合理选择静脉通路：静脉通路的选择应基于患者血管情况、化疗方案和药物的性质等。

（3）确定给药顺序：按照药物之间的相互作用，合理确定给药顺序。做到既不增加药物的不良反应，又减少药物外渗发生的可能性。

（4）合理选择穿刺部位：外周静脉应选择前臂粗、直、弹性好的血管，上腔静脉综合征患者应选择下肢静脉穿刺。每名护士每次不得超过 2 次穿刺，避免反复穿刺造成血管内膜的损伤。

（5）外渗处理：①立即停止静脉给药。②保留外周静脉留置针或输液针头以尽量回抽所有液体，回抽完毕再拔除。③记录外渗的情况。外渗的部位、面积、外渗药物的量、皮肤的颜色、温度、疼痛的性质等，必要时对外渗区域拍照并记录日期。④局部封闭。2% 利多卡因 2 ml＋地塞米松 5 mg＋生理盐水至 20 ml，以外渗穿刺点处为中心做扇形封闭。⑤冷敷、热敷。根据药物性质选择冷敷或热敷的方法，还可以使用硫酸镁湿敷，24 小时以后可局部涂抹药膏以及外敷中药。⑥外科治疗。如果出现严重组织坏死，可以考虑外科治疗。

5. 健康教育

护士应该告知患者化疗药物输注过程中发生外渗的症状和体征，出现异常时立即告知医务人员。

（二）消化道毒性反应

消化道毒性反应是化疗常见的反应之一，大多数的化疗药物都能引起不同程度消化道毒性反应。在临床上常见的消化道毒性反应表现为食欲减退、恶心、呕吐、腹泻、黏膜炎、肝功能损害、便秘等。

1. 恶心、呕吐

恶心、呕吐是最常见的消化道毒性反应，严重可能会导致患者脱水、电解质紊乱、营养失调以及焦虑抑郁情绪。患者常常因为对恶心呕吐的恐惧而拒绝化疗，而影响化疗的效果。按照发生时间，化疗导致的恶心/呕吐可以分为急性、迟发性、预期性、暴发性及难治性5种类型。

（1）发病机制：化疗药物引起的呕吐是一个复杂的过程，目前普遍认为，化疗药所导致的恶心、呕吐的机制主要有以下3个方面：①细胞毒药物损伤消化道上皮黏膜，刺激肠道嗜铬细胞释放神经递质，与相应受体结合，由迷走神经和交感神经传入呕吐中枢而导致呕吐。②细胞毒药物及其代谢产物直接刺激化学感受器触发区，进而传递至呕吐中枢引起呕吐。③心理精神因素直接刺激大脑皮质通路导致呕吐。

（2）常见药物：根据化疗药物致吐强度分为高度致吐性如顺铂、AC方案（阿霉素，环磷酰胺），中度致吐性药物如奥沙利铂、卡铂、异环磷酰胺，低度致吐性药物如紫杉醇、多西他赛和轻微致吐性药物如长春瑞滨、贝伐珠单抗。

（3）临床表现：恶心是一种不愉快的主观体验，被描述为胃和/或喉咙的翻腾样感觉，可伴随呕吐的发生，也可伴随有心动过速，出汗，轻微头痛，头晕，面色苍白，流涎，疲乏无力等症状。呕吐是通过口腔强力排出胃、十二指肠或空肠的内容物。

（4）治疗和护理要点：①根据不同化疗药物选择不同的止吐方案。②入院时评估患者目的是筛查恶心呕吐的高危人群。③及时准确给予止吐药物并观察相关副作用，如便秘。④在应用止吐药物的基础上，联合使用非药物干预措施。⑤发生呕吐时，应做好生活护理，完善病情评估，必要时记录出入量，预防脱水等并发症的发生。

（5）健康教育：指导患者居家时学会并及时评估呕吐的严重程度，如果呕吐持续时间大于24小时，或者严重到不能摄入液体时，及时到医院就诊。嘱咐患者按时服用止吐药物，预防严重并发症的发生。

2. 黏膜炎

黏膜炎是一种由化疗药物治疗所引起的常见并发症。通常指包括口腔黏膜在内的任何部位的黏膜炎症。

（1）发病机制：化疗药物会影响增殖活跃的黏膜组织、使其增生修复减慢，造成黏膜损伤，包括口腔炎、舌炎、食管炎、肠道黏膜炎。

（2）常见药物：①导致口腔黏膜炎药物。甲氨蝶呤、阿糖胞苷、阿霉素、5-FU、博来霉素等。②易导致腹泻的药物。5-FU、甲氨蝶呤、阿糖胞苷、阿霉素、卡莫司汀等。

（3）临床表现：唇、颊、舌、口底、齿龈出现充血、红斑、疼痛、糜烂、溃疡；食欲减退，腹泻腹胀，甚至血便。

（4）预防及处理原则：①积极预防黏膜炎的发生。对于消化道恶性肿瘤接受 5-FU 静脉输注治疗的患者，推荐咀嚼冰块，但联合使用奥沙利铂的方案忌冷。在使用环磷酰胺、甲氨蝶呤、5-FU 前，选用雷尼替丁或奥美拉唑预防胃部疼痛。②建议患者使用增进口腔清洁度、湿度及舒适度的口腔护理制剂。③合理评估疼痛，规范使用止痛药物控制黏膜炎导致的疼痛。④对黏膜病变进行细菌培养以选取合适的抗生素。⑤有营养不良风险又无法进食的患者考虑给予胃肠外营养支持治疗。⑥持续性腹泻需要治疗，护士应密切观察并记录大便次数、性状，及时做常规检查，监测电解质，及时止泻、补液治疗，减少脱水。

（5）健康教育：①强调在接受有黏膜毒性的药物治疗时，保持口腔卫生及完整性的重要性。②鼓励患者通过刷牙、使用牙线和漱口等方式保持口腔清洁及黏膜健康。③每天自检口腔黏膜情况。④每次用餐后、睡前均需进行口腔清洁。每天使用软毛牙刷刷牙 2 次，每次至少 90 秒。⑤发生腹泻症状时，及时就医。

（三）骨髓抑制

骨髓抑制是骨髓中的血细胞前体的活性下降，是化疗最常见的限制性毒副反应。大多数化疗药物都会引起不同程度的骨髓抑制，其程度和持续时间与药物的种类、剂量、用药周期以及患者个体因素等有关。也与不同造血细胞正常分化机制有关。

1. 发病机制

化疗是针对快速分裂的细胞，因而常常会导致正常的骨髓细胞受到抑制。骨髓抑制常最先表现为白细胞的下降；血小板下降出现较晚较轻；而红细胞下降通常不明显。

2. 常见药物

常见药物有卡莫司汀、阿霉素、甲氨蝶呤、依托泊苷。

3. 临床表现

骨髓抑制通常先表现为白细胞的减少，尤其是中性粒细胞的下降，患者可能出现超过 38 ℃的发热，也可伴有其他部位的感染症状和体征。当血小板减少时，会发生出血的危险，如血小板低于 $10 \times 10^9/L$ 时，容易发生中枢神经系统、胃肠道以及呼吸道出血。通常来说，化疗不会引起严重的贫血。

4. 预防及处理原则

（1）严格掌握适应证，化疗前检查血常规。通常白细胞$<3.5 \times 10^9/L$，血小板$<80.0 \times 10^9/L$，不宜使用骨髓抑制的化疗药物。

（2）白细胞<2.0×10^9/L 或粒细胞<1.0×10^9/L，应给予重组人粒细胞集落刺激因子（C-CSF）或重组人粒细胞巨噬细胞集落刺激因子（GM-CSF）治疗。白细胞<1.0×10^9/L 或粒细胞<0.5×10^9/L，可考虑适当应用抗菌药物预防感染。

（3）血小板<50.0×10^9/L 可皮下注射白介素-11 或血小板生成素，并酌情使用止血药物预防出血。血小板<20.0×10^9/L 儿属血小板减少出血危象，应予输注血小板及止血支持等治疗。观察病情变化，应注意预防出血，协助做好生活护理，嘱患者少活动、慢活动、避免磕。避免服用阿司匹林等非甾体药物，女性患者在月经期间应注意出血量和持续时间，必要时使用药物推迟经期。

（4）血红蛋白<100 g/L，可皮下注射促红细胞生成素，同时注意补充铁剂。出现贫血时，患者会自觉疲乏，应多休息，必要时可给予吸氧，遵医嘱使用药物或输血。

（5）对于白细胞降低的患者，应加强医务人员手卫生，并协助患者做好个人卫生，培养良好的卫生习惯，经常洗手，减少人与人之间的病原体传播，做好保护性隔离，减少探视人员。

（6）注意饮食卫生，不吃冷凉、不洁生食，禁烟酒、浓茶、咖啡。

（7）保持口腔卫生，每天 3 次口腔护理。每天多次用凉的盐开水含漱，尤其是进食前后、晨起、晚睡前，以便清除食物残渣，并观察口腔黏膜有无异常、牙龈有无红肿。若并发口腔黏膜改变，可查找病原菌，遵医嘱给予相应治疗。

（8）保持良好排便习惯，多饮水，多进食蜂蜜、香蕉等，防止大便干结致肛裂。注意保持肛周及会阴部卫生，每次便后要清洗。

5. 健康教育

（1）教育患者及重要家属在出现发热、寒战、排尿困难、呼吸困难、呼吸道充血或痰多、疼痛时，及时医院就诊。

（2）注意饮食卫生，避免食用未蒸熟的肉类、海鲜、蛋类以及未洗净的水果和蔬菜。

（3）开窗通风，保持室内空气清新。

（4）保护患者的皮肤和黏膜免受损伤。

（5）患者应戴口罩，避免接触流感和传染病患者。

（6）少去人群密集的地方，尽量减少逗留时间。

（7）注意个人卫生。

（四）心脏毒性

化疗相关心脏毒性主要表现为心律失常、心肌缺血、充血性心力衰竭、外周血管疾病以及心包疾病。蒽环类药物所引起的心力衰竭是最常见毒性反应。

1. 发病机制

蒽环类药物引起心肌病的机制可能是由于产生过多的自由基使得脂质过氧化，导致线粒体、内质网和核酸的损伤，或者阿霉素与铁形成复合物交联 DNA 而损伤细胞；影响辅酶 Q10 的功能；直接破坏心肌细胞膜，改变心肌上离子的分布，造成心肌细胞损伤。

2. 常见药物

常见药物有阿霉素、表柔比星、吡柔比星、柔红霉素、米托蒽醌、紫杉醇、多西紫杉醇、5-FU 等。

3. 临床表现

大多数心律失常的患者主诉心悸、胸闷不适、心前区疼痛、呼吸困难或头晕等。室性心律失常的患者首发症状常为晕厥。大多数患者会出现容量不足伴房颤。心电图可以显示各类心律失常，如室上性心动过速、室性或房性期前收缩、心房纤颤等。

4. 预防及处理原则

（1）化疗前全面评估患者的心脏功能状态，以便确定化疗方案。

（2）采用较为敏感的指标监测心脏功能，以期早期发现心肌损害。

（3）控制用药的总量，并按照患者是否具有高危因素调整剂量。

（4）使用拮抗化疗药心脏毒性的药物，如辅酶 Q10，维生素 E 等。

（5）严密观察病情变化，重视患者的主诉，监测心率节律的变化，必要时心电监测。

5. 健康教育

（1）告知患者心脏毒性是药物可能的不良反应之一，慢性心脏毒性通常是和剂量相关的，并且可能不可逆。

（2）告知患者可能出现的症状和体征，以便及时报告医生。

（3）告知患者即使在治疗结束之后，仍然需要对可能出现的迟发反应进行监测。

（4）指导患者戒烟、戒酒。

（5）鼓励患者保持健康的生活习惯，规律锻炼，保持合适的体重和营养饮食。

（五）肝脏毒性

肝脏是机体重要的代谢器官，对于肿瘤患者来说，肝脏是在治疗期间最容易被损伤的器官。化疗药物引起的肝脏损伤可以是急性而短暂的肝损害，包括坏死、炎症，也可以是长期用药而引起的慢性肝损伤如纤维化、脂肪变性、肉芽肿形成、嗜酸性粒细胞浸润等。

1. 发病机制

发病机制有：①药物对肝细胞的直接毒性作用。②抗体介导诱发的细胞毒性。③细胞内应激触发一连串细胞凋亡。④药物引起转运蛋白改变，阻碍胆汁流出而引发胆汁淤积。

2. 常见药物

常见药物有卡培他滨、吉西他滨、甲氨蝶呤、环磷酰胺、伊立替康、卡铂、多柔比星等。

3. 临床表现

疲乏、精神萎靡以及流感样症状，厌食，轻度到重度的恶心，伴不同程度的呕吐，血清转氨酶、胆红素升高，皮肤瘙痒，出现不同程度的黄疸，从轻微的巩膜黄染到严重的组织黄染。严重者可能出现肝性脑病的表现：如精神状态改变，记忆力下降、神志恍惚以及轻微的谵妄，甚至昏迷。

4. 预防及处理原则

预防及处理原则有：①化疗前进行肝功能检查，严格掌握化疗指征。②必要时给予保肝药物。③观察病情，了解患者的不适主诉，给予对症处理。④保证患者有足够的休息时间。⑤指导患者进食低脂、高糖、富含维生素 B 和维生素 C 的食物。

5. 健康教育

（1）告知患者及家属肝毒性是化疗可能出现的副作用。

（2）告知患者遵医嘱复查肝功能，出现异常及时就医。

（3）避免摄入乙醇类饮料。

（4）遵医嘱服用药物，避免自行服药，以免增加肝脏负担或加重肝功能损害。

（5）皮肤瘙痒时，患者应穿着舒适的衣服，鼓励使用润肤乳液、清凉的沐浴液以促进皮肤舒适，不要抓挠皮肤。

（六）泌尿系统毒性

肾脏是药物及其代谢产物的主要排泄器官，易受到药物损伤。化疗药物所致的泌尿系统毒性包括尿道内的刺激反应和肾实质损害两大类。

1. 发病机制

（1）膀胱刺激征发病机制：主要是环磷酰胺和异环磷酰胺的代谢产物丙烯醛和氯乙醛作用与膀胱黏膜导致的刺激征、炎症及溃疡。

（2）肾脏毒性发病机制：化疗药物可以直接损伤肾小球、肾小管、肾间质或肾的微循环系统，直接导致肾脏损伤。此外，一些对化疗药物敏感的肿瘤细胞在化疗后迅速大量崩解，产生大量尿酸，使尿酸浓度急速上升，远远超过尿液的溶解能力而在输尿管内结晶，引起输尿管闭塞，导致尿酸性肾病综合征。肿瘤细胞大量崩解后，还可导致钙离子、钾离子、磷酸等细胞内物质大量释放到血液，引起机体显著代谢异常，这大多发生在化疗开始 24～28 小时后。表现为高尿酸血症、高钾血症、高磷酸血症和低钙血症等。

2. 常见药物

（1）易导致出血性膀胱炎的主要药物：环磷酰胺、异环磷酰胺、喜树碱。

（2）易导致肾脏毒性的主要药物：顺铂、吉西他滨、大剂量甲氨蝶呤等。

3. 临床表现

（1）出血性膀胱炎：排尿困难、尿频，排尿灼烧感，夜尿或少尿，镜下血尿或肉眼血尿。

（2）肾毒性：少尿，蛋白尿，血尿，血肌酐增高，肌酐清除率降低，尿素氮升高，液体潴留或水肿导致的体重增加。

4. 预防及处理原则

（1）化疗前必须进行有关肾功能的检查。

（2）遵医嘱准时给予尿路保护剂和/或碱化尿液。

（3）观察尿液的性质，监测出入量和维持出入平衡。

（4）监测血清电解质及肾功能。

（5）化疗前和化疗期间嘱患者多饮水，不能饮水或经口摄入者，应给予静脉水化，使尿量维持在每天 2 000～3 000 ml。

5. 健康教育

（1）告知患者及家属环磷酰胺或异环磷酰胺治疗时发生出血性膀胱炎的可能性及其症状和体征，如出现及时向医务人员报告。

（2）鼓励患者清醒时至少每 2 小时排一次尿，睡前排尿。

（3）鼓励患者多饮水，每天应摄入 2 000～3 000 ml 的液体。

（4）告知患者使用某些化疗药物有发生肾毒性的风险。

（5）告知患者了解尿量改变、电解质消耗以及肌酐和尿素氮增加的原因。

（6）指导患者避免同时使用可能导致肾功能不全的药物。

（7）向患者讲解收集尿液的重要性。

（8）向患者解释治疗过程中体重增加的原因，以及治疗后利尿的必要性。

（9）当患者出现以下情况时应及时报告医务人员：超过 12 小时无尿；尿液变深、浓缩，呈粉红色、血色或浑浊；尿量很少；体重增加或水肿。

（七）肺毒性

肺毒性是化疗药物的重要毒性之一。它包括可逆的气道反应性疾病直至永久的弥散性纤维化和结构破坏等一系列病变。

1. 发病机制

化疗药物可以通过多种机制引起肺部损伤，主要有药物对肺部的直接毒性，机体的免疫反应以及毛细血管通透性增加等这些病理生理变化。

2. 常见药物

常见药物有博来霉素、甲氨蝶呤、吉西他滨等。

3. 临床表现

肺毒性的临床表现常为隐匿、缓慢地咳嗽、呼吸急促、呼吸困难，胸壁不适。早期肺部可闻及小水泡音。血气分析显示动脉低氧血症，胸部 X 线检查示弥散性肺间质浸润，晚期可呈不可逆肺纤维化改变。

4. 预防及处理原则

（1）密切观察患者有无呼吸道症状，定期进行胸部 X 线检查及肺功能检查，及早诊断，及时停化疗药。

（2）控制化疗药物的总量，老年患者、胸部照射史、慢性肺疾病患者慎用或少量用药。

（3）积极对症治疗。低浓度吸氧、激素等有延缓或减轻肺纤维化的作用。

（4）可配合益气养阴、清热润肺、活血化瘀等中药治疗。

（5）患者呼吸困难时，可给予氧气吸入，嘱患者抬高床头，教会患者减轻呼吸困难的方法：如耐力锻炼、缩唇呼吸、戒烟等。

5. 健康教育

（1）告知患者发生肺毒性时的症状，当患者发生咳嗽、胸痛、呼吸困难、胸壁不适时及时告知医务人员。

（2）告知患者当发生肺毒性时需要延迟或暂停化疗直至肺部症状消失。

（3）指导患者居家时，继续进行耐力锻炼、缩唇呼吸等。

（八）神经系统毒性

化疗药物会对中枢神经系统、周围神经系统产生直接或者间接的损害。多数化疗药物都有不同程度的神经毒性，有一些药物使用低剂量时就可以导致神经毒性，而一些药物则在强化治疗量时才产生神经毒性。

1. 发病机制

化疗药物导致神经毒性的发病机制并不是非常清楚。并且不同药物引起神经毒性的假说也不相同。

2. 常见药物

常见药物有铂类、长春碱类、紫杉醇类、阿糖胞苷、左旋门冬酰胺酶、甲氨蝶呤等。

3. 临床表现

（1）如果脑神经受损，临床表现与神经受损的区域有关。

（2）周围神经系统受损则可表现为受累区域皮肤对轻微接触和针刺感觉减退或消失。刺痛、麻木、感觉异常等现象较常见。也可表现为全身对称性运动减弱，可影响平衡、力量、运动水平。还可表现为自主神经受损，出现便秘、麻痹性肠梗阻、尿潴留、尿失禁、勃起功能障碍、体位性低血压等。

（3）中枢神经系统损伤可表现为急性或慢性脑病，小脑功能障碍等。

4. 预防及处理原则

（1）对患者进行早期评估，及时发现问题。

（2）合理运用镇痛药物。

（3）积极治疗患者原有的可能会增加化疗神经毒性的疾病，如糖尿病、维生素 B_{12} 缺乏性的药物。

（4）当神经损害发生时，根据医嘱减少药物剂量，停止使用药物或更换其他有较低神经毒性的药物。

（5）适当按摩、针灸、被动活动等，加快康复过程。

5. 健康教育

（1）告知患者及其家属，化疗药物可能会出现神经毒性。

（2）强调患者居家的安全问题，为患者创造一个安全的居住环境，减少磕碰；同时给予心理支持。

（3）根据患者用药情况有针对性地告知患者神经毒性的有关症状和体征，如果发生应立即报告医务人员。

（4）若患者出现肢体活动或感觉障碍，应加强护活等活动，以免灼伤、烫伤、扎伤等。

（九）皮肤毒性及脱发

化疗药物引起的皮肤不良反应包括手足皮肤反应、皮肤干燥、瘙痒、色素沉着、脱发等，其中以手足皮肤反应和脱发表现最为明显。

1. 发病机制

（1）化疗药物引起皮肤手足反应的确切机制尚不清楚。一个基本的因素是手掌和脚掌表皮基底细胞的高增殖率，使得这些细胞对化疗药物的毒性尤为敏感。

（2）脱发的发病机制：化疗药物容易损伤到人体增殖活跃的毛囊细胞，毛囊细胞受损后就容易引起脱发。

2. 常见药物

（1）易导致手足皮肤反应的主要药物：5-FU、卡培他滨、脂质体多柔比星、环磷酰胺等。

（2）易导致脱发的主要药物：阿霉素、博来霉素、环磷酰胺、甲氨蝶呤等。

3. 临床表现

（1）手足皮肤反应：在化疗数周或数月开始出现感觉异常及感觉麻木，表现为手足部位麻刺感、烧灼感、疼痛及持物行走时触痛等各种不适。发病 2～4 天内出现红斑及肿胀，疼痛加重，大小鱼际隆起部位变红并可扩展到整个掌及足跟。

（2）脱发：脱发可出现在身体任何部位，包括头部、面部、四肢、腋下和阴部等，从而可导致头发、眉毛、睫毛、腋毛以及阴毛等都会有不同程度的脱落，患者也可在脱发前、脱发期间或脱发后出现头皮干燥、疼痛和皮疹。

4. 预防及处理原则

（1）手足皮肤反应：①积极采取预防措施。如穿戴宽松的鞋袜和手套，鞋子加用软垫以减少摩擦。避免反复搓揉手脚，避免暴露于过热和压力高的环境中，外出时避免长时间阳光直射。局部经常涂抹保湿的乳液。适当冷敷及涂抹激素类软膏等。②减少药物用量，必要时暂停治疗。③大剂量使用维生素 B_6。④使用温水轻轻擦洗手足。⑤嘱患者不可用手挠抓或用过热的水清洗，以免加重破溃造成感染。

（2）脱发：①嘱患者使用不含洗涤剂、薄荷醇、水杨酸、乙醇及浓香料的洗发水。②避免在毛发上使用持久的卷发剂、漂发剂、染发剂、烫发器和干发器，还要避免强烈摩擦。③保护头皮免受冷及阳光刺激，可以戴帽子、围巾或假发，用防晒霜。④做好心理护理。

5. 健康教育

（1）告知患者使用化疗药物可能出现皮肤毒性反应及脱发。

（2）强调保护皮肤完整性的重要性。

（3）强调使用润肤油及皮肤保护剂的重要性。

（4）告知患者化疗完成后，头发会长出来。

（5）鼓励脱发患者戴帽子、围巾、假发等饰品帮助保护头皮并预防热量损失。

（十）过敏反应

化疗药物相关的过敏反应是一种快速的免疫系统的过敏反应。这种反应可能是因为治疗药物、溶剂或者输注工具等引起。

1. 发病机制

药物、药物代谢产物、溶剂或者输注工具等物质做为抗原，与机体特异性抗体反应或者激发致敏淋巴细胞，从而造成组织损伤或生理功能紊乱。

2. 常见药物

常见药物有门冬酰胺酶、紫杉醇、多西他赛、顺铂、卡铂、奥沙利铂等。

3. 临床表现

患者可表现为胸闷、气短、呼吸短促，伴或不伴哮鸣音、低血压、荨麻疹局部或全身瘙痒、眼眶或者脸部水肿、轻度的头痛或头晕、腹部痉挛、腹泻、恶心、呕吐等。

4. 预防及处理原则

（1）用药前询问患者过敏史。

（2）确保急救物品和药物处于应急备用状态。

（3）注意观察患者的局部或全身反应，尤其是在用药初期。

（4）护士应熟悉药物的致敏程度，严密监测患者的反应。

（5）当静脉推注可能引起过敏反应的药物时，应缓慢推注，并持续观察患者的反应。

（6）当患者发生过敏时，立即停止静脉给药，用生理盐水维持静脉通路，保持呼吸道通畅，必要时给予氧气吸入，根据患者症状遵医嘱给予急救药物，并做好患者和家属的心理护理。

5. 健康教育

（1）告知患者所输注的化疗药物的致敏程度及特点，一旦发生过敏症状时及时告知医务人员。

（2）如果治疗结束后发生的迟发性过敏反应也应及时告知医务人员。

（3）一旦发生药物过敏，在以后的治疗中应向医务人员明确说明。

● 第三节　肿瘤的放射治疗与护理

放疗在肿瘤临床中占有举足轻重的地位，是继手术之后的第二大治疗手段。约 70％的肿瘤患者在治疗过程中需要放疗的参与。对早期肿瘤如鼻咽癌、喉癌、下咽癌、淋巴癌、前列腺癌、宫颈癌等，单独的放疗可取得和根治性手术一样的结果，同时又完整地保留了患者组织、器官解剖结构的完整性，提高了患者的生活质量；对多数的中晚期肿瘤患者，通过术前放疗、术后放疗，或与化疗的合理配合，可以明显降低肿瘤的局部复发机会，提高肿瘤的局部控制率，改善生存。

一、放疗的方法及选择

放疗是临床上常用的主流技术，设备为不同性能的直线加速器，可产生高能 X 线及各种不同能量的电子线，几乎可以满足全身所有肿瘤的治疗。

（一）体外照射

目前临床上常用的外照射技术主要包括：

1. 三维适形放射治疗（3-dimensional conformal radiation therapy，3DCRT）

是现代放疗技术的一大进步，是从三维空间通过多野、多方向对肿瘤进行照射，每个照射野的形状与肿瘤靶区形状相似，因此称之为三维适形放疗。适形放疗技术的实施可以给予肿瘤较高的剂量，同时又使肿瘤周围的正常组织器官得到很好的保护，因此已经成为目前临床上的主流放疗技术。

2. 调强放射治疗（intensity-modulated radiation therapy，IMRT）

根据照射部位（靶区）的三维形状，射线从多个不同的角度进行照射，每个角度的射线强度和射束形状都相应调整，使射束形状与肿瘤形状高度匹配，同时使得靶区内剂量均匀。

3. 容积调强放射治疗（volumetric-modulated arc radiotherapy，VAMR）

机架在360°范围内单弧或多弧旋转进行治疗。通过加速器机架非匀速旋转，剂量率动态变化，电动多叶准直器（MLC）不断运动，以生成高质量的剂量分布。在传统的调强放疗（IMRT）治疗过程中，机器需围绕患者旋转到固定的角度上，重复停止和启动，以从多个不同的角度治疗肿瘤，而容积调强放射治疗（VMAT）与其不同，能够在一次360°旋转过程中将剂量投照到整个肿瘤，极大地缩短了治疗时间，整个过程只需要数分钟，进而可能减少因治疗期间患者体位移动造成的治疗偏差。

4. 图像引导放疗（image-guided radiation therapy，IGRT）

在影像引导下进行的放疗，可以纠正放疗期间摆位、器官运动、肿瘤体积变化带来的误差，实现精准放疗。

5. 4D放疗技术

在三维的基础上加入了时间这个维度，通过动态捕捉呼吸运动引起的器官移动来进行影像重建，可以避免受呼吸运动影响大的胸腹部肿瘤（如胃癌，肺癌等）在放疗中出现漏照，同时又更好地保护了周围的正常组织。

6. 立体定向放射治疗（stereotactic radiotion therapy，SRT）

其特征是三维、小野、集束、分次、或单次大剂量致死性地摧毁靶点内的组织，而射线在病变周围正常组织中的剂量锐减，因此其治疗照射范围与正常组织界限非常明显，边缘如刀割一样，人们形象地称之为"刀"，包括临床上常用的X刀（X-knife）、伽马刀（γ刀）和赛博刀（Cyber Knife）等设备。

（二）内照射

内照射是将放射源通过后装技术置于人体自然管腔（口腔、鼻咽腔、食管、肠道等）、或插植方式将放射源置入肿瘤组织内的照射技术，除低危早期前列腺癌可以考虑根治性插值放射源内照射外，对其他肿瘤多是作为体外照射的一种有效补充，或是常规治疗手段治疗失败的一种挽救治疗手段来使用。

二、放疗的常见并发症及处理

在肿瘤的放疗过程中，或放疗后正常组织和器官出现的任何暂时性或永久性的异常改变，并伴有相应的症状，称之为放疗的不良反应、即放疗并发症。

临床上，放疗的不良反应被分为急性放疗反应和远期放疗反应。一般将放疗开始后的 90 天内出现的放疗反应定义为急性放疗反应，而放疗开始 90 天后出现的任何异常定义为远期放疗反应。大部分放疗急性反应如皮肤、黏膜反应在治疗结束后的几周内基本消失。而晚期副作用在治疗后会持续几个月或几年，甚至是永久性的。

放疗不良反应的发生及严重程度因人而异，与多种因素有关，包括患者全身情况的好坏、有无并发症如糖尿病、甲状腺功能亢进症等代谢性疾病、女性是否为妊娠期，以及照射部位、分次剂量总剂量、采用的放疗技术等多种因素有关。

放疗不良反应多发生于照射范围内的相应的组织器官，主要表现为局部放疗反应但部分患者疗中会出现乏力、血象下降等全身反应，应注意是否由其他因素引起，如肿瘤本身、心理因素、全身化疗、营养摄入不足等引起的全身反应，这种全身反应主要表现在以下几个方面：

1. 乏力

肿瘤本身会造成疲乏，放疗可能会加重这一症状，并可能会在放疗结束后持续数月。这是因为在此期间患者身体需要更多的能量来处理癌症和治疗；同时，疾病压力、日常治疗的奔波以及辐射对正常细胞的影响也会导致疲倦乏力。

2. 外周血常规下降

单纯放疗一般不会引起明显的血常规下降，下降的多少与患者的全身情况、是否接受过化疗，以及照射野大小、部位等因素有关。

从单纯放疗角度而言，如果照射较大范围的扁骨、骨髓、脾等造血器官，以及大面积放疗，如全肺放疗、全骨盆放疗、全腹放疗时，造血系统会受影响而导致全血细胞下降，如白细胞、红细胞和血小板的下降。

3. 局部反应

多数放疗不良反应多表现为局部反应，即照射野内的局部组织器官出现的反应，包括：

（1）放射性皮肤反应：主要分为干性皮肤反应和湿性皮肤反应，好发于颈部、腋下及腹股沟等皮肤薄嫩、多皱褶、易出汗的部位。出现干性皮肤反应的患者会感觉皮肤有些干燥，甚至瘙痒，一些患者会出现脱皮等，一般不影响放疗的正常进行。湿性皮肤反应表现为局部出现水疱、渗液，类似浅 2 度烧伤，如果较为严重需要暂停放处理原则同烧伤。

（2）放射性黏膜反应：急性黏膜反应一般于放疗的第 2 周末或第 3 周初出现，也就是放疗剂量至 20～30 Gy 时开始出现肉眼的改变，主要表现为红斑样改变；30～40 Gy 时开始出现斑片状黏膜炎的改变；以后随着放疗的继续进行，斑片状黏膜炎可相互融合。黏膜炎由于发生部位的不同而有不同的临床症状，如口腔黏膜炎表现为口腔充血、糜烂、溃疡等，患者局部疼痛明显；食管黏膜炎则表现为咽下不利、疼痛等，影响进食等。临床上多为对症处理，对严重黏膜炎影响全身情况者应注意加强支持疗法。一般而言，黏膜炎会在放疗结束 2 周后恢复。

（3）味觉、嗅觉的改变：头颈部肿瘤放疗期间，如果照射野包括到了鼻腔颅底的嗅觉细胞、口腔中的味觉细胞，则一些患者会出现味觉和嗅觉的改变，这种改变一般是可逆的，治疗后基本可以完全恢复，但恢复时间长短因人而异。

（4）脱发：只有在特定的部位进行放疗会引起脱发。毛发部位受到放疗会导致不同程度的脱发。治疗后头发是否再生，取决于毛发部位接受的剂量和射线能量有关，如脑瘤放疗，深部剂量较高而头皮剂量较低，因此脱发区仅限在治疗区域，而且治疗后 3～6 个月后会逐步长出，但对头皮发生的皮肤癌，因为表浅剂量较高，因此治愈后局部脱发可能是永久性的。

（5）口干：正常人的唾液由腮腺、颌下腺、舌下腺，尤其是腮腺分泌为主，以保持口腔湿润，帮助食物消化，如头颈部肿瘤放疗时，而以上腺体接受了不同剂量放疗，则影响相关唾液的分泌，唾液变得少而黏稠，因此患者会有口干的症状。如果采用调强放疗技术，而唾液腺又得到很好保护的前提下，则多数患者的口干会有一定程度的恢复，但一般不会恢复至正常水平。对于肿瘤靶区和以上腺体密不可分时，为了充分控制肿瘤，当肿瘤高剂量照射时其邻近的腺体尤其是腮腺受到较高剂量照射，则口干比较明显而且是不可逆的。

（6）放射性颌骨坏死：头颈部肿瘤进行放疗时，下颌骨受到过高剂量的照射有发生下颌骨坏死的风险，属于较为严重的晚期损伤。牙源性感染、拔牙手术，会增加发生放射性颌骨坏死的风险。颌骨坏死者表现为颌骨局部红肿、疼痛、溢脓、创口不愈、死骨暴露、张口困难等。多数患者的病情迁延不愈，严重影响进食和言语，治疗上可考虑手术介入去除坏死骨，但关键在于预防。

（7）放射性肺炎：发生于接受胸部放疗的肿瘤患者，如肺癌、乳腺癌、食管癌、恶性胸膜间皮瘤患者放疗后，定义为凡肺部一年内接受过放疗的患者，出现持续 2 周以上咳嗽呼吸困难等肺部症状，同时肺部影像学示与照射野一致的片状或条索状阴影。急性放射性肺炎通常发生在放疗后1~3个月，化疗后放疗，或同步放化疗的患者可发生在放疗中或即将结束的时候。肺的后期放射性损伤主要表现为肺组织纤维化，多发生于照射后6个月左右。治疗效果有限，预防为主。一旦发生放射性肺炎，首选激素治疗，原则为即时，足量、足够时间的激素使用，并辅以对症治疗，包括吸氧、祛痰和支气管扩张剂，保持呼吸道通畅，结合抗生素预防治疗。如处理不当、或进展，有危及生命的风险。

（8）消化道反应：接受腹部放疗的患者可出现厌食、恶心、呕吐、腹泻等消化道症状。临床处理以对症处理、加强支持疗法为主，必要时鼻饲胃管以保证每天的基本营养。

（9）放射性直肠炎：是盆腔恶性肿瘤放疗，如女性宫颈癌、男性前列腺癌放疗的主要并发症，表现为腹泻、血样变、里急后重，甚至腹痛，放疗后一段时间内多可自愈，但个别患者可迁延不愈，最后发展至直肠狭窄、影响排便功能。

（10）放射性脑病：是指脑组织受到一定剂量的射线照射时所导致的神经元发生变性、坏死的结局，如脑瘤、鼻咽癌放疗，尤其是较高剂量的放疗则发生放射性脑病的可能性明显增加。

放射性脑病的发生与单次剂量、总剂量、脑组织受照射体积的大小等多种因素有关。轻者可无明显表现，仅在复查脑 MRI 时发现，或表现为记忆力下降、头晕、乏力，严重者表现为痴呆、抑郁等症状，甚或死亡。这种损伤可静止一段时间，但一般认为最终为进展性且为不可逆的过程。急性期可用糖皮质激素的治疗，对减轻脑水肿引起的相关症状效果较好，但是不宜长期应用。高压氧、血管神经营养药物等对减轻症状有一定疗效，个别患者应用神经营养药物可以将脑坏死的强化病灶完全消失。

（11）放射性脊髓炎：正常组织器官都有一定的放射安全耐受剂量，在这个安全范围内一般不会发生放疗并发症，当有时需要较高剂量的放疗来控制肿瘤时，或患者对辐射的耐受剂量因并发症的影响而较差时，有可能发生脊髓的放射性损伤。

三、放疗的护理

（一）放疗前准备

1. 患者准备

患者需提供真实的病史，配合医生进行一系列检查。患者及家属应知晓病情和治疗方案，在同意放疗方案后应签署放疗知情同意书。患者进入放射治疗室不能佩戴金属物品如项链、耳环、钥匙、手表等。

2. 主管医生准备

除对患者进行详细的问诊和体检外，还需了解患者精神状况、经济能力。根据患者的病情、身体状况、经济实力制订相应的放疗计划。

3. 护士准备

了解患者的病情，放疗实施具体步骤、患者的治疗时间、疗程、射线种类、放疗机型、照射部位、放疗技术、放疗的不良反应及预期效果。

4. 放疗实施具体步骤

具体步骤为：①依据检查制作放疗体位固定装置，在模拟机下准确定位，并拍摄模拟定位片，或带膜 CT/带膜核磁共振扫描检查。②根据前面提供的资料，放疗医生勾画临床靶区和计划靶区的范围，预计肿瘤照射的致死剂量和周围正常组织特别是重要脏器的最大允许剂量，由物理师通过放疗计划系统（TPS）制定出最佳放射野剂量分布图。③物理师完成放疗计划后由上级医生审核确认，在模拟机下摆位核定。④确定无误后，由放疗技术员再执行放疗。⑤在放疗中适时监控（对机器和患者的监控），必要时行 EPID 验证（对照射靶区或剂量的监控）。

5. 心理护理

向患者讲解放疗计划设计时间较长，实施具体步骤环节较多，希望患者能够理解。了解患者的病情、心理状况及治疗方案，有针对性对患者进行健康教育。放疗前向患者和家属介绍放疗的基本知识，放疗中可能出现的不良反应及需要配合的事项，提供放疗健康教育手册，使患者消除紧张恐惧的心理，积极配合放疗。

6. 保持良好的身体状况

指导患者在放疗前开始增加营养的摄入，以高热量、高蛋白、高维生素、清淡易消化的饮食为宜，增强体质。放疗前常规对患者精神状态、血常规、体温等项目进行检查，如有异常待纠正后再行放疗。对全身情况较差的患者进行对症支持治疗，如纠正水电解质紊乱、纠正贫血、控制感染、补充营养、脱水等，以耐受放疗。

7. 配合放疗的准备

劝导患者戒烟忌酒，头颈部肿瘤特别涉及口腔照射的患者，要注意口腔卫生，如拔除龋齿，治疗牙周炎和牙龈炎。照射野经过口腔或食管时，指导患者忌食过热、过硬、辛辣等刺激粗糙的食物。照射部位有切口的患者，待愈合后再行放疗。全身或局部有感染的患者，先控制感染进行放疗。照射野毛发较长者要剃去后再行定位和放疗为好，这样可减少因毛发脱落所致放疗固定装置松动，确保疗中放疗体位的一致性。

8. 保持放疗位置准确

指导患者每次照射时与定位时的治疗体位一致，胸部肿瘤照射时，保持呼吸平稳；腹腔及盆腔放疗时膀胱处于自然充盈状态；胃部放疗前禁食。每周称体重 1 次，关注自己体重改变情况，注意体膜、面膜松紧适度，及时请医生调整；放射标记模糊不清时，及时请医生补画；注意保管好自的放疗固定装置，查看真空垫有无漏气变软。

（二）放疗期间护理

1. 放疗皮肤的护理

（1）指导患者保护照射野皮肤：放疗过程中，体外照射的射线都要通过皮肤，不同的放射源、照射部位及照射面积，可出现不同程度的放射性皮肤反应，向患者说明并指导患者保护照射野皮肤，对预防皮肤反应有着重要作用。保护照射野皮肤的基本原则是保持局部清洁、干燥、避免摩擦损害。

具体方法：①选择宽大柔软吸水性强的全棉内衣；②外出时照射野皮肤防止日光直射，如头部放疗的患者要戴帽子，颈部放疗的患者要戴围巾；③照射野皮肤可用温水和柔软毛巾轻轻沾洗，但禁止用肥皂和沐浴露擦洗或热水浸浴；④照射野位于颈部、腋下、乳房下面、腹股沟、会阴等多汗、皱折处时保持清洁干燥，在室内适当暴露通风；⑤照射野皮肤禁用碘酊、乙醇等刺激性消毒药物，不可随意涂擦药物、护肤品、贴胶布，不可用含氧化锌等重金属软膏或贴剂，因其为重金属可产生二次射线加重皮肤反应；⑥照射野皮肤避免粗糙毛巾、硬衣领、首饰等摩擦；⑦照射野皮肤避免冷热刺激如热敷、冰袋等，禁用于注射点；⑧照射野皮肤切忌用手搔抓，皮肤脱屑忌用手撕剥，并要勤洗手勤剪指甲。

（2）放疗皮肤反应的护理：放疗皮肤反应的程度与射线的种类、放疗总剂量、放疗技术等有关。一般千伏级 X 线或电子线照射，其皮肤反应较其他射线明显，联合热疗或化疗其皮肤反应会加重。护士一开始应强调保护好放疗区皮肤的重要性。目前临床常见放疗皮肤反应分为干性和湿性两种，干性皮肤反应表现为皮肤红斑、干燥、色素沉着、脱皮，但无渗液，有烧灼感、刺痒感，不会造成感染，能产生永久性浅褐色斑。湿性皮肤反应表现为皮肤湿疹、水疱，严重时造成糜烂、破溃和继发感染，多发生在皮肤多汗、皱折处如颈部、腋下、乳房下面、腹股沟、会阴等部位。

具体护理：①干性皮肤反应，以保护性措施为主，在照射野皮肤均匀涂抹紫草油或比亚芬（三乙醇胺乳膏），2～3 次/d，大量补充多种维生素，促进表皮修复。②湿性皮肤反应，以暴露疗法为主，保持照射野局部皮肤清洁、干燥、避免摩擦，如已破溃应停止放疗，用生理盐水换药 1～2 次/d，TDP 照射 2～3 次/d，每次 15～20 分钟，促进局部干燥，喷重组人表皮生长因子（金因肽）2～3 次/d，促进溃疡愈合。

2. 放疗全身反应的护理

放疗引起的全身反应表现为精神不振、食欲下降、乏力、虚弱多汗、低热、恶心呕吐、睡眠质量及时间下降。一般患者适当休息，调整饮食加强营养，大量饮水，迅速排除体内毒素减轻反应；严重者需对症支持治疗。加强护患沟通、患者间交流，鼓励和帮助患者尽快适应放疗。

3. 饮食指导

放疗在杀伤肿瘤细胞的同时，对正常组织也有不同程度的损害，加强营养对促进组织的修复，提高疗效，减轻不良反应具有重要意义。

（1）护士应加强对患者和家属营养知识的宣教，提供一些针对肿瘤治疗的食谱。

（2）为患者创造一个安静、清洁、舒适的就餐环境，饭前适当控制疼痛。

（3）在食品的搭配上，注意色、香、味，增加营养要素的调配。

（4）消化吸收功能良好的患者，可用"超食疗法"，即给予浓缩优质蛋白质及其他必需的营养素，补足患者的营养消耗。对于食欲差的患者，提倡进食高热量、高蛋白质、高维生素、低脂肪、易消化营养富的食物，少量多餐。对放疗反应严重的患者，如进食流质饮食或禁食者，可提供要素饮食或完全胃肠外营养。

（5）放疗期间鼓励患者多饮用绿茶，以减轻射线对正常组织的辐射损伤。每天饮水＞3 000 ml，以增加尿量，使放疗所致肿瘤细胞大量破裂、死亡而释放的毒素排出体外，减轻放疗全身反应。

（6）提倡进食营养丰富的食物，出现进食、消化吸收方面的放疗反应时，注意相对"忌口"。

4. 放疗致造血系统反应的护理

放疗可引起骨髓抑制，其程度与放疗部位、剂量及是否联合使用化疗有关，大面积放疗、骨骼放疗、高剂量放疗、联合使用化疗会较明显地影响造血细胞功能，如白细胞下降，继之红细胞、血小板下降。

（1）放疗期间定期检测血常规每周 1～2 次，必要时随时检测，并观察患者有无发热、出血等现象。

（2）白细胞＜4×10^9/L，应停止放疗，给予对症治疗，如升白细胞治疗，皮下注射重组人粒细胞集落刺激因子（G-CSF）或重组人粒细胞-吞噬细胞集落刺激因子（GM-CSF）类药物，或地塞米松双侧足三单注射；血红蛋白＜10 g/L、红细胞容积下降给予皮下注射重组人促红素注射液（益比奥），同时补充铁剂，纠正贫血；血小板≤90×10^9/L，给予皮下注射重组人白介素-11；指导患者注意休息，勿到公共场所，减少探视，预防交叉感染。

（3）白细胞≤2×10^9/L，或血小板≤50×10^9/L，或体温≥38.5 ℃应暂停放疗，给予抗生素预防感染。

（4）白细胞≤$1×10^9/L$，进行保护性隔离措施，输注白细胞悬液，皮下注射或输注 G-CSF 并控制感染。

（5）贫血使放疗敏感性下降，血小板过低易引起出血，应严密观察，严重贫血或血小板过低需输成分血。

5. 头颈部肿瘤放疗的护理

提高患者的生存质量。多数头颈部肿瘤如鼻咽癌、口咽癌、喉癌等经过放疗可望治愈，做好患者放疗的护理，减少不良反应。

（1）为提高放疗的敏感性及预防感染，应保持照射部位的清洁：①对眼、耳、鼻放疗的患者可局部滴抗生素药水，必要时行眼及外耳道冲洗，忌使用含金属眼药，以免增加眼结膜反应。②鼻咽癌患者进行冲洗 30 ℃～38 ℃，鼻咽每天 2～3 次。③鼻腔干燥可滴氢的油，或无菌液体石蜡，鼻腔堵塞滴呋麻滴鼻液或薄荷油。④加强口腔卫生，饭后用软毛牙刷刷牙，定时用口泰或其他漱口液含漱。

（2）保持病室内一定温度、湿度，口腔照射应摘掉假牙、金属牙，减少口腔黏膜反应。

（3）口腔黏膜反应的护理：口腔黏膜反应多发生于鼻咽癌、口咽癌等头颈部肿瘤放疗，随着剂量增加出现不同程度的反应，联合化疗反应会更严重。

主要表现：①轻度。患者口腔黏膜轻度红肿、红斑、充血、唾液分泌减少、口干烧痛进食略少。②中度。口咽部明显充血水肿、斑点状白膜、溃疡形成，有明显疼痛吞咽痛，进食困难。③重度。口腔黏膜极度充血、糜烂、出血、融合成片状白膜，溃疡加重伴有脓性分泌物，剧痛不能进食偶有发热，暂停放疗。具体护理：a. 加强口腔清洁卫生，由于唾液分泌减少，化学成分的改变，致使放射性龋病的发生率增高，饭后用软毛牙刷、双氟牙膏刷牙，用口泰或其漱口液含漱每天 4～10 次，每次含漱 3～5 分钟．鼻咽癌患者坚持鼻咽冲洗，每天 2～3 次，应在早晚及放疗前冲洗。b. 红肿红斑处勿用硬物刺激，以免放疗后黏膜脆性增加受损出血。c. 局部给予金因肽喷剂每天 3 次，保护口腔黏膜，消炎止痛，促进溃疡愈合。d. 给予氧雾每天 2～3 次，保持口腔、鼻膜湿润。e. 吞咽疼痛明显者，可在进食前 15～30 分钟用 2% 利多卡因喷雾或含漱止痛。f. 大量补充各种维生素，促进溃疡愈合。g. 鼓励患者进食高质量蛋白质、高热量、高维生素、易消化、易吞咽的食物，选择新鲜的水果和蔬菜，多饮水，少量多餐，细嚼慢咽。避免进食过冷、过热、过硬、油炸、过咸、过酸、辛辣等粗糙食物，戒烟酒。h. 对口腔黏膜反应严重无法进食者，给予补充静脉高营养液，促进溃疡愈合。i. 由于肿瘤组织坏死脱落，大出血常见于头颈部肿瘤，应随时准备各种止血物品、药物、鼻咽填塞止血包，指导患者尽量将出血吐出，防止凝固窒息。

（4）指导张口锻炼的护理：放疗后由于咀嚼肌和下颌关节纤维化，导致张口困难，因此指导患者在放疗期间进行功能锻炼，局部自我按摩颞颌关节，鼓腮微笑，舌前伸后卷，上下牙齿相互咬合或咀嚼口香糖，每天坚持用木制螺旋张口器或木塞锻炼张口 4～6 次，每次 10 分钟。

（5）喉癌患者由于反射功能降低，因此指导患者尽量将痰液和脱落的坏死组织吐出，预防误吸引起肺部感染。密切观察病情变化，如有肿瘤压迫或放疗后喉头水肿引起呼吸不畅、呼吸困难甚至窒息，需随时备好气切包、吸痰器及氧气等应急，配合做好抢救工作。

6. 胸部肿瘤放疗的护理

胸部放疗以食管、肺及纵隔为主，最常见的反应是放射性食管黏膜炎、放射性肺炎及放射性气管炎。

（1）放射性食管黏膜炎多发生于肺癌、食管癌、甲状腺癌、下咽癌等胸部肿瘤的放疗。主要表现为吞咽梗阻、进食困难、胸骨后疼痛、烧灼感，其反应程度随剂量的增加而增加。具体护理：①给予口腔黏膜反应的护理，严重者给予抗生素治疗。②每次进食后用温开水冲洗食管，以减轻炎症和水肿，进食后勿马上平卧。③随时观察疼痛的性质，及体温、脉搏、呼吸、血压等变化，了解有无饮水呛咳，及时发现食管穿孔，一旦出现食管穿孔，立即禁食禁水，停止放疗，并补液对症支持治疗。

（2）放射性肺炎多发生于食管、肺及纵隔等肿瘤的放疗。主要表现为咳嗽、吐白色泡沫痰、胸闷、低热，严重者出现胸痛、呼吸困难、咯血、高热、肺部闻及干湿啰音。具体护理：①给予止咳或镇咳药、吸氧及氧雾等治疗，夜间加强巡视，及时给患者饮一些热水，减轻刺激缓解咳嗽。②注意保暖，保持病室空气流通。③指导患者多卧床休息，发热患者给予发热的护理。④严重者停止放疗，并使用大剂量激素和抗生素。⑤患者有咯血，应保持镇静，及时报告医生，按医嘱止血；有张力性气胸，及时报告医生，随时准备胸腔闭式引流装置，以应急需。

（3）放射性气管炎多发生于食管、肺及纵隔等肿瘤的放疗。由于放疗致气管及支气管上皮肿胀、表皮纤毛脱落、腺体分泌抑制表现为刺激性干咳、呼吸急促、低热。具体护理同放射性肺炎护理。

7. 腹部肿瘤放疗的护理

腹部放疗以胃肠、腹腔淋巴瘤，肾上腺肿瘤、肾脏肿瘤、精原细胞瘤为主，引起放射性胃肠炎，如胃、肠功能紊乱，肠黏膜充血水肿。主要表现为食欲不振、恶心呕吐、腹痛、腹胀、腹泻、里急后重、便血，严重者造成肠穿孔或大出血。具体护理：①给予流质或半流质饮食，食物应少渣、低纤维，并避免易产气的食物如糖、豆类及碳酸饮料。②大量补充各种维生素，促进黏膜溃疡愈合。③腹泻者给予蒙脱石散（思密达）、盐酸洛听丁胺（易蒙停）

等治疗。④反应严重者停止放疗，给予补液，纠正水电解质紊乱，并对症支持治疗。

8. 泌尿系统肿瘤放疗的护理

主要以盆腔肿瘤、前列腺癌及膀胱癌的放疗为主，引起放射性膀胱炎，如膀胱黏膜充血、水肿、溃疡出血。主要表现为尿频、尿急、尿痛、下坠感、排尿困难、血尿等症状。具体护理：给予大量饮水，反应严重者停止放疗，给予消炎、止血、补液对症支持治疗。

（三）放疗后护理

放疗结束后对患者进行相应的康复指导：

1. 放疗结束后，应做一次全面体格检查及肝肾功能检查。

2. 保持心情愉快，合理安排休息和活动时间，保证日常生活、活动、娱乐，避免重体力劳动。

3. 放疗结束后 1 个月内继续保护照射野皮肤；继续保持鼻咽冲洗、阴道冲洗 1 年以上。

4. 放疗结束后继续加强功能锻炼，如乳腺癌肢体功能锻炼、膀胱功能锻炼、张口锻炼等。

5. 患者饮食要求富含丰富营养，有口腔及食管黏膜反应者，继续遵循相应的饮食要求。

6. 参加适当的体育锻炼，如散步、做操等运动，增强体质。

7. 向患者及家属讲解放疗的原理、肿瘤退缩的时间。肿瘤有残留者放疗结束后 3 个月内肿瘤还可有缩小。同样，放疗出现的急性毒副反应也要持续一段时间后才逐渐缓解。患者及家属应随时密切观察，严重者及时到医院就诊。

8. 晚期放射性损伤的发生率随着放疗后时间的推延而逐渐增加，多出现于治疗后 1～2 年，患者生存时间越长，出现的概率越大，因此放疗后患者应坚持按计划长期随访。

9. 放疗后患者长期随访时间安排：放疗结束 1 个月后进行第一次随访；放疗结束 3 个月后进行第二次随访；放疗结束 6 个月后进行第三次随访；放疗结束 1 年后进行第四次随访；以后根据医生的要求，按时来院随访。

（四）腔内后装治疗及护理

腔内后装治疗是现代近距离照射治疗中主要方法之一，通常作为外照射的补充治疗，很少单独使用。后装治疗主要适用于宫颈癌、鼻咽癌、食管癌等肿瘤放疗。治疗前需要一系列特殊准备，护士应了解一些后装技术的配合及护理，为患者介绍治疗过程及注意事项，解除患者思想顾虑及紧张情绪，使患者积极配合后装治疗。

宫颈癌腔内后装治疗一般用于宫颈癌根治性放疗体外照射后的补充治疗及术后放疗体外照射后的补充治疗。它是采用专门设备，通过人体腔管，将放射源送入人体内病变部位，有效杀灭病变组织达到治疗的目的。

1. 妇科腔内后装治疗前准备

（1）心理指导：介绍腔内后装治疗的目的、方法、治疗特点，讲解后装治疗的过程、治疗原理、可能出现的不良反应及医护人员可能采取相应的处理措施，解除患者的恐惧心理，积极配合治疗。

（2）后装治疗前1天外阴备皮，剃净阴毛；检查血常规，如白细胞$\leqslant 3 \times 10^9/L$，禁止放疗。

（3）后装治疗当天早晨测量体温、血压、心率，如有异常，通知医生停止放疗。

（4）后装治疗当天行阴道冲洗，清除宫颈、穹隆、阴道分泌物，如有异常通知医生进一步检查；放疗期间坚持阴道冲洗每天1～2次，及时清除阴道坏死组织，防止感染及粘连。

（5）阴道冲洗前嘱患者排空膀胱，便于操作；后装治疗前排空大小便，保持肠道和膀胱空虚，减少直肠、膀胱感染。

2. 妇科腔内后装治疗流程及护理

（1）严格掌握妇科后装治疗机的操作方法，了解机器的基本性能，做好施源器的清洁消毒。

（2）患者取截石位，外阴消毒；协助医生配合上施源管，并妥善固定。在插入施源管时会引起患者下腹疼痛，嘱患者深呼吸。用纱布条固定施源器时注意尽量推开膀胱后壁和直肠前壁，使这些器官尽可能远离放射源，减少膀胱直肠受量。

（3）摆好患者体位、施源器和施源管连接时保持平行，不能弯曲、打折，悬空处可用软枕等物品垫平。嘱患者勿移动，防止其松动、移位，影响治疗效果。告知患者如有不适可举手示意或呼叫。

（4）治疗过程中，通过监视屏幕观察患者的面部表情、精神状态、患者体位及施源器有无改变，通过对讲机鼓励并安慰患者，分散注意力，使患者放松，顺利完成后装治疗。

（5）患者进行宫腔管治疗时，出现下腹剧痛、面色苍白、血压下降，查有压痛、反跳痛，考虑子宫穿孔的可能，应立即停止后装治疗并协助医生及时处理。

（6）阴道狭窄、阴道壁弹性差或肿瘤较大的患者，在使用阴道球治疗时，容易触伤阴道壁和肿瘤组织，造成疼痛及出血，如大出血应立即压迫止血，并严密观察。

3. 妇科腔内后装治疗后护理

（1）治疗结束后，取出施源器和纱布条并清点数目，防止纱布留在阴道内。

（2）检查阴道有无出血，如有活动性出血，及时填塞纱布，24小时后取出（夏天填塞纱布时间不宜过长，避免合并局部感染）。

（3）治疗结束后，注意观察排尿情况，如有排尿困难超过4小时需导尿；体温超过38 ℃并伴有腹痛，可能并发盆腔炎，应及时通知医生处理。

（4）治疗结束后坚持1年以上阴道冲洗每天1～2次，有条件者使用阴道扩张棒或疗后1个月恢复同房（但应减少同房次数）防止阴道狭窄、粘连的发生。患者创面未愈合者应避免性生活。

（5）后装治疗后患者可能出现放射性直肠炎和膀胱炎，给予对症处理。患者多饮水，进食易消化食物，必要时给予消炎、止血、止泻等治疗。

● 第四节　肿瘤的介入治疗与护理

一、介入治疗概述

（一）介入放射学和肿瘤介入护理的基本概念

介入放射学是一门融医学影像学和临床治疗学于一体的边缘学科，涉及人体消化、呼吸、心血管、神经、泌尿、骨骼等几乎所有系统疾病的诊断和治疗。介入治疗是指在医学影像技术（如CT、超声波、磁共振）引导下，用穿刺针、导丝、导管等精密器械进行治疗和获取病理资料的过程，其核心是以微小的创伤获得与外科手术相似或更好的治疗效果。介入治疗为多种技术的联合应用，简便易行，具有微创性、可重复性；定位准确；疗效高、见效快；并发症发生率低等特点。

肿瘤介入护理是伴随介入放射学而发展起来的，包括介入手术室护理和临床护理两部分。2004年7月在全国第六届介入放射学年会上成立了中华护理学会介入放射护理分会，2007年4月成立了中国抗癌协会肿瘤介入护理学组，是介入治疗护理走向成熟的标志。

（二）介入治疗的理论基础

介入治疗是以局部血管解剖、血液供应、血液循环为基础，以局部治疗为主的一种治疗方法，同时对全身亦有一定的治疗作用。由于治疗是将导管选择性地插入靶器官的供血动脉内注射药物，因此，首先到达局部的药物浓度为100%，通过靶器官代谢消耗一部分药物，其余部分经过靶器官静脉回流进入体循环。这时相当于药物从静脉注入，以大约10%的比率进入病变器官。由于药物进入器官时不断分解排泄，随着血液循环，药物浓度逐渐降低，直到全部清除。以上过程表明，经动脉选择性插管给药与静脉给药的不同点在于，前者药物与病变器官有一次百分之百的作用过程，而静脉给药时没有此过程。

（三）介入放射学分类

1. 血管性介入技术

血管性介入技术包括选择性和超选择性血管插管技术、经导管血管栓塞术、经导管局部药物灌注术、经导管腔内血管成形术、经皮血管内支架置入术、心血管瓣膜成形术、射频消融术、选择性血管造影术等。

2. 非血管性介入治疗术

非血管性介入治疗术包括介入性穿刺诊疗技术、介入性穿刺引流技术、介入性结石取出术、介入性管腔狭窄扩张术及支架置入术、恶性肿瘤非血管介入治疗术等。

（四）介入放射学在肿瘤治疗中的应用

肿瘤的介入治疗又分为动脉灌注化疗及肿瘤血管栓塞治疗。前者是采用股动脉穿刺选择性插管，将导管选择性插入靶器官的供血动脉内进行进一步诊断及治疗。栓塞治疗指的是将导管超选择性插入病变器官的供血动脉内，将栓塞剂注入以阻断肿瘤供血，切断营养来源，使肿瘤坏死缩小，达到治疗目的。

1. 血管内药物灌注术

血管内药物灌注术注重药物的局部效应，使药物直接作用于病变局部。药物首先经病变部位的细胞膜吸收滤过后再进入全身血液循环，从而提高局部治疗效果，减少药物对全身的反应，增强患者的耐受性。动脉灌注化疗药物具有高浓度、大剂量、一次性给药的特点，一般情况下每月 1 次，3 次为 1 个疗程。常采用联合用药方案，采用细胞周期非特异性药物与对特定肿瘤敏感药物同时应用，有利于提高疗效。常用化疗药物包括：表柔化星（EPI）、吡喃阿霉素（THP）、丝裂霉素（MMC）、氟尿嘧啶（5-Fu）、亚叶酸钙（CF）、顺铂（DDP）、卡铂（CBP）、氮烯咪胺（DTIC）、VP-16 等。

2. 血管内栓塞术

血管内栓塞术是将能够引起血管腔暂时性或永久性阻塞的物质，通过导管释放入病变血管或病变的供血动脉内，阻断血流，以达到治疗疾病或外科手术中减少出血目的的介入放射学技术。血管内栓塞术是介入放射学的重要内容之一。应用此技术治疗各种原因引起的脏器出血，具有创伤小、治疗效果可靠、快速简便、多能保留脏器并使患者免于手术创伤之苦等优点。对于恶性肿瘤行供血动脉栓塞，可以减轻疼痛、出血，促使肿瘤坏死，是姑息治疗的重要措施。

栓塞剂的种类较多，根据作用时间可分为长效、中效、短效栓塞剂。例如常用的明胶海绵颗粒的栓塞时间为 2~3 周，它取材方便、价格低廉、使用安全，是较好的栓塞剂之一。碘化油为肝动脉栓塞的理想栓塞剂，超液态碘油可以栓塞到肿瘤的回流静脉、肿瘤实质及微细的肿瘤血管内，较彻底地阻断肿瘤血管。弹簧钢圈用来栓塞小动脉，例如胃十二指肠等。

3. 介入性非血管管腔狭窄扩张术、支架置入术

将导管引入病变部位进行造影，确定狭窄位置，导入扩张球囊，在透视下向球囊内注

入对比剂，使球囊扩张，可重复多次，若疗效欠佳可置入金属支架。主要用于人体的食管、胆管、气管、胃肠道等管腔因炎症、手术、创伤、肿瘤等原因引起狭窄而影响其生理功能时。

4. 介入性穿刺引流术

经皮内外引流术是通过穿刺针、导管等器材，在影像设备引导下对体内局限性积液、积脓和管道系统阻塞引起的胆汁或尿液滞留进行疏导的一系列技术。该治疗方法虽然不能对恶性肿瘤本身进行针对性治疗，但通过此类技术解决肿瘤造成的管道阻塞，恢复相应器官的功能，可延长患者生命，提高生存质量，为进一步的治疗打下基础，对良性病变则可达到治愈的目的。

5. 经皮穿刺活检和治疗术

在 CT 或超声的引导下，经皮穿刺至病灶部位抽取组织进行病理检查，可通过穿刺针注射无水乙醇、化疗药、生物免疫制剂等，也可直接用激光、射频等进行治疗。

（五）介入治疗的适应证和禁忌证

1. 适应证

不能手术切除或手术切除有困难的原发性肝癌、支气管肺癌、胰腺癌、肾癌、盆腔恶性肿瘤。也可用于头颈部肿瘤、食管中下段癌、胃癌、结肠癌、直肠癌、肝转移瘤等不宜手术者及四肢恶性肿瘤。对病灶大，不宜手术者可通过介入治疗使肿瘤缩小再行二期手术切除，或行术后介入治疗提高疗效，也可用于手术后复发的治疗。

2. 禁忌证

人体重要器官（心、肝、肾）功能失代偿、黄疸、腹水、恶病质，全身多个部位转移。

二、恶性肿瘤血管性介入治疗的护理

（一）血管性介入治疗常见问题

1. 焦虑、恐惧

与对介入治疗不了解，担心癌症预后有关。

2. 营养失调——低于机体需要量

与肿瘤所致高代谢状态及机体摄入减少、吸收障碍、消耗增加有关。

3. 疼痛

与肿瘤生长侵及神经、肿瘤压迫及手术创伤有关。

4. 知识缺乏

缺乏肿瘤防治知识及介入治疗相关知识。

5. 潜在并发症

潜在并发症有栓塞后综合征、肝功能损害、异位栓塞、穿刺部位出血和血肿形成、化疗副反应等。

（二）术前护理

1. 心理护理

术前向患者说明该疗法是一种创伤较小的新技术，扼要介绍治疗方法及注意事项，介绍成功病例或请成功者现身说法，消除紧张恐惧心理。

2. 责任护士详细了解病情

包括血压、脉搏、体温等生命体征以及心、肺、肝、肾功能，血常规、出凝血时间、凝血酶原时间及血小板计数检查结果。如有漏检项目及异常情况，及时向医生汇报。

3. 术前2天应练习床上大小便，防止术后不习惯床上排便，引起尿潴留等。

4. 保证患者夜间良好的睡眠，术前1天睡前给予镇静药，使患者有一个良好的状态接受介入治疗。

5. 术前1天按需要做好抗生素过敏试验并做好记录。

6. 做好皮肤准备

根据插管部位不同而定备皮范围；经股动脉插管，应从脐平面至大腿中部。双侧备皮，以便一侧插管有困难时易于更换对侧，同时触摸股动脉及双侧足背动脉搏动强度并记录，标记动脉搏动点，以便术后与对侧进行比较。

7. 术前24小时不能进固体或难以消化的饮食，晨间嘱患者进少量流质饮食，避免术中化疗引起呕吐或进食过少引起低血糖、尿少等。

8. 准备好急救物品、药品，以防术中、术后发生意外。

9. 按医嘱准备好术中所需药品

术中所需药品主要有：化疗药、止吐剂、止痛药、造影剂、2%利多卡因、肝素、生理盐水等；如需行动脉栓塞，需准备栓塞剂。

（三）术中配合

1. 双重核对患者信息无误后（包括腕带），协助患者平卧于手术台上。

2. 连接心电监护仪并记录其体温、脉搏、呼吸、血压、血氧饱和度，建立静脉通道，询问有无过敏史。

3. 认真检查导管、导丝，防止术中出现断裂脱落、漏液等。

4. 协助医生穿手术衣、皮肤消毒、铺治疗巾、剖腹单、套无菌机头罩、抽取麻醉药、用肝素生理盐水冲洗导管导丝。

5. 将导管、三通放于大方盘内；配合医生将配置好的肝素盐水经三通管注入导管中；倒 50 ml 非离子型对比剂于小杯中。

7. 抽止吐药、稀释各种化疗药。导管插入病变部位后，配合医生将化疗药物缓慢注入；行栓塞治疗时用碘化油与 1 种或 2 种化疗药混合，制成混悬液或乳剂，或将明胶海绵剪成条或颗粒。

8. 术中注入对比剂时应排尽空气，密切观察患者有无过敏反应，一旦发生过敏反应应立即停止注射，并静脉注射地塞米松及吸氧等处理。

9. 拔管后用手压迫穿刺点止血 15～20 分钟，观察伤口无出血，用无菌纱布加弹力绷带或弹力胶带加压固定。

（四）术后护理

1. 术后 24 小时观察生命体征，开始每半小时测脉搏、呼吸、血压 1 次，连测 4 次，平稳后每 4 小时测一次。

2. 患者手术当天绝对卧床休息，次日即可下床活动。术侧肢体伸直制动 6～8 小时，穿刺部位用 1 kg 沙袋压迫 6 小时，从事可使腹压增高的活动如咳嗽、排便、呕吐时，用力按压穿刺点，以防出血。

3. 术后如无呕吐即可进食，予以高蛋白、高热量、高维生素、易于消化饮食，少量多餐。

4. 严密观察穿刺部位有无出血、血肿，保持敷料清洁干燥。

5. 严密观察术侧肢体的血供情况，如皮肤温度及颜色变化，并与对侧比较。

6. 插管后出现恶心、呕吐、发热、腹痛及呃逆等症状，可及时行对症处理，一般在 1 周内症状可缓解。

7. 术后每 4 小时测体温一次，连续 3 天。发热多为肿瘤坏死所致的吸收热，多不超过 38 ℃，严重者可出现高热，体温可达 41 ℃，一般在 1～2 周内可逐渐恢复正常，对有高热并持续不退者，应注意是否有感染发生。

8. 术后观察肾功能的变化，注意尿量及颜色的变化并做好记录，谨防肾损伤，嘱患者多饮水（术后前 3 天＞1 000 ml/d），以促进毒素和造影剂排除，减少毒副反应，若尿量＜500 ml/d，尿色改变，则留标本送检。

9. 严密观察有无非靶器官栓塞的并发症，例如肝动脉插管引起的脾栓塞、胰腺坏死、肾栓塞等。

10. 支气管动脉、肋间动脉化疗和栓塞后，应严密观察有无脊髓损伤症状出现，如：肢体运动有无异常、肌张力是否下降，大小便是否正常，做到早期发现，早期处理。

11. 做好生活护理。

（五）并发症及不良反应的护理

1. 损伤、出血的护理

（1）穿刺部位出血：穿刺插管时穿刺部位均会引起少量出血，但压迫后均能停止。有时因为肿瘤患者造血功能减退、血小板少、出凝血时间延长；反复多次插管及操作技术不熟练等原因均可能引起血管损伤，造成术中或术后回病房大出血。因此，护士在术中、术后应严密观察出血情况，术前了解患者有无凝血机制障碍，是否有高血压，如发现出血，立即压迫穿刺点并报告医生。有时患者因腹内压突然增高等诱因造成穿刺部位出血，如剧烈咳嗽、大便不畅、大量腹水、恶心、呕吐等，因此要保持大便通畅，供给高蛋白、高热量、富含维生素且易消化的食物，养成定时排便的习惯，术前治疗咳嗽等，咳嗽时双手压迫动脉穿刺部位。

（2）局部血肿：导管拔管后穿刺点压迫不当，肝素量过大或患者自身凝血机制障碍均可引起血肿。小量出血形成血肿后，一般会自行吸收，血肿过大出现远端肢体受阻或足背动脉不能扪及时，应及时处理，首先给予局部湿热敷，再行溶栓治疗，无效时需行外科血肿清除术。

（3）暂时性动脉痉挛：同样为反复穿刺和插管时间过长所致。主要症状为：痉挛时出现局部疼痛，可致动脉血流速度减慢和血黏度增高，造成血栓形成及肢体缺血坏死。护理人员要观察患者术后疼痛的性质，给予及时处理，轻者可用普鲁卡因局部封闭，重者可用扩血管药物，如盐酸罂粟碱 30 mg 静脉注射，每 4～6 小时 1 次。

（4）假性血管瘤：假性血管瘤为穿刺部位动脉壁损伤所致，表现为血肿吸收后局部仍有局限性搏动肿块，护理人员应早发现，及时告诉医生，早行手术治疗。

2. 脊髓损伤的护理

脊髓损伤是动脉插管化疗中较少见的严重并发症，多见于支气管动脉、肋间动脉、腰动脉和食管动脉等血管介入治疗。轻者发生背痛，重者术后数小时开始逐渐发展为横断性截瘫症状，伴感觉障碍和尿潴留，损伤平面高可影响呼吸，一般 2～3 天内发展到高峰，绝大多数患者数天到 2 个月内完全或部分恢复。术后应注意观察胸背部皮肤有无发红、疱疹及胸痛等，早期发现且采取有效的治疗与护理措施是非常重要。

3. 化疗药物所致的毒副反应护理

（1）消化道反应：介入治疗后大部分患者可出现不同程度的胃肠道反应，但比周围静脉给药反应轻，持续时间短，如食欲不振、恶心、呕吐、腹痛、厌食及味觉的改变。患者一般能耐受，3～4 天可缓解，若 1 周仍不缓解者，除给予耐心的心理护理，使其思想放松外，可给予药物对症处理，呕吐严重者可给予支持疗法，静脉补充营养，保持电解质的平衡，注意观察呕吐物的性质、颜色，防止消化道出血。指导患者合理调理饮食，多进食高蛋白、高热量、高维生素，易消化的食物。术后 1～2 天进半流质食物，给予镇静药，保证患者充分休息，使其保持良好的精神状态，提高治疗信心，降低毒副反应的痛苦。

（2）高热：大量抗肿瘤药物注入肿瘤组织内，特别是栓塞治疗后因肿瘤组织坏死吸收引起，术后 1～2 天出现，38.5 ℃左右经对症处理很快下降或持续一周，但也有持续 2～3 周不退者，表现为寒战、高热，体温 38.5 ℃～40 ℃，护理人员应对患者进行物理降温，并注意是否为感染所致，抽血进行细菌培养及药敏试验，汗多时及时更换衣被，防止受凉感冒。

（3）肾脏的毒性反应　有些抗肿瘤药物如顺铂对肾脏有较强的毒性；大量应用对比剂对肾脏也有毒性作用，加之肿瘤患者肾脏功能较差，因此常造成不同程度的肾损害，甚至衰竭；护理人员应鼓励患者多饮水，加速毒物的排出，减轻毒性作用，除每天常规补液外，必要时可给予利尿药，记录术后 24 小时尿量，同时观察尿液颜色及性质的变化，尿量＜500 ml/d，且尿色改变应留尿送检。

（4）骨髓抑制　抗肿瘤药物大多数都有不同程度的骨髓抑制，故术后应定时复查白细胞，白细胞＜$4×10^9$/L 时报告医生，予升白细胞药或少量多次输新鲜血，同时注意预防感染。

（5）脉搏与心率、心律变化：有些化疗药物有心脏毒性作用，如阿霉素，动脉灌注后可引起心律失常；其次严重的呕吐也可致体内电解质平衡失调而出现心律失常，因此术后要严密观察脉率、心律、呼吸或血压的变化，出现异常时立即给氧气吸入，急查心电图，必要时作心电监护，做好心理安慰工作，消除患者恐惧紧张情绪，做好特护记录，为医生提供可靠的资料，做到及时发现，及时处理。

（6）疼痛护理：癌痛是恶性肿瘤患者常常伴随的一个痛苦症状。介入治疗后疼痛可减轻或消失，癌症患者介入治疗后，由于栓塞组织缺血、水肿和坏死可引起不同程度的术后暂时性疼痛症状，可造成患者精神上的过度紧张和焦虑，使疼痛加重。应做好心理护理，进行正确的引导，轻度疼痛可不做处理，一般在 1 周内消失；中度疼痛可应用一般镇静、止痛药，如地西泮、曲马多即可控制，极少用吗啡和哌替啶等一类麻醉药；如出现疼痛加剧不能忍受，切忌乱用止痛药，应注意观察有无严重并发症及有否内出血现象，防止因服止痛药而掩盖病情。

（7）顽固性呃逆：有些恶性肿瘤患者介入治疗后，由于化疗药物刺激膈肌可出现顽固性呃逆，轻者可持续 2～4 天，重者可达 10 天之多，使患者夜不能眠，精神极度痛苦，应积极解除患者的痛苦，轻者可用解痉药山莨菪碱注射液、阿托品、哌甲酯等，顽固性嗝逆可加用甲氧氯普胺（胃复安）40 mg 两侧内关封闭及穴位针灸，一般针灸 3 次可缓解，并逐渐治愈。

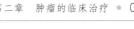

4. 感染的护理

感染多系术中无菌技术操作不严，肿瘤坏死灶过大，患者抵抗力低所引起。术后密切观察体温，严格无菌技术操作，保持切口敷料清洁干燥；遵医嘱预防性应用抗生素。

（六）血管性介入治疗健康教育

1. 饮食指导

应进食清淡、低脂肪、低胆固醇、高糖类、丰富维生素饮食，避免刺激性食物。

2. 用药指导

对术后需继续用药者，向患者及家属交代按时服药的重要性以及药物的副作用及注意事项。

3. 卫生宣教

戒烟酒，注意休息，劳逸结合，避免重体力劳动，参加适当的体育运动，鼓励患者多活动，保持心情愉快，有利于康复。

4. 定期复查

向患者解释介入治疗过程较长，部分患者需要行多次介入治疗，嘱患者出院后要定期复查肝功能、血常规、肿瘤标志物、影像学检查等。如有不适，随时回院就诊。

三、常见肿瘤介入治疗和护理

（一）肝癌的介入治疗护理

1. 栓塞后综合证

通常认为系器官缺血水肿和肿瘤组织坏死。观察患者有无恶心、呕吐、发热、疼痛及麻痹性肠淤胀等，一般给予镇静药、止吐、吸氧等对症治疗可缓解。

2. 胆囊炎、胆囊梗死、胆道损伤及脏器栓塞

术后表现为不同程度的右上腹疼痛伴胆囊区压痛反跳痛，护理人员应注意观察患者腹痛的性质，不可滥用止痛药，以便早发现、早治疗；胰十二指肠动脉栓塞：表现为十二指肠溃疡症状，少数并发十二指肠穿孔、坏死性胰腺炎，手术后观察有无腹痛、恶心、呕吐、腹胀、上消化道出血及其严重程度；肺栓塞和肺梗死：患者表现为栓塞时咳嗽、胸闷和呼吸困难，可给予氧气吸入，并嘱患者术后尽量减少活动；肝脓肿是肿瘤组织栓塞后液化并发感染所致，表现为术后持续高热可达 39.5 ℃~41 ℃，时间可超过 2 周，同时伴有不同程度的肝区疼痛，白细胞计数增高，中性粒细胞增高，彩超可见肝脓肿表现。

3. 肝功能异常和肝肾综合证

术后可给予患者吸氧 1~2 小时，定期复查肝功能，严密观察小便颜色及量，鼓励患者

多饮水，以防严重并发症发生。

（二）肺癌介入治疗的护理

肺癌主要由支气管动脉供血，根据这一循环特点，提出了利用支气管动脉插管进行区域性化疗，期望通过增加病变局部药物浓度提高疗效，减少化疗的全身毒副作用。操作技术同肝癌介入技术操作方法，只是靶血管是支气管动脉。护理措施同介入治疗护理常规。

（三）宫颈癌介入治疗的护理

动脉内化疗和栓塞已作为宫颈癌有效的辅助治疗，操作方法为经皮股动脉穿刺，将导管超选择性插入子宫肿瘤供血动脉，靶血管为髂内动脉及其分支，注入化疗药物及栓塞剂，使瘤体及周围组织获得较高的药物浓度同时阻断肿瘤的供血动脉，有效地杀灭肿瘤细胞。

宫颈癌介入治疗护理除介入护理常规外，主要为并发症观察及护理：①臀部疼痛。绝大多数患者是一过性疼痛，可能为化疗药物或栓塞剂反流入臀上动脉，造成局部血运障碍所致，甚至造成皮肤潮红、疼痛等症状。随着药物的排泄和侧支循环的建立，症状会逐步减轻和消失，应做好患者的心理疏导，调整舒适的卧位，遵医嘱给予镇痛药，观察用药后效果。②卵巢早衰。患者可能表现为不可恢复的闭经，逐渐出现更年期症状，如烦躁易怒、潮热、多汗、皮肤干燥等。告知患者无有效的治疗方法，可施行替代疗法。

（四）膀胱癌介入治疗的护理

术前辅以灌注抗肿瘤药物与栓塞治疗，使肿瘤切除率增加，术中易剥离，出血少，降低手术难度，缩短手术时间。对不能手术的患者是一种能延续患者生命的姑息性治疗方法。其操作技术及护理同宫颈癌介入治疗方法，只是靶血管为膀胱动脉及肿瘤供血动脉。膀胱癌介入治疗器材（肾癌的介入治疗经导管栓塞肾肿瘤）始于1969年，目前已广泛用于临床，甚至已成为肾癌手术前的常规处理技术。其操作技术及护理同宫颈癌介入治疗方法，只是靶血管为肾动脉。

（五）胰腺癌的介入治疗

胰腺癌介入治疗包括动脉化疗、腹腔神经丛阻滞及PTCD等，可以有效地改善病情，减轻症状。靶血管为十二脂动脉及肠系膜上动脉或脾动脉，其操作技术及护理同肝癌介入治疗方法。

（六）子宫肌瘤的介入治疗

子宫肌瘤是女性生殖器肿瘤中最常见的一种良性肿瘤，传统的治疗方法主要是子宫切除术和肌瘤切除术，子宫动脉栓塞术开始于1970年，主要用于产后的止血治疗，1994年Ravina JH首先提出将子宫动脉栓塞疗法用于子宫肌瘤的术前准备，1995年他将这一技术代替手术直接用于子宫肌瘤的治疗，取得了显著的疗效。目前，子宫肌瘤介入治疗法在国内外临床已得到较广泛的应用，其靶血管为双侧子宫动脉，栓塞材料多为聚乙烯醇颗粒。操作技术同宫颈癌介入。

1. 适应证

适应证有：①育龄期的妇女，绝经期之前。②子宫肌瘤诊断明确且症状明显。③保守治疗无效或复发，无子宫切除适应证。④拒绝手术治疗，要求保留子宫及生育能力者。⑤有特殊宗教信仰，不能输血及手术者。⑥患者本人愿意选择介入治疗者。

2. 禁忌证

禁忌证有：①子宫肌瘤生长迅速及怀疑平滑肌肉瘤者。②严重心肝肾功能不全者。③妇科急慢性炎症未能控制者。④有严重凝血功能障碍者。⑤穿刺部位感染者。⑥带蒂的浆膜下子宫肌瘤，游离的阔韧带肌瘤。

3. 术前护理

除护理常规中的措施外，注意观察阴道有无异物排出，并触摸股动脉及双侧足背动脉搏动强度，标记足背动脉搏动点、会阴部及骶尾部皮肤情况并记录，以便术后对照观察，手术当天留置尿管。

4. 术后护理

除护理常规外注意观察会阴部及臀部有无皮疹、发热、疼痛等臀上动脉血栓表现，及时发现，及时处理。观察阴道有无异物排出，量、颜色，并记录。肌瘤栓塞后阴道可有少量血性分泌物排出，黏膜下肌瘤较多见，一般不超过月经量，持续 3～5 天，长则 2 周，无需特殊处理。指导患者注意个人卫生，保持外阴清洁，禁止盆浴。保持留置尿管通畅，观察并记录尿液的颜色、量，嘱患者多饮水，促进造影剂的排除，减轻毒副作用。

5. 健康教育

（1）注意个人卫生，术后 3 个月内禁止性生活及盆浴，预防泌尿生殖系统感染，有生育要求的妇女 1 年内应避孕。

（2）保持心情舒畅，劳逸结合，避免剧烈运动。

（3）栓塞治疗后，一般 1～3 个月后月经量、月经周期恢复正常，3 个月后月经仍不正常者应返院就诊。

（4）出院后如出现下腹坠痛、阴道出血或异常分泌物、尿频或突发性血尿及大便伴脓血，发热等症状及时就诊。

（5）嘱患者术后 3、6、12 个月来院做影像学检查，观察肌瘤的缩小情况和瘤体的密度变化。

（6）加强营养，纠正贫血，多食含铁食物及优质蛋白、水果、蔬菜等。

（七）肝血管瘤

选择性动脉栓塞治疗可以消除肿瘤破裂的危险性，从而达到治愈的目的，已成为目前肝血管瘤的主要治疗方法，护理同肝癌血管性介入护理。

1. 适应证

适应证有：①有症状者。②肝血管瘤破裂出血者。③肿块直径＞5 cm 者。④肿块有增大趋势者。⑤肿块位于肝包膜下有可能在外力下破裂者。

2. 禁忌证

无绝对禁忌证，但严重肝肾功能不全慎用。

四、非血管介入治疗的护理

（一）梗阻性黄疸介入治疗的护理

经皮肝穿刺胆道引流已成为恶性梗阻性黄疸的一个常用姑息性治疗手段，可分为经外引流和内引流两种方式。经皮肝穿刺胆道外引流术采用 B 超引导下穿刺肝内胆管，在经皮肝穿刺胆管造影的基础上，引入导丝，置入引流导管。见胆汁从引流导管流出。用导管的内固定装置将导管头固定在胆管内，用蝶形胶布将导管固定在皮肤上，连接导管与引流袋，外引流即告成功。经皮肝胆道内外引流术操作方法与外引流大致相同，不同的是引流管要进入十二指肠。

1. 术前护理

（1）术前向患者说明手术的目的、意义及术中注意事项，争取患者密切配合。

（2）术前常规做凝血时间及凝血酶原时间测定，造影剂及麻醉剂过敏试验。

（3）术前禁食 4 小时，术前半小时肌内注射地西泮 10 mg。

（4）术前用物准备：造影剂、2％利多卡因、肝素、生理盐水、导管及导丝等。

2. 术后护理

（1）术后需卧床 24 小时，每 2 小时观察血压和脉搏 1 次，观察穿刺点有无出血、腹痛及上腹部有无进行性增大的肿块及腹膜刺激征，观察 1 天。

（2）注意引流管固定牢固，防止脱落及移位，保持引流管的通常并注意观察和记录引流液的颜色和量，如为血性应及时报告医生。观察皮肤、巩膜黄染情况及患者精神状态改善情况。

（3）注意观察体温，术后 3 天每天测体温 4 次，遵医嘱应用广谱抗生素、止血药和维生素 K，注意补充电解质 3～5 天，必要时给予输血。

（4）冲管的护理：术后 5～7 天，每天用 50～100 ml 等渗氯化钠加庆大霉素 16 万单位冲洗 1～2 次。胆汁慢慢从墨绿色变清黄后，可以隔天冲洗 1 次。

3. 健康教育

让患者及其家属学会如何护理导管，冲洗时要无菌操作，定期到介入放射学门诊进行随访观察。如有导管脱落及其他紧急情况，应及时来院进行处理。常用的引流导管若进行处理得当，一般能保持通畅4～5个月，每隔3个月需更换导管，以免导管老化或堵塞。

（二）食管狭窄介入治疗的护理

食管介入治疗包括食管狭窄成形术及食管内支架置入术。前者适用于各种良性病变引起的狭窄，如化学灼伤、反流性食管炎所致的瘢痕狭窄后。后者适用于恶性肿瘤不能手术切除且伴有严重吞咽困难的患者、食管癌并发食管气管瘘、食管癌术后吻合口肿瘤复发；食管癌放疗后狭窄等。

1. 术前护理

（1）向患者解释操作过程和配合要点，以取得合作；检查口腔，去掉假牙，必要时拔去松牙。

（2）术前6小时禁食禁水，食管潴物导管出呼吸道。术前可肌内注射山莨菪碱10～20 mg 松弛食管平滑肌，减少消化道分泌液，或酌情给予镇静药。术前10分钟用2%利多卡因咽部喷雾麻醉3次。

2. 术后护理

（1）术后4～6小时严密观察生命体征。观察患者唾液的颜色及量，了解食管内有无出血或支架滑脱。观察患者疼痛的性质，多数患者有较轻的胸骨后疼痛，可给予止痛药止痛。食管下端安放支架，观察患者有无胃内容物返流，可加抗酸药预防。

（2）术后3天每4小时测体温，术后当天给予抗生素以预防感染。

（3）术后可进食，首先是液体食物，而后逐步增加半固体、固体食物，对使用镍钛合金支架患者，应禁止食用冰冷食物（支架热胀冷缩，易于改变形状）、黏性食物及硬质食物，进食应细嚼慢咽，以预防支架变形滑脱。

（4）协助患者术后24小时、72小时、1周进行随访钡餐造影或内镜检查，告知患者2个月、6个月，以后半年至1年来院复查。

3. 并发症及其护理

（1）疼痛：多数患者有轻度的胸骨后疼痛，2～7天即可消失，极少数患者有剧痛，需使用强止痛药数天至1个月才能控制，护士应向患者讲明疼痛的原因，解除患者思想顾虑。

（2）出血：操作过程中肿瘤表面撕裂可造成少量出血，不需治疗即可停止，个别患者可出现大出血，从术后数小时到数月均可出现，发生原因不明，可能为肿瘤侵犯周围大动脉所致，护士应注意术后严密观察，告诉患者一定要定期复查。

（3）食管穿孔和破裂：原因多为经食管扩张或使用球囊过大所致，患者感到剧烈疼痛，甚至于合并纵隔脓肿或血肿，引起患者死亡。护理人员术后应观察患者疼痛性质，切忌滥用止痛药，延误抢救时机。

（4）支架术后移位脱落：教会患者自查，避免吞咽过冷食物，进食应细嚼慢咽。

4. 健康教育

（1）指导患者若出现进食困难、梗阻、呕吐、黑便、胸骨后疼痛时，应及时就诊，查明原因。

（2）因食管置入支架患者，要告知其在支架置入的同时，还要进行病因治疗，如介入化疗或放疗。

● 第五节　肿瘤的生物治疗与护理

一、肿瘤生物治疗概述

肿瘤生物治疗是指应用现代生物技术及其产品（小分子化合物、多肽、多糖、蛋白质、细胞、组织、基因等）直接或间接地介导抑瘤或杀瘤效应的全新治疗方法。免疫治疗原本是生物治疗的一部分，但随着治疗手段、方法、治疗用制剂的不断扩展，免疫治疗已不能涵盖全部生物治疗的内容，因而人们开始更普遍接受生物治疗的概念。1983 年美国国家癌症研究所规范了生物反应调节剂的概念：意指所有能够改变机体的生物反应，从而达到抑制或治疗肿瘤的制剂及疗法。

生物治疗的涉及面大概包括：①非特异免疫刺激剂及生物反应调节剂（biological response modifier，BRM）的应用。②细胞因子的应用，IFN、TNF、IL-2、CSF 等。③免疫效应细胞的应用，TIL、LAK、CIK、DC、CTL 等。④单克隆抗体治疗与抗体介导治疗。⑤肿瘤疫苗。⑥内分泌治疗。⑦抗肿瘤血管生成治疗。⑧信号传导与抗肿瘤治疗，包括 CD 分子、黏附分子与受体等。⑨细胞凋亡的干预治疗。⑩基因生物疗法，基因治疗、基因疫苗。⑪生物支持治疗。⑫组织与细胞移植治。

二、常用肿瘤生物治疗方案

（一）常见生物反应调节剂类型

1. 细胞因子

细胞因子是由免疫细胞如淋巴细胞、单核巨噬细胞及其相关细胞产生的、调节其他免疫细胞或制胞功能的可溶性蛋白，主要包括以往的淋巴细胞因子和单核因子，但不包括免疫球蛋白体、补体等一系列的生理性细胞产物。

细胞因子种类繁多，生物学活性广泛，作用机制各异，其抗肿瘤机制主要包括：①对肿瘤细胞纳接毒性作用。②控制癌细胞的生长和促进分化。③调节宿主的免疫应答。④破坏肿瘤细胞血管业营养供应。⑤促进骨髓恢复造血功能的作用。与肿瘤生物治疗相关的细胞因子主要分为：白介素干扰素、肿瘤坏死因子、造血生长因子。

（1）白细胞介素-11（interleukin-11，IL-11）：是人类免疫系统中的天然成分，是一类细胞激酶，蛋白质成分，由白细胞分泌，其基本功能是对白细胞的免疫调节和调控，大多数的 IL 具有嗜外向性，即能够诱导多种靶细胞的多样生物学活性，在许多情况下当免疫系统中的细胞接触抗原后表达出 IL 受体，IL 和受体结合将信号传递到细胞内部，引起细胞活动水平和功能改变。一般说来 IL 主要是影响局部、区域性细胞。以 IL 命名的细胞因子已达20 多种，目前仅有 IL-1、IL-2、IL-4、IL-11、IL-12 被临床试用。

（2）干扰素（interferon，IFN）：是由一群具有特异性的蛋白质组成，它主要分成 3 个种类，即 IFN-α、IFN-β、IFN-γ、IFN 与细胞表面特异性受体结合而发挥其细胞活性，IFN一旦与细胞膜结合就会在细胞间产生一系列复杂的变化，包括对某些酶的诱导作用，阻止受病毒感染的细胞中病毒的复制，保护未感染的细胞免遭病毒的攻击，此种免疫调节活性亦可增强巨噬细胞的吞噬活性，同时增强淋巴细胞对靶细胞的毒性，所有这些活性均可导致干扰素发挥其临床功效。

（3）肿瘤坏死因子（tumor necrosis factor，TNF）：是一种多效性的细胞因子，其显著特征是能选择性杀伤或抑制肿瘤细胞。TNF 是一个分子家族，代表一族巨噬细胞及淋巴细胞的产物，由巨噬细胞产生的可溶性因子称 TNF-α；由淋巴细胞产生的可溶性因子称 TNF-β。TNF-α 又被称作恶液质素，其发现早，抗肿瘤作用强，还参与各种生理和病理过程的调节，是迄今为止研究最多的 TNF 家族成员。TNF 具有强大的抗肿瘤作用，是现在发现的抗肿瘤作用最强的细胞因子。TNF 可致肿瘤坏死，对多种肿瘤细胞具有杀伤或抑制作用，可能是通过多种途径诱导基因表达和使某些可溶性因子释放从而杀伤肿瘤细胞。对多种肿瘤有杀伤作用的效应细胞，如巨噬细胞、NK 细胞、CTL、LAK、CLK 细胞等的细胞毒性都与TNF 的参与有关。

（4）造血生长因子（hematopoietic growth factor，HGF）：包括一大类糖蛋白分子，它们与特异性受体结合后发挥调节血液细胞生成、成熟和活性的作用。这些细胞因子在体内含量极低，所以在用重组技术制备大量的蛋白分子之后才逐步认识它们的生物活性，并开始了临床试验。临床上常见的 HGF 包括促红细胞生成素（EPO）、粒细胞-巨噬细胞集落刺激因子（GM-CSF）和粒细胞集落刺激因子（G-CSF）等。

2. 细菌类及微生态 BRMs

细菌类 BRMs 及微生态 BRMs 是指含活菌和死菌，包括组分和产物或者是仅含活菌体和死菌体的微生物制剂，供口服或经由其他途径进入人体，其目的主要是刺激特异性和非特异性免疫机制，并在一定程度上在黏膜表面上改善微生物和酶的平衡。常见如：BCG、OK-432BRMMs、双歧杆菌、乳杆菌等微生态型 BRMs。

3. 肿瘤增殖病毒

病毒具有感染、复制增殖和溶解细胞的能力。病毒经修饰、加工后，这种能力在肿瘤细胞内得到有效的增强和提高，病毒在细胞内进行选择性复制，当病毒感染肿瘤细胞后可数千倍甚至数百万倍增加病毒的数量，从而裂解肿瘤细胞，释放出新的病毒，再次感染肿瘤细胞，又再次复制增殖，直至将全部肿瘤细胞消灭。由于这种病毒不能在正常细胞中增殖，故对正常细胞影响不大，这种病毒被称为肿瘤细胞特异性增殖病毒，也称之为溶瘤增殖病毒。目前已经研制成功并在肿瘤临床研究中应用的增殖病毒包括 ONLY－015、CN7－06、CV787、G207 及一些 RNA 病毒。

4. 胸腺肽（thymopeptide）

胸腺肽是从小牛、猪等动物胸腺中提取的一类多肽激素，现供临床使用的制剂多为胸腺激素的活性组分，其分子量在 5 000 以下，含有 12 种主要多肽和 20 余种次要多肽。胸腺肽的免疫药理作用如下：①诱导和促进 T 淋巴细胞分化、成熟；②调节 T 淋巴细胞亚群比例，使 $CD4^+$/$CD8^+$ 趋于正常；③刺激 NK 增殖、分化，并增强其活性；④提高 IL-2 的产生水平与受体表达水平；⑤增强外周血单核细胞 IFN 的产生；⑥增强巨噬细胞的吞噬功能；⑦增强红细胞免疫调节功能；⑧增强血清中超氧化物歧化酶的活性。

胸腺肽在恶性肿瘤治疗中一般与放疗、化疗、手术及血管介入等方法联用。目前可应用胸腺肽的恶性肿瘤有：①淋巴瘤，胸腺肽可提高恶性淋巴瘤化疗患者的免疫功能、肿瘤缓解率，毒副作用轻；②恶性黑色素瘤；③结直肠癌；④肺癌；⑤乳腺癌；⑥肝癌。

5. 转移因子（transfer factor，TF）

转移因子是从健康人的白细胞提取的小分子肽类物质，可将细胞免疫活性转移给受体以提高后者的细胞免疫功能。由于它没有抗原性，所以不存在输注免疫效应细胞的配型和相互排斥问题，可作为恶性肿瘤的辅助治疗。

6. 免疫核糖核酸（immune RNA）

RNA 具有一定的特异性，且不受动物种属的影响，又不存在输注免疫活性细胞的配型及排异问题，所以广受重视。其基本药理作用是使未致敏的淋巴细胞转变为免疫活性细胞。

目前主要用于肾癌、肺癌、消化道癌、神经母细胞肿瘤及骨肉瘤等肿瘤的辅助治疗。

7. 特殊类型的 BRMs

（1）小剂量化疗药：目前最常用的、疗效可靠的是小剂量环磷酰胺（Cyclophosphamide，CTX），小剂量应用 CTX 可起到免疫调节剂的作用，例如：①在放疗期间使用可产生放射增敏作用。②在应用 CIK、LAK、TIL、DC/CTL、IL-2/IFN-α 等过继性免疫疗法时，CTX可增强疗效，使免疫效应细胞更易识别并杀伤肿瘤细胞。③用于肿瘤疫苗治疗前的增效。

（2）左旋咪唑：是第一个化学结构明确的化学类 BRMs，能使参与细胞免疫反应的细胞功能趋于正常，尤其是在末梢 T 淋巴细胞和巨噬细胞功能低下时，作用尤为显著。目前已用于结直肠癌，还试用于肺癌、乳腺癌手术后或急性白血病、恶性淋巴瘤化后的辅助治疗。

（3）前列腺素合成酶抑制剂：吲哚美辛、普威尼美舒利等解热镇痛药同时又是有效的前列腺素合成酶抑制剂，具有生物反应调节和免疫调节作用。近年来作为 BRMs 试用于抗癌辅助治疗。

（二）主要靶向药物的作用靶点、适应证和疗效

1. 利妥昔单抗

利妥昔单抗是针对白细胞分化抗原 20（cluster of differentiation 20，CD20）分子的单克隆抗体。CD20 广泛表达于成熟 B 淋巴细胞的胞膜表面，利妥昔单抗与 CD20 结合后，可以诱导抗体依赖细胞介导的细胞毒性作用和补体依赖的细胞毒性作用，杀伤表达 CD20 的肿瘤性或正常 B 淋巴细胞。

利妥昔单抗可用于治疗 B 细胞淋巴瘤，以及与 B 细胞相关的自身免疫性疾病，如类风湿关节炎、肉芽肿性血管炎和多发性血管炎等。利妥昔单抗显著改善了 B 细胞淋巴瘤患者的疗效，例如对于弥漫大 B 细胞淋巴瘤（发病率最高的淋巴瘤），传统化疗方案的治愈率约为 35％，联合利妥昔单抗后治愈率提高了 10％～15％，达到 50％左右。

2. 曲妥珠单抗

曲妥珠单抗是针对人表皮生长因子受体-2（human epidermal growth factor receptor-2，HER2）的单克隆抗体。HER2 基因属于原癌基因，HER2 蛋白的过表达可致上皮细胞癌变和侵袭性增高。曲妥珠单抗对 HER2 过表达的肿瘤细胞具有杀伤作用，而 HER2 的过表达其他肿瘤相对更低。首次通常与基因扩增有关。15％～25％的乳腺癌和＜5％的胃癌患者存在 HER2 基因扩增，与其他肿瘤相对更低。

曲妥珠单抗可以显著改善 HER2 过表达乳腺癌患者的生存。例如对于 HER2 过表达的乳腺癌患者，采用含有曲妥珠单抗的方案进行术后辅助化疗较单纯化疗患者的远期复发率降低 10％～15％。

3. 西妥昔单抗

西妥昔单抗是人表皮生长因子受体-1（human epidermal growth factor receptor-1，HER1）的单克隆抗体。表皮生长因子受体（epidermal growth factor receptor，EGFR），也是 HER 家族成员之一，该家族包括 HER1、HER2、HER3 及 HER4。HER 家族在细胞生理过程中发挥重要的调节作用。EGFR 广泛分布于哺乳动物上皮细胞、成纤维细胞、胶质细胞、角质细胞等的胞膜表面。

西妥昔单抗的适应证包括 Ras 基因无突变的晚期结直肠癌和晚期头颈部鳞癌。对于 Ras 基因无突变的晚期结直肠癌患者，一线治疗采用西妥昔单抗联合化疗与单纯化疗相比，可以延长无进展生存时间 9～12 个月。对于晚期头颈部鳞癌患者，西妥昔单抗联合化疗与单纯化疗相比，总生存时间可以延长 2 个月。

4. 贝伐珠单抗

贝伐珠单抗是血管内皮生长因子（vascular endothelial growth factor，VEGF）的单克隆抗体。VEGF 是已知的最强促血管生长因子。VEGF 通过与血管内皮上的受体结合，促进血管内皮细胞的增殖和迁移，以及增加血管通透性。贝伐珠单抗通过与 VEGF 的结合，阻断了 VEGF 与其受体的结合，无法促进肿瘤血管新生，进而抑制了肿瘤的生长。

因血管的快速新生普遍存在于肿瘤组织中，贝伐珠单抗适用治疗的瘤种广泛，已批准的适应证包括：晚期结直肠癌、肾癌、非小细胞肺癌、宫颈癌和脑胶质母细胞瘤等。对于晚期结直肠癌患者，一线采用贝伐珠单抗联合化疗，较单纯化疗可延长无进展生存期（progression free survival，PFS）4～5 个月。对于晚期肺腺癌患者，化疗联合贝伐珠单抗可延长生存时间 2 个月。

5. EGFR 酪氨酸激酶抑制剂

EGFR 属于酪氨酸激酶受体，EGFR 介导的信号通路对细胞的生长、增殖、抑制凋亡、促进血管生成、细胞黏附和侵袭性等生理过程具有重要作用，EGFR 通路的异常激活，可致细胞癌变。基因突变和扩增是导致 EGFR 通路异常激活的最常见方式。EGFR 基因突变在肺腺癌患者中的比例最高，亚裔肺腺癌患者的突变率近 50%，高加索人较低，仅约 10%。

我国已上市的针对突变 EGFR 的小分子酪氨酸激酶抑制剂包括：埃克替尼、吉非替尼和厄洛替尼。三种药物对于 EGFR 敏感突变的晚期肺腺癌患者的有效率为 60%～70%，中位缓解时间为 10～12 个月。三种药物的不良反应和透过血-脑屏障的比率略有不同。

6. 克唑替尼

克唑替尼是 ALK、ROS1 和 MET 等酪氨酸激酶的多靶点抑制剂，用于治疗 ALK、

ROS1 和 MET 酪氨酸激酶异常激活的晚期非小细胞肺癌。ALK 最早在间变性大细胞淋巴瘤的一个亚型中被发现，因此命名为间变性淋巴瘤激酶。此后在肺腺癌、弥散性大 B 细胞淋巴瘤和炎性肌纤维母细胞瘤中同样发现了 ALK 基因的染色体易位，并进一步证实 ALK 是主要的癌变驱动基因。在非小细胞肺癌中，ALK 染色体易位的发生率为 2％～7％，而在不吸烟肺腺癌患者中比例可达 30％。

克唑替尼治疗 ALK 阳性的晚期非小细胞肺癌的有效率＞60％，缓解时间 6～8 个月。

7. 伊马替尼

伊马替尼是多种酪氨酸激酶的抑制剂，包括 Abelson 鼠白血病病毒癌基因同源物 1、干细胞生长因子受体和血小板生长因子受体等。

伊马替尼的治疗适应证包括：BCR-ABL 融合基因阳性的慢性粒细胞白血病、CD117 阳性的胃肠道间质瘤、BCR-ABL 融合基因阳性的急性淋巴细胞白血病和 PDGFR 基因重排阳性的骨髓异常增生综合征等。BCR-ABL1 融合蛋白是 CML 的核心驱动分子，95％的慢性粒细胞白血病（Chronic myeloid leukemia，CML）表达 BCR-ABL1 融合蛋白，伊马替尼可以抑制 ABLI 酪氨酸激酶，其单药治疗 CML 的有效率＞95％，服药 5 年时仍有＞80％的患者处于疾病缓解状态。胃肠道间质瘤是起源于胃肠道间叶组织的肿瘤，占消化道间叶肿瘤的大部分。80％以上的胃肠道间质瘤存在 c-kit 或者 PDGFR 基因的突变。对于无法切除或复发转移的恶性胃肠道间质瘤患者，伊马替尼单药的有效率为 50％～70％，缓解时间 20 个月左右。

8. 索拉菲尼

索拉菲尼是 RAF、VEGFR 和 PDGFR 等酪氨酸激酶的多靶点抑制剂。索拉菲尼的适应证包括：晚期肝细胞癌、晚期肾癌和晚期分化型甲状腺癌等。对于肝功能良好的晚期肝癌患者，索拉菲尼与安慰剂相比，可以延长 PFS 2～3 个月。对于晚期肾癌患者，索拉菲尼与安慰剂比较约可延长 PFS 2～3 个月。对于分化型晚期甲状腺癌，索拉菲尼与安慰剂比较，可延长 PFS 约 10 个月。

9. 舒尼替尼

舒尼替尼是 PDGFR、VEGFR、c-kit、Ret、FMS 样的酪氨酸激酶 3 和集落刺激因子 1 受体等酪氨酸激酶的多靶点抑制剂。

舒尼替尼的适应证包括：伊马替尼耐药的胃肠道间质瘤、晚期肾癌、晚期胰腺神经内分泌肿瘤等。对于伊马替尼耐药的胃肠道间质瘤，应用舒尼替尼治疗与安慰剂比较可以延长 PFS 约 5 个月。对于晚期肾癌，一线应用舒尼替尼与干扰素相比，可以延长 PFS 约 7 个月。舒尼替尼一线治疗晚期胰腺神经内分泌癌，与安慰剂比较，可以延长 PFS 约 5 个月。

10. 依维莫司

依维莫司是哺乳动物雷帕霉素靶蛋白（mammaljan target of rapamycin，mTOR）的抑制剂。mTOR 是一种丝氨酸/苏氨酸蛋白激酶，参与调控细胞的生长和增殖。

依维莫司的适应证包括：芳香化酶抑制剂耐药的 HER2 阴性乳腺癌、晚期胰腺神经内分泌肿瘤、索拉菲尼或索坦耐药的晚期肾癌和成人血管平滑肌脂肪瘤及结节性硬化症等。对于 HER2 阴性、芳香化酶抑制剂耐药的晚期乳腺癌患者，继续应用芳香化酶抑制剂联合依维莫司治疗，可以延长 PFS 4～5 个月。对于胰腺神经内分泌肿瘤，与安慰剂对比，依维莫司治慰剂比较，可以延长 PFS 约 3 个月。

当今靶向药物的研发可谓日新月异，未来将不断有针对不同靶点的药物进入临床治疗，给肿瘤患者带来新的治疗选择和延长生命的希望。

（三）肿瘤生物治疗的护理

1. 心理护理

许多患者是初次接受此种治疗，难免心存恐惧，特别是接受过放化疗的患者对此两者的毒副作用有所体验更是如此。因此，针对患者知识的缺乏，治疗前应详细地向患者介绍生物治疗的进展、优势和采用的方法，解除患者的顾虑，但对可能出现的副作用也需如实详尽说明，如出现过敏等，使之提前做好心理准备。在出现临床副作用后，应及时向患者进行说明，调适心理状态，解除或减轻心理压力、消除急躁和抵触情绪，以取得患者的充分理解和全力配合。

2. 给药护理

（1）首次注射前询问患者有无药物过敏史，IFN 有可能发生过敏性休克，用药前需做过敏试验，一旦发生不良反应，应密切观察病情变化，并迅速通知医生及时采取措施。

（2）免疫制剂要妥善保管，贮存于 2 ℃～8 ℃处，现配现用，制剂稀释后立即注射，生物制剂不得与其他药物配伍注射。

（3）肌内注射时严格执行无菌操作原则，认真检查药物有无浑浊沉淀，现配现用，防止注射过浅，影响药物吸收而造成局部疼痛、出血、硬结。

（4）输注过程中的护理

1）CIK 是免疫细胞，LAK 细胞为血液制品，故输注时输液器材要选择精密输液器或输血器，因 LAK 细胞具有黏附特性，有可能在容器（输液瓶或输入袋）中黏附成小的团块状，会给患者的微小血管造成堵塞，引起不良后果，带有滤过网的输血器能够阻止这样的细胞团块通过，另外每隔 10～15 分钟轻微摇动输液瓶（袋），避免细胞的黏附，保证输入的成分为单细胞悬液。输入的速度尽量缓慢，一般维持在 15～20 滴/min 之间，应注意全程观察输液的情况和患者的反应，防止或尽早发现可能出现的过敏反应。

2）输注过程中，为防止细胞堵塞输血器的管腔或黏附管壁，应轻弹输血器的管壁并保持输液通畅。

3）为避免浪费，输注前后均用生理盐水冲管，严格无菌操作，在 15～30 分钟内输入，避免变质及污染。

4）易引起发热反应，故输注前先测量体温，如体温超过 38.5 ℃宜先行物理降温后再输。输注前给予盐酸异丙嗪（非那根）12.5 mg 肌内注射，可预防发热反应。

5）为保证疗效，细胞收集后要尽快回输，在半小时内输完，远程运送应低温冷藏。

6）LAK 细胞为血液制品，输注前需两人查对，严防交叉混输，发生溶血反应。

（四）不良反应的观察和护理

1. 畏寒、发热

用药后患者出现寒战、继而发热，发生率大约在 30％，体温一般在 38.5 ℃左右，多数可自行缓解。有报道使用利妥昔单抗时发热主要发生在首次注射后 30 分钟至 2 小时，限于输液过程中，多次输注后，反应可减少。目前认为生物治疗中患者中度发热是机体免疫功能正常反应的结果，该反应对治疗有益。

处理方法：①患者发热时应及时通知医生。体温在 38.5 ℃左右，可先用乙醇擦浴、头枕冰袋等物理降温，或遵医嘱给予退热药物。②如果体温超过 39 ℃或高热持续不退，应报告医生，检查血常规，积极寻找原因并及时处理，注意感染发生。③可提前给予解热镇痛药预防发热。④护理上应准确调节输液速度，退热时患者大汗要及时更换衣服，注意保暖，协助患者饮水。⑤协助给予增加患者舒适感的护理措施并详细记录体温变化。

2. 乏力、困倦、流感样症状

患者用药后表现出四肢无力、困倦，以及喷嚏、流涕、咽痛、头痛等流感样症状，其发生率约占 10％。嘱患者卧床休息，多饮水，护士协助满足自理的需要并进行健康宣教，减轻患者思想负担。可遵医嘱给予对乙酰氨基酚等药物，症状多可缓解。

3. 关节痛、肌肉痛

当使用 BRM、部分细胞因子和格列卫后，患者可出现骨关节酸痛和肌肉酸痛等不适症状。其发生率约占 10％。

处理方法：①骨关节和肌肉的酸痛的主诉在临床容易被患者和医护人员忽视，但其引起的不适感觉严重影响患者睡眠和情绪，医护人员要给予足够的重视和及时的处理。②嘱患者卧床休息，局部按摩。③服用非甾体抗炎药。④护士应连续评估和处理、记录患者疼痛情况，了解是否影响睡眠和情绪。必要时给予帮助睡眠的药物。

4. 过敏反应及过敏性休克

过敏反应较为少见，表现为皮肤红斑、瘙痒、咽喉部肿胀感，甚至寒战、呼吸困难，一般认Ⅲ度以上过敏反应发生率（支气管痉挛等需治疗）<5％，严重者可出现过敏性休克。

处理方法：①护士首先要询问患者的过敏史和既往的用药情况。②多种微生态类的BRM，如卡介苗（BCG）、沙培林（OK-432）、甘露聚糖肽和多糖类BRM，如香菇多糖，有发生过敏反应及过敏性休克的可能。③青霉素过敏者禁用沙培林，有青霉素过敏者，要做甘露聚糖肽皮试。④过敏性体质患者初次使用或重新使用时，建议先预防性使用抗过敏药物，如苯海拉明20 mg肌内注射，严重时用地塞米松。⑤速发型过敏反应多发生在药物进入体内2～10分钟，所以，首次用药应缓慢静脉滴注，输注前10分钟，护士应陪在患者身边严密观察。⑥发生过敏反应应立即停药、平卧、吸氧，按药物过敏进行抢救。

5. 皮肤毒性和皮疹

单独或联合使用IL-2及LAK细胞、肿瘤坏死因子有50％～100％并发轻度皮疹。IL-2应用后24～48小时出现短暂的皮肤潮红，48～72小时后演变为持续红斑，伴有瘙痒和烧灼感。首先出现面部，然后是颈部、胸部，少数患者伴有手掌和足底红斑。有部分患者可出现皮肤色素沉着。

（1）IL-2的皮肤毒性处理方法：IL-2的轻型皮肤反应一般在停药后2～3天恢复正常，很少或不残留任何痕迹。在应用IL-2期间使用抗组胺类药物，可不同程度缓解瘙痒。

（2）痤疮样皮疹是常见的不良反应，发生率常在50％～80％以上，常在用药后2周内出现。皮疹的出现常预示治疗有效。该类皮疹多分布在颜面部、头皮、胸部和背部皮脂腺分泌旺盛的部位。部分患者可出现皮肤干燥或红斑，指缝干燥、脱皮、皲裂、甲沟炎。也可出现为小丘疹或脓疹，皮肤可有鳞屑。

处理方法：①轻度皮疹，患者都能耐受，无需停药，局部外用抗痤疮制剂，可口服四环素类药物。②应避免进食刺激性和可能致敏性食物，注意保暖。③皮肤干燥停止使用乙醇类和凝胶类外用药，改用含水高的乳膏和润肤产品来润湿皮肤，保持皮肤水分。④嘱患者不要搔抓皮肤，局部可用清水清洗。⑤严重者，在外用抗痤疮制剂的同时，严重部位予生理盐水冷敷，并增大口服四环素类剂量，短期使用。⑥有报道可以用常规的抗过敏药物如氯苯那敏、阿司咪唑（息斯敏）、氯雷他定（开瑞坦）等加维生素D处理。⑦甲沟炎时嘱患者不要穿过紧的袜子，预防性使用抗生素乳膏，严重感染可外用类固醇类药物。

6. 心率、血压改变，脑出血

细胞因子和体细胞疗法，某些BRM、贝伐单抗、赫塞汀等在使用后可引起血压升高或降低、原有的高血压病恶化，因高血压脑病而出现的头痛、颈部僵直、意识障碍和痉挛等症状，甚至发生脑出血、心绞痛、心律失常等心血管系统反应。

处理方法：①在治疗期间应监测血压变化，每 30 分钟 1 次，连续 6 次，恢复正常后停止监测。②让患者保持安静，设法去除各种诱发因素。③详细记录出入量。④对高血压危象者监测心率、呼吸、血压、神志等。⑤有心脑血管疾病病史者或发生心脑血管意外者，应减量或停药并调整降压药的剂量。⑥与蒽环类化疗药物合用时可增加心脏毒性，注意监测超声心动图、心电图，必要时查心肌酶谱，如有异常及时处理。

7. 骨髓抑制

血小板下降，白细胞下降。在应用格列卫等药物时血小板减少比较多见。护理措施主要是预防出血和感染的观察和护理。

8. 胃肠道系统

恶心、呕吐、腹泻、严重时有胃肠道穿孔。胃肠道穿孔、出血多见于贝伐单抗的患者。贝伐单抗是 VEGF 受体抑制剂，影响血管内皮的生成，有出现胃肠道穿孔、出血的可能。胃肠道手术后使用贝伐单抗应特别慎重，一般要在手术后 1 个月方可使用。对于胃肠溃疡的患者应慎用。

9. 毛细血管渗漏综合征

毛细血管渗漏综合征是一种突发的、可逆性的毛细血管高渗透性疾病，血浆迅速从血管渗透到组织间隙，引起迅速出现的进行性全身性水肿、低蛋白血症，血压及中心静脉压均降低、体重增加，血液浓缩，严重时可发生多器官功能衰竭。临床应用 IL-2、IL-11、G-CSF 等生物制剂后，部分患者可出现全身性水肿，但引起严重毛细血管渗漏综合征者临床少见。

治疗和护理：①处理原发病、减轻应激程度，减少炎性介质的作用。②在保证循环的条件下限制入水量。③提高血浆胶体渗透压，改善毛细血管通透性，保证组织供氧。④在发作期保证重要脏器灌流，在密切监护条件下补液，在恢复期警惕大量液体回渗引起的肺水肿，适当利尿以减轻肺水肿程度。⑤水肿患者应观察水肿部位及消退情况，注意皮肤护理，嘱患者穿着宽松、棉质衣裤，保持床单整洁，无杂物，无碎屑，注意翻身，防压疮。

10. 口腔炎、结膜炎

预防口腔黏膜炎可用长效维生素 B_{12} 肌内注射。注意饭前、饭后加强口腔卫生，用清水或淡盐水漱口。也可用复方氯己定含漱液和盐水交替漱口，3～4 次/d。观察口腔黏膜和舌苔的变化及有无特殊气味。发生结膜炎应督促患者遵医嘱要求按时点眼药水，一般可用 0.25% 的氯霉素眼药水和 0.1% 利福平眼药水交替滴眼。观察患者结膜、眼睑的情况。

11. 间质性肺炎

应用吉非替尼（易瑞沙）最严重的副反应就是间质性肺炎。如患者在服药过程中出现进行性呼吸困难，伴有咳嗽及发热等症状，应暂停停药观察，若确诊为间质性肺炎，应立即停药，并给予吸氧，必要时用地塞米松和抗生素等进行支持治疗。

12. 情绪状态的改变

大剂量、长期使用干扰素、IL-2 的患者可出现头痛、注意力下降、抑郁状态，严重可精神错乱、幻觉、失语，加重精神病，多为一过性且能逆转。情绪状态的改变也应引起护士足够的重视。

13. 局部不良反应

注射部位红肿、局部硬结、静脉炎。

治疗和护理：①注射过程中采取分散患者注意力，与患者交谈等方式以减轻注射时疼痛。②在疫苗注射时，采取"两快一慢"的原则，即"进针快、拔针快、推药慢"。对特别敏感患者，可在局部采用降温处理，降低神经末梢的敏感性，减轻疼痛。③接种疫苗后，大部分患者可出现局部红肿或硬结，一般不需要任何处理，1 周内自行消失。将红肿或硬结的大小、范围列入了交接班内容，避免异常情况的发生。④肌内注射应定期更换注射部位，并深部注射，注射半小时后热敷，这样可预防硬结的发生。⑤如发生静脉炎，应将患肢抬高、制动，可采用 50％硫酸镁湿敷或外涂喜疗妥软膏，红外线照射等。

● 第六节　肿瘤的中医治疗

中医、中药治疗肿瘤是我国的传统医学特色。早在《黄帝内经》《本草纲目》等经典著作中就有相关的记述，后代各家也积累了丰富的理论知识及扶正祛邪的治疗经验，这对近代防治肿瘤方面有着很大的启迪。近年来，在攻克难治性癌瘤的研究中，中医、中药显示了可喜的优势和很大的潜力，临床研究中不仅证实了清热解毒、除痰散结、活血化瘀、攻坚破积等祛邪药物对于抑制癌细胞的生长、扩散和转移等抗癌消瘤方面具有显著作用，而且扶正固本是祖国医学治疗法则的精髓，应用于肿瘤领域能够增强癌瘤患者的免疫功能、改善体质，提高抗癌能力。由于外科手术、放疗、化疗等均会损伤人体的正气、降低免疫功能，若能结合扶正固本的中医治疗，不仅能纠正体内阴阳的偏颇，而且对患者手术后的康复，提高放、化疗抗癌效应和减少其毒副反应方面，具有非常显著的效果。

一、中医治疗肿瘤的分类

中医治疗肿瘤采用辨证治疗与辨病治疗两种模式，两者的治疗作用和效果有较大差别，应当加以识别。

1. 辨证治疗

辨证治疗是中医治疗疾病的基本特征，也是中医治疗肿瘤的基本策略。辨证治疗是根据望、闻、问、切得出的证型进行治疗，常用的治则有滋阴、益气、补阳、养血、清热解毒、活血化瘀、软坚散结和化痰祛湿等。日益增多的事实表明，中医的证是属于病理生理学理论中基本病理过程的概念，辨证治疗是属于病理生理学治疗的范畴，中医辨证治疗肿瘤可以产生下列治疗作用和效果：①辨证治疗的基本作用是使用中药调节肿瘤患者体内出现的各种病理生理学变化，纠正肿瘤发生发展过程中引起的各种异常病理生理改变，恢复机体的阴阳平衡状态，从而起到缓解症状、提高生活质量、延长生存时间的效果。②虽然目前确有一些临床研究资料表明，辨证治疗可以使某些肿瘤患者的肿瘤体积缩小，提示辨证治疗可能具有抑制或杀伤肿瘤细胞的作用，但正如上述，辨证治疗的基本作用机制是调节患者体内出现的各种病理生理过程，并不在于抑制或杀死杀伤肿瘤细胞，而且辨证治疗是否真正具有抑制或杀死杀伤肿瘤细胞的治疗作用，以及其确切的有效率等还需要较大规模的循证医学临床研究和相关实验研究的结果证明才能得到公认。③辨证治疗与其他治疗方法配合使用可产生协同作用，如辨证治疗在手术后使用可以促进患者术后的恢复过程，放疗和化疗过程中配合使用中药，可以起到增强疗效和降低副反应的效果。

2. 辨病治疗

许多中药具有抑制肿瘤细胞生长增殖、杀死杀伤肿瘤细胞的作用，中医临床治疗肿瘤时常选用一些具有抗癌作用的中药进行辨病治疗肿瘤。中医辨病治疗肿瘤的主要治则有以毒攻毒、清热解毒、软坚散结等。中医辨病治疗肿瘤的作用机制可能较为复杂，较难用一种固定的作用机制和效果模式来总结和概括，但大致来说，中医使用以毒攻毒等治则的基本作用机制与化疗药物的"细胞毒"作用相似，可以抑制肿瘤细胞的生长和增殖，可以杀死、杀伤肿瘤细胞，如喜树中的喜树碱、紫杉中的紫杉醇等。

二、中医治疗肿瘤的常用方法

1. 扶正培本法

扶正培本法又称扶正固本，是扶助正气，培植本源的治疗法则。中医非常重视人体的正气。气血是人体生命活动的物质基础。扶正培本法治疗肿瘤是用补益中药扶植正气，调节阴阳气血、脏腑功能，增强机体免疫功能，提高抗癌能力，间接地抑制癌细胞的生长，以达到治疗肿瘤的目的。以下介绍肿瘤治疗中常用的几种扶正培本法。

（1）益气健脾法：是治疗气虚的基本方法恶性肿瘤患者，或做过化疗的患者，常有脾胃功能的损害，表现为纳差、恶心、呕吐、乏力、大便溏泻、舌淡胖、薄白、脉细无力等，治宜益气健脾。常用药物有：黄芪、党参、太子参、白术、茯苓、山药、甘草等。

（2）温肾壮阳法：适用于肾阳或脾肾不足之证如晚期肿瘤患者神疲乏力、形寒肢冷、腰酸冷痛、便溏尿清，舌质淡、体胖嫩，苔白或少，脉沉细。治宜温肾壮阳。常用药物有：附子、肉桂、鹿茸、淫羊藿、仙茅、锁阳、肉苁蓉、巴戟天、补骨脂等。

（3）滋阴生津法：适用于阴虚内热之证如不少肿瘤患者，或放、化疗后出现午后低热、手足心热、口干少津、咽干、大便干结、尿少、夜寐不安，或双膝酸软、头晕眼花、咳嗽咯血、舌红少苔或无苔、脉细数，治宜养阴生津。常用药物有：生地黄、麦冬、北沙参、天冬、玄参、石斛、龟甲、鳖甲、黄精、天花粉、玉竹、知母等。

（4）补益气血法：适用于气血两虚证如中晚期恶性肿瘤患者，或化疗后造血功能受损，出现面色苍白、乏力神疲、心慌气短、动则汗出、少寐多梦，舌边有齿印、苔薄白，脉沉细的患者。治宜益气补血。常用药物有：熟地黄、当归、阿胶、白芍、龟甲胶、何首乌、女贞子、枸杞子、龙眼肉、紫河车、大枣、花生衣、鸡血藤等。

2. 活血化瘀法

活血化瘀法是中医治疗气滞血瘀的主要法则。肿瘤患者多有癌性肿块，推之不移，痛有定处，肌肤甲错，舌质紫暗或有瘀斑，脉细涩等瘀血证表现，治宜活血化瘀。常用药物有：丹参、川芎、红花、桃仁、赤芍、刘寄奴、五灵脂、三棱、莪术、水蛭、虻虫、土鳖虫、王不留行、乳香、没药、苏木、铁树叶等。

3. 清热解毒法

中医学认为，机体蓄毒日久，化热化火，煎灼流痰宿血而生肿瘤者，当清热解毒为治。恶性肿瘤迅速发展或合并感染，多有热毒证之表现，如发热、口渴、喜凉饮、咽燥、便秘、尿赤，或咳嗽、痰血，舌质红、苔黄或腻，脉弦数或滑数，治宜清热解毒。常用药物有：白花蛇舌草、半边莲、半枝莲、草河车、龙葵、白英、白毛藤、红藤、鱼腥草、败酱草、蛇莓、苦参、紫草根、肿节风、金银花、连翘、公英、垂盆草、三白草、野菊花、青黛、土茯苓、牛黄、山豆根、冬凌草等。

4. 软坚散结法

中医学认为，由于脾不健运或肝郁气滞、脾阳受损、健运失事而致痰湿凝聚，结为痰核，故软坚散结法是治疗肿瘤的法则之一。常用药物有：昆布、海藻、夏枯草、猫爪草、牡蛎、龟甲、鳖甲、穿山甲、僵蚕、莪术、山慈菇、鸡内金等。

其他治疗法则尚有理气散结法、温化散结法、活瘀扶正法等。由于肿瘤种类甚多，病理复杂，加之晚期患者多个脏器受累，多系统功能损害，其治疗法则必须随病情转化而改变，多种治疗法则并用。

三、肿瘤的辨证分型及治疗

根据肿瘤患者的病因、病机、病程演变及其临床表现，参照舌质、舌苔及脉象变化情况，国内学者分析归纳，分为以下几型。

1. 肝郁气滞型

多因七情所伤，致使气机不利，肝气郁滞。症见胸胁作痛，郁闷不舒，食欲不振，脘腹胀满，或暖气呕逆，或吞咽梗阻，或腹部串痛，或乳房胀痛，白带多，舌苔薄白，舌质正常，脉弦细。治宜疏肝理气和胃降逆。方药：逍遥散或柴胡舒肝散加减。

2. 血瘀积型

多因气滞日久，血瘀不行，结为症积。症见肿块坚痞，痛有定处，肌肤甲错，舌质紫暗，舌上有瘀点瘀斑，脉来细涩。治宜活血化瘀，软坚散结。方药：桃红四物汤或膈下逐瘀汤加减。

3. 湿聚痰凝型

多由肺、脾、肾三脏受损，致使肺失通调，脾失健运，痰湿内停。症见食欲不振，消化不良，胸闷腹胀，恶心呕吐，口黏，四肢沉重无力，咳吐痰涎，咳喘痰鸣，水肿，大便溏泻，白带多，舌苔厚腻，舌体胖大或齿痕，脉滑或濡缓。治宜益气健脾，祛湿化痰。方药：参苓白术散合温胆汤加减。

4. 热毒内蕴型

毒邪内盛、邪热嚣张。症见发热、口干咽燥，喜冷恶热，便干搜赤，或头痛，鼻流脓涕或衄血，或痰黄黏稠难咳，或咳吐脓血痰，或带下呈半泔色，有恶臭味，少腹作胀，舌质红或暗，或有瘀斑瘀点，舌苔黄而干，脉弦或滑数。治宜清热解毒。方药：普济消毒饮或消痈汤加减。

5. 阴虚内热型

多由劳伤内损，肝肾阴亏，阴血亏少，阴液亏损于内，虚火浮越于外。症见面苍神淡，消瘦乏力，心慌气短，动则自汗，饮食不佳，舌质淡红，苔薄白，脉沉细或虚弱。治宜益气养血，调补阴阳。方药：一贯煎或大补元煎加减。

6. 气虚血瘀型

气虚运血力弱，血瘀不行，久之成瘤。或因病久，气血耗损，瘤块日增。症见面色㿠白，气短乏力，食欲不振，肿块坚硬，疼痛，舌质紫暗，脉沉细而涩。治宜益气活瘀。方药：活瘀扶正方。

7. 气血两亏型

多由劳伤内损或病久体虚，而导致精血亏少，气血不足。症见消瘦乏力，面苍神萎，气短心悸，乏力懒动，四肢酸软，动则自汗气促，饮食不馨，舌质淡，苔少或薄白腻，脉沉细弱。治宜补气养血，滋肝肾。方药：人参养荣汤或八珍汤加减。

四、中医药综合治疗模式的临床应用

中医药综合治疗模式是以中医药治疗为主的综合治疗模式，其治疗的基本目的在于使用中药调整肿瘤患者的健康功能状态，纠正肿瘤引起的异常病理生理过程，在此基础上，可以合理配合使用局部放疗和其他对症支持治疗等，以缓解患者的局部症状，控制肿瘤的发展速度，最终达到改善患者症状、提高生活质量、延长患者生存时间的目的。

中医药综合治疗模式主要适用于晚期肿瘤的治疗，其主要适应证有两类：第一类是经过以化疗为主的西医综合治疗后，疗效评价为无效，或由于化疗毒副作用较大，患者难以耐受或拒绝进一步化疗的晚期肿瘤。因为在这种情况下，继续使用化疗，患者不仅难以从治疗中受益，而且过度的化疗还可能会损伤机体的正气，引起机体的阴阳平衡失调和脏腑功能失常，降低患者的生活质量，权衡利弊，应当考虑选用中医药治疗方法。如晚期非小细胞肺癌的化疗效果较差，近期有效率约为30%，这种事实表明，大约有70%的晚期非小细胞肺癌患者难以从化疗中获得明显益处，因此，在临床确诊为晚期非小细胞肺癌后，如果经过2～3周期的化疗后证明是属于化疗不敏感的肿瘤，就不应无选择、无研究目的性的一律进行二线和三线试验性化疗，对于这些非小细胞肺癌患者选用中医药治疗，可能会取得更好的治疗效果。第二类适应证是年龄较大、体质差或重要脏器功能受损等原因难以耐受常规剂量的联合化疗和放疗的晚期肿瘤患者。这类患者在使用中医药治疗为主的过程中，可以根据患者的具体情况，合理选用其他治疗方法以达到增加疗效、减轻患者痛苦的目的。

●第七节 肿瘤的冷冻治疗

冷冻医学是一门新颖而重要的边缘学科。冷冻用于治疗肿瘤已有很长时期，1845 年英国 Amott 报道用冷冻的破坏作用治疗癌症，开创了冷冻治疗恶性肿瘤的先例和尝试。19 世纪后叶及 20 世纪初由于液态气体的制成，如液氮、液氧、液态空气、液氦等，冷冻外科在肿瘤治疗方面有了一定的发展。1961 年 Cooper 应用液氮制成了能控制冷冻范围的液氮冷冻机，以极低温度治疗肿瘤，使冷冻外科得到迅速发展。我国冷冻外科虽然起步晚，但进展迅速，成就显著，目前在肿瘤治疗中得到广泛应用，具有广阔的发展前景。

一、冷冻治疗肿瘤的机制

冷冻外科是利用冷冻使肿瘤细胞达到最大的破坏作用，以达到治疗疾病的目的。有关冷冻治疗肿瘤的机制，目前仍存在争议，许多研究人员根据实验及临床所得到的研究结果，提出许多冷冻损伤机制：①冰晶形成理论，冷冻时细胞内外可以形成冰晶，造成细胞膨胀，相互挤压，引起细胞损伤，在融化过程中，细胞内的小冰晶聚成大冰晶，促使细胞坏死。②细胞脱水，冷冻可以造成细胞内外渗透压的改变，引起细胞脱水，从而改变细胞内蛋白质的理化特性，酶的活力失活，造成细胞中毒和死亡。③生物膜伤害理论，冷冻时能引起细胞膜脂蛋白变性，细胞膜破裂，造成细胞损伤。④局部血液循环障碍理论，冷冻可以导致血液淤积和微血栓形成，引起局部缺血，造成细胞损伤。

1. 直接杀伤

冷冻外科的治疗是通过对肿瘤组织的快速冷冻和热融来造成肿瘤细胞的损伤和死亡。低温、冷冻、热融是冷冻治疗的 3 个过程。组织细胞的低温坏死始于细胞内冰晶的形成，在癌细胞的低温致死作用中，有 4 个要素：最低温度、冷冻速度、冷冻时间及冻融重复次数，影响冷冻的效应。造成细胞死亡的基本因素是组织温度，细胞损伤多数发生在 $-20\,℃\sim$ $-30\,℃$。部分癌细胞的死亡需要冷至 $-40\,℃\sim-50\,℃$。细胞质内产生冰晶，通过细胞间的连接扩延至整个组织使细胞及组织出现不可逆的损伤。冷冻速度最为关键。在温度降低过程中，如果结冰速度慢，先在细胞组织间隙形成的冰会从细胞内部吸收水分。细胞内部的失水会妨碍内部结冰，从而在某种程度上保护了细胞免于坏死。因此细胞内部结冰是这个阶段的关键，一旦发生，结晶会通过细胞之间的桥梁延伸到所有细胞组织，产生"多米诺骨牌效应"。在冷冻过程结束时，热融使细胞内的冰晶爆裂可进一步毁损细胞及组织。在温度从 $-40\,℃$ 逐渐回升到 $-20\,℃$ 的过程中，冰晶会发生膨胀现象，使在冷冻过程中形成的冰球膨胀爆裂，造成组织细胞结构破坏从而导致细胞坏死。因而在冷冻外科操作中，应设法让冷冻速度尽可能快，而热融过程应适当缓慢，以及适当增加冻融次数，即达到最理想的治疗效果。冷冻引起细胞损害的另一作用机制为血管性因素：血管痉挛、栓塞、毛细血管渗透压的增加、血流缓慢，动静脉短路开放，血流减少，几天后即发生冷冻坏死。

2. 冷冻炎症

冷冻区于冷冻数小时后可发生炎症反应，即有红肿热痛，冷冻区与正常组织交界处出现多核白细胞、淋巴细胞和浆细胞组成的反应区，浸润包围肿瘤细胞。电镜下可发现冷冻坏死周围有淋巴细胞反应，这些炎症反应可以增强机体的免疫反应功能。

3. 冷冻免疫

冷冻外科不仅能直接杀伤肿瘤组织细胞，而且还可以产生免疫效应。冷冻坏死后的肿瘤细胞，可产生特异性肿瘤抗原并刺激机体产生特异性抗体，通过抗体肿瘤细胞的免疫反应消灭残留的癌细胞在动物实验和临床实践中常常观察到，在原发瘤被冷冻坏死后转移瘤自然消失，以及在接受过被动免疫激活的动物身上再次种植该肿瘤，其无瘤生存率极高的事实表明：冷冻原位瘤后可使机体产生对该肿瘤的特异性抗体，产生的特异性抗体可以达到排斥该肿瘤的特异性免疫的作用。

目前认为冷冻导致生物细胞死亡是多因素作用的综合结果，在一定的低温冷冻条件下，冷冻可以使肿瘤细胞发生不可逆的凝固性坏死，从而达到治疗肿瘤的目的。

二、冷冻治疗肿瘤的技术和要求

冷冻只有在达到一定温度下才能对肿瘤细胞产生破坏作用，达到杀伤肿瘤细胞的目的。Zacarian 报道，在离体培养细胞的冷冻实验中发现：①人体的细胞，致死温度的临界范围是 $-20\ ℃\sim-60\ ℃$，这是杀伤力最强的温度区域。②恶性细胞比正常细胞对冷冻更为敏感。③两次冻融的杀伤效果比一次强。④延长冷冻时间，细胞的存活率都下降。其他一些实验及临床研究亦表明：生物细胞通常在冷冻温度低于 $-20\ ℃$ 时基本全部破坏，反复冻融以及阻断组织血供，能使冷冻区产生最大限度的凝固性坏死。关于冷冻时间的多少，取决于冷冻的方法和肿瘤的大小，一般良性肿瘤其冷冻时间要求在 30 秒至 3 分钟，1～3 个冻融周期，对于恶性肿瘤其冷冻时间要求在 5～15 分钟，3～5 个冻融周期。

因此冷冻用于治疗恶性肿瘤时，应至少满足以下条件：①快速冷冻，冷冻探头温度要在 $-180\ ℃$ 以下；②缓慢复温；③同一区域至少反复冻融 3 次；④肿瘤组织温度要在 $-40\ ℃$ 维持 3 分钟；⑤冷冻范围应包括全部肿瘤。

三、冷冻治疗肿瘤的优点和注意事项

冷冻外科用于治疗肿瘤较之一般常规手术、激光、电灼或放疗有其独特之处，它方法简便，疗效可靠，能够在特定区域内快速达到极低温度，形成一个周界明确，范围可以预测的冷冻坏死区，尤其目前应用术中超声引导下的冷冻外科，能更准确地测量冷冻直径，最大限度地杀伤肿瘤细胞，保护正常组织器官的功能。冷冻同时又有防止癌细胞扩散和产生全身性冷冻免疫应答的效用。其禁忌证少，安全性大，组织反应轻，很少留有瘢痕，能最大限度地保护组织外形和功能。

冷冻治疗肿瘤中的注意事项：①术前应向患者做好宣教工作。②恶性肿瘤要快冻慢融，冷冻剂量要够，争取一次能破坏肿瘤细胞。③术中防止正常组织冻伤，造成严重并发症。④防止冷冻术后出血、胆瘘等并发症。⑤术后应给予抗感染、引流等处理，避免术后出现感染等并发症。

四、冷冻外科在肿瘤治疗中的应用

冷冻外科目前已广泛应用于肿瘤的治疗当中，其中以皮肤、五官、头颈、直肠、膀胱和前列腺等浅表或易于接近部位的肿瘤发展较早，疗效可靠。近年来，对于肝脏、肺脏、胰腺、脑、肾等内脏肿瘤的冷冻治疗，亦有长足的进步。

1. 皮肤肿瘤

应用冷冻外科治疗皮肤肿瘤发展较早，其疗效不次于手术及其他治疗。目前常用于治疗皮肤血管瘤、基底细胞癌、鳞状细胞癌等，对于比较小的皮肤癌，其 5 年生存率达 97％，对于面积比较大的皮肤癌，其 5 年生存率接近 90％，可作为皮肤肿瘤的首选治疗方法。

2. 头颈、五官肿瘤

冷冻外科亦广泛应用于头颈、五官肿瘤的治疗，其治疗后瘢痕少，且能最大限度地保持组织和器官的功能。适用于不能耐受麻醉或手术者，手术难以切除或术后复发者，能明显延长患者的生存期。

3. 直肠癌

冷冻外科治疗直肠癌亦有很多临床报道，其适应证为：①患者不能耐受手术；②患者拒绝做结肠造瘘而手术又不能保留肛门者；③直肠癌已有远处转移或局部复发者。冷冻治疗前需做肠道准备，术后给予 1～2 天流质饮食，必要时给予抗生素治疗。

4. 前列腺、膀胱及肾脏肿瘤

冷冻外科在治疗前列腺肿瘤方面已广泛应用，且疗效好。Bahn DK 等报道 210 例患者在超声引导下经皮行前列腺肿瘤的冷冻治疗，结果显示冷冻导致前列腺癌发生坏死，PSA 水平下降，但仍需长期和随机实验进一步证实其疗效。此法亦可用于膀胱肿瘤，并发症有坏死脱落组织引起感染及出血等。Uchida 等报道了经皮行肾脏肿瘤的冷冻治疗，提示可能对少数晚期肾癌患者的治疗有所帮助。

5. 肝脏肿瘤

近年来，冷冻用于治疗肝脏肿瘤的研究及临床应用越来越多，冷冻对肝脏良恶性肿瘤及不能切除的肝转移癌是一种有效的治疗方法。冷冻能够导致肝细胞不可逆的凝固性坏死，同时起到使肿瘤边界清楚，并能最大限度地保护肝脏实质。冷冻用于治疗肝癌的指征是：①合并肝硬化，不能耐受手术切除者；②经活组织检查证实的肝转移癌；③多发性肝癌；④解剖位置上肿瘤靠近大的血管；⑤主瘤切除后，余肝或切缘有残癌者。

冷冻在肝脏肿瘤治疗中，为了解决冷冻是否包含全部肿瘤，早期人们用热电偶针监测冷冻区及周围组织的温度，近年来，许多学者开始应用超声引导帮助确定冷冻深度和范围，避免大的血管、神经及胆管损伤。Rivoire ML 等报道利用超声及温度测量计对猪肝脏的冷冻实验观察，指出术中对肝脏行超声及温度测量对于冷冻范围是一种有用的指导方法。术中超声能够提高外科医生不能发现的肝脏病变，并能保障在冷冻过程中包括全部肿瘤。

● 第八节　肿瘤的热疗

近 30 年来，随着热生物学和热物理学的不断发展，具有更全功能热疗装置的研究和开发，热疗在肿瘤治疗中的作用越来越得到医学界的重视。1985 年，被美国食品药品监督管理局认证为继手术、放疗、化疗和生物治疗之后肿瘤的第五大治疗手段。

一、热疗的概述

通过物理加温杀灭肿瘤细胞的方法称为热疗。热疗的方法有射频、超声波、微波、热水灌注等多种，微波是其中一种热疗方法。由于肿瘤组织血管结构不健全，血流量低，血流缓慢，肿瘤细胞缺乏 O_2，乳酸堆积，pH 降低，微环境发生改变，微波作为一种热原，肿瘤局部加热后散热缓慢产生热聚集，使肿瘤区温度高于正常组织 5 ℃～10 ℃，这一温度差对肿瘤细胞造成热损伤，可引起肿瘤细胞核脱氧核糖核酸（DNA）、核糖核酸（RNA）破坏，蛋白质合成抑制；细胞膜系结构破坏，可引起细胞的能量转换、物质转运、信息传递、功能代谢的改变，导致细胞死亡，所以通过加热杀死癌细胞。另外通过加热使肿瘤的血流量增加，使肿瘤中心的乏氧细胞进一步氧合，增加肿瘤细胞对放射线的敏感性，配合放疗可消灭肿瘤，降低肿瘤的复发率。所以微波热疗也可作为一种增敏的方法，对提高肿瘤放射治疗的疗效，预防肿瘤复发起到一种非常重要的作用，对正常组织进行加热可促进血液循环，血流加快，热量被血流带走而不积聚，不会造成损伤，也无副作用所以微波热疗是继手术、放疗、化疗后又一种有效的治疗肿瘤的方法，同时微波对含水量高和 pH 值低的组织较敏感。如软组织的急慢性炎症、增生、渗出、水肿、创伤、肿胀、疼痛、血循环障碍、免疫功能低下所致的结缔组织炎症等良性疾病也有较好的疗效。通过微波的非热效应，可以促进血液循环和新陈代谢，调节神经系统功能，改善机体的免疫状态，增强白细胞的吞噬功能，抑制细菌生长，加速组织再生能力，可起到活血化瘀，软坚散结，消肿止痛，修复组织的作用。

二、热疗的分类

1. 红外线加热

热辐射传导红外线热能作用于人体浅表病变组织为局部加热疗法、热水灌注、热水浴、热蜡浴、热空气浴等均是通过温度升高，血液循环加快使全身加热，为全身加热疗法。

2. 超声波加热

超声波是机械振动波，本身无热辐射，加热作用是通过超声波作用于机体组织细胞的微粒，使微粒与超声波的频率产生运动互相摩擦产生热称内热原。超声波有较强的穿透力，但人体结构各部位组织密度不同，部分吸收、部分反射、部分折射，减弱超声波的穿透深度，两种媒介质密度差大时如人体肌肉与空气，超声波不能透过含气组织器官而进入深层组织，作用受到限制，所以现在专用超声聚焦加热治疗肿瘤——超声聚焦刀。

3. 射频热疗

射频是无线电波的一个波段，是一种频率很高的电磁波，分为长波、中波、短波、超短波4种。短波和超短波可作用于人体的深部组织，组织中的离子带电荷，分子偶极在高频电场的作用下振动摩擦，产生热能称为内热源，因为射频加热作用较深，称为射频透热。

4. 微波热疗

微波是无线电波的一个波段，波长 1 mm～100 cm，频率为 3 000～30 000 MHz，分为分米波、厘米波、毫米波，穿透深度与频率、组织密度有关，频率越高穿透深度越浅。微波的作用机制也是利用微波辐射使生物组织细胞内的离子、带电荷的分子发生高频、振荡、产生高温，又称内热源。微波热疗的特点是效率高、升温快，5～10 分钟就能达到有效温度，频率高时方向性好，穿透力差，频率低时方向性不好，但穿透性好。

加热部位的分类：①全身加热。通过红外线热传导令全身加热，温度升高到 41.3 ℃～41.8 ℃之间，注意心率、血压监测与脑保护。②区域加热。身体较大区域加热，注意心脏保护。③局部加热。病变小范围加热。④体表加热。红外线体表加热深度 1 cm，微波加热深度为 3～6 cm。⑤体腔加热。通过电极或微波辐射器使体腔内温度升高。⑥组织间加热。针状电极或辐射器刺入组织加热，有损加热射频透热。

三、肿瘤热疗的分子和细胞生物学机制

通过大量的实验研究，许多学者认为，热疗杀伤肿瘤分子和细胞的机制有以下几种：

①高温杀伤细胞膜蛋白，导致细胞膜通透性增加，低分子蛋白外渗，肿瘤细胞被破坏；还可能通过杀伤线粒体膜蛋白引起其流动性改变，导致能量转换障碍，肿瘤细胞因呼吸抑制而缺氧死亡；也可通过抑制参与肿瘤细胞复制、转录、修复有关的酶类及灭活染色体的组蛋白，引起 DNA、RNA、蛋白质的合成受到抑制；杀伤细胞核支架、细胞骨架修复酶，使细胞骨架散乱。②提高机体细胞免疫功能，促进白细胞介素和肿瘤坏死因子（TNF）的生成，并使肿瘤局部淋巴细胞浸润（LI）增加。③提高野生型 p53 基因的表达，诱导肿瘤细胞凋亡。④抑制肿瘤微血管的形成和促进血纤维蛋白溶酶原激活抑制因子 21（PAI21）的表达。⑤还可使肿瘤血管闭塞、破坏、渗出增加。

在生物机体中，由于肿瘤与正常组织微循环的差异，加温后正常组织中热量随血流很快疏散，而肿瘤中热量积聚，瘤内温度可高于其周围正常组织 5 ℃～10 ℃。另外，由于肿瘤血管由周围向中央生长，肿瘤中心血供差，乏氧细胞多，散热更不容易，使肿瘤中心温度比周边温度又高出 1 ℃～1.5 ℃。实验还表明，乏氧的肿瘤细胞热敏感性大于富氧的正常组织细胞。由于上述肿瘤微循环和氧合特点，造成了肿瘤和正常组织间的温度差和氧合差，在设定的温度下，可保证高温在杀伤肿瘤细胞的同时不损伤正常组织。

四、热疗与放疗的联合作用

热疗与放疗联合具有协同效应。其理论基础为：①由肿瘤的血供特点所决定。目前所用放疗 X（γ）射线的氧增强比（OER）为 2.5～3.0，即对富氧细胞的敏感性高于乏氧细胞，而热疗恰恰对乏氧细胞的敏感性高于富氧细胞，因此，可用放疗配合热疗来达到既杀灭富氧细胞又杀灭乏氧细胞的目的。②由处于细胞周期不同时相细胞的放、热疗敏感性所决定。M 期细胞的放射敏感性最高，S 期细胞对放射抗拒而对热敏感。经过放疗后，大量 M 期肿瘤细胞被放射线损伤，细胞周期出现再分布，S 期肿瘤细胞数量相对增多，这时再进行热疗，则进入 S 期细胞被热杀伤。③热疗还可以抑制放射线造成正常组织细胞的亚致死性损伤和潜在致死性损伤的修复，从而减轻放射损伤。Hehr 等用莫里斯小鼠肝细胞瘤 3924A 进行热、放疗研究，放疗剂量分别为 0 Gy、25 Gy、35 Gy、45 Gy，共 10 次，配合或不配合热疗（每周 2 次，靶区温度 40 ℃～42 ℃），用探针测试肝和食管温度，肝内探针显示，热疗开始后肝内温度 40 ℃持续加热 5～8 分钟，靶区温度就可维持 40 ℃ 22 分钟或 41 ℃ 10 分钟，各级放疗剂量下配合热疗可使肿瘤生长延缓。说明其与较高剂量热疗（＞42 ℃）对细胞直接的损伤作用不同，较低剂量热疗可提高肿瘤的放疗敏感性。

五、热疗与化疗的联合作用

热疗与某些化疗药物联合使用可起协同作用。其理论基础为：①化疗对富氧细胞的敏感性高于乏氧细胞，热疗对乏氧细胞的敏感性高于富氧细胞，可用化疗配合热疗来达到既杀灭富氧细胞又杀灭乏氧细胞的目的。②热疗使细胞膜蛋白变性、细胞膜稳定性破坏、物质转运障碍、呼吸抑制、酸中毒而增加化疗效果；热疗使参与 DNA 修复的蛋白酶类变性，阻碍化疗所致 DNA 损伤的修复。③热疗可增加血供，促进化疗药物在局部积聚、摄取和加快反应速度。④热、化疗促使癌细胞凋亡的发生。热、化疗后的癌细胞凋亡率明显高于单纯热疗与单纯化疗之和，其机制是热、化疗可能与抑制 bc122 基因的表达、促进 Bax 从细胞质进入细胞核内，Bax/bc122 比值细胞增大和促进细胞凋亡的发生有关。⑤热疗增加药物（如顺铂）与 DNA 交联，增强对癌细胞的杀伤。⑥降低癌细胞的多种药物抗药性（MDR）。热疗时，虽可检测到 MDR、多药耐药相关蛋白（MRP）基因表达增加，Y 盒结合蛋白 21（YB21）向核内转运增加，但却出现耐药细胞株的存活率降低，说明在 MDR 蛋白功能增加的情况下，加热能降低癌细胞 MDR，使耐药肿瘤细胞重新恢复药物敏感性。Mohamed 等研究了泰索帝、紫杉醇、草酸铂、吉西他滨和美法仑在中等温度（41.5 ℃，30 分钟）下对小鼠自发纤维肉瘤的细胞毒性，发现热疗增加了泰索帝、吉西他滨的细胞毒性，当草酸铂和泰索帝的剂量增加时，其热敏感作用相应增加，但未增加紫杉醇的细胞毒性。

六、目前热疗存在的问题

1. 热耐受现象

热疗后肿瘤组织表达热休克蛋白（HSP70）的数量增多，使肿瘤细胞获得耐热性，用于保护肿瘤自身免受热损伤。HSP70 一方面使肿瘤产生热耐受，肿瘤组织的热敏感性下降；另一方面又可呈递特异性抗原给 T 淋巴细胞，激活机体的免疫系统，从而提高机体抗肿瘤的免疫作用。HSP70 还可以抵御有害物质对细胞的损伤，预防阿霉素引起的心脏毒性。在人类细胞与小鼠细胞株的细胞热敏感曲线中发现，当热疗间隔时间达到 72 小时，小鼠细胞株的热耐受性基本消失，但人类细胞株在热疗后 144 小时仍可观察到热耐受现象。在肿瘤热疗的实际工作中，为提高细胞的热敏感性，避免热耐受现象的产生，在一次热疗结束后 72 小时（此时热耐受水平基本降至热疗前）方可进行再次热疗。此外，苯甲醛、肼肽喷、博莱霉素（BLM）能抑制热耐受的发生和发展，现已开始应用于临床。

2. 深部精确无损测温

迄今，深部精确无损测温一直以来是热疗的难点。热疗要求在温度变化的过程中实时地在空间 1 cm 范围内，至少应能感应到温度的每 1 ℃变化。目前，应用的无损测温方法主要有电磁诱导透明（EIT）法、X 线、共振成像（MRI）、超声波、微波和热补偿法，其中以超声波反射法和微波辐射计综合评价法最高。超声波反射法空间分辨率高（2 mm），可实现实时监测，穿透距离深，抗干扰能力强，但温度分辨率较低（0.3 ℃），适用于心、腹、乳房、脑等肿瘤；微波辐射计温度分辨率较高（0.1 ℃），实现实时监测能力一般，穿透距离较浅，抗干扰能力弱，但空间分辨率低，适用于表浅和腔内肿瘤。目前正在寻找更精确的热转运动力学、无损测温及热剂量学参数，以便准确地描述出肿瘤受热情况的三维图像。

3. 热剂量及 HCR 间隔时间和次序

目前，关于热、放疗的间隔时间及剂量有不同意见，但大多倾向于放疗后 45～60 分钟内进行热疗，每周 1～2 次，每次 60 分钟，热疗温度 40 ℃～42 ℃，不应超过 43 ℃，共 6～8 次。随机性研究证实，尽管配合热疗，也不应随意降低放疗剂量，而应根据实际情况来决定。目前尚缺乏标准的热、化疗模式，一般认为同时治疗的效果最强。热疗每周 1～2 次，共 10 次。

● 第九节　放射性核素治疗在肿瘤中的临床应用

治疗核医学是核医学发展的重要方向之一，在某些的疾病的治疗方面正发挥重要作用甚至具有主导地位。如应用 [131]I 治疗甲状腺功能亢进症明显优于手术或其他治疗方法。在肿瘤治疗方面，核素治疗主要用于较弥散分布的实体瘤，或已有全身多部位转移、不适合手术或外照射治疗的实体瘤及非实体肿瘤。

一、放射性核素治疗的生物学基础

1. 放射性核素治疗的原理

利用载体或介入措施将放射性核素靶向运送到病变组织或细胞，或病变组织与细胞能主动摄取放射性药物，使放射性核素与病变细胞紧密结合，辐射剂量主要集中于病灶内，发挥最大的治疗作用而对正常组织的损伤尽可能减小。

2. 放射性药物浓聚的生物学基础

在核素内照射治疗中，利用放射性药物被生理功能主动摄取，病变的组织或细胞具有选择性浓聚某些放射性核素或标记化合物的作用，将治疗用放射性药物带入病变组织，利用其发射出来的射线达到治疗目的。最有代表方法是 [131]I 治疗甲状腺功能亢进症、甲状腺癌；[89]Sr、[153]Sm-EDTMP 治疗转移性骨肿瘤及其骨痛。

3. 影响放射性药物摄取的组织因素

放射性药物在病灶中的浓聚，其他因素：如血流灌注、血管外间隙的增加、静水压和毛细血管通透性改变。

4. 放射性药物的摄取和滞留

核素的物理 $T_1/2$（半衰期）是主要的影响因素之一。

5. 影响治疗效应的主要因素与核素的选择

选择或评价治疗用放射性核素主要根据核素和其发射射线的生物物理学特性，目前常用的几项指标为：传能线密度（LET）、相对生物效应（RBE）、半衰期（$T_1/2$）、作用容积。

目前临床上用于治疗的主要是发射 B 射线的放射性核素：^{131}I、^{89}sr、^{125}I、^{153}Sm、^{188}Re、^{186}Re、^{99}Y 等。

二、放射性核素治疗的进展

肿瘤的放射免疫治疗（RIT）是近 20 多年肿瘤治疗学最主要的进展之一，是分子生物学与核医学相结合而形成的"分子核医学"的最主要内容之一。

1. 原理

用放射性核素标记肿瘤相关抗原的特异性抗体，以抗体作为核素载体，与肿瘤相应抗原结合，使瘤组织内浓聚大量的放射性核素，并滞留较长时间。发射射线的辐照作用破坏或干扰肿瘤细胞的结构或功能，起到抑制、杀伤或杀死肿瘤细胞的治疗作用。由于 McAb 有高度的特别性和亲和力，所以放射性核素标记的 McAb 用于 RIT，有望获得突破性进展。如 ^{131}I-chTNT（肿瘤细胞核人鼠嵌合抗体）。

2. 治疗方法

患者的准备。常规体检，肝、肾功能评价；先用示踪剂量的标记抗体进行 RIT，确定肿瘤病灶有放射性浓聚；如使用放射性碘标记的 McAb，注意封闭甲状腺用"冷"抗体做皮试，阴性者方可治疗；监测是否有人抗鼠抗体（HAMA）产生。给药途径和方法：通过静脉给药是最常用，而且较方便易行，但病灶浓聚的放射性低，局部给药能明显提高肿瘤病灶的摄取率，达到提高疗效和降低不良反应的目的；常采用治疗剂量一次性使用，也可小剂量多次给药的方法。

3. 疗效及不良反应

约 50% 患者产生急性反应，如瘙痒、皮疹、寒战、发热和低血压等，一般仅对症处理；少部分有骨髓反应；对肝脏、肾脏和肺的未明显损害。

三、受体介导的放射性核素靶向治疗

利用放射性核素标记的特异配体，通过配体与受体之间的特异结合，使大量放射性浓聚于病灶、达到内照射治疗的目的。目前研究较多的有生长抑素受体（SMS），血管活性肠肽受体（VIP）、肿瘤坏死因子受体（TNF）等介导的放射性核素治疗。

四、基因介导的核素治疗

基因治疗是指将特定的遗传物质转入靶细胞，达到预防或治疗疾病的方法。将基因治疗与放射性核素内照射治疗相结合，基因介导的放射性核素治疗可通过"交叉火力，克服单纯基因"治疗存在的问题，明显提高疗效。基因介导的核素治疗主要包括放射性核素反义治疗和基因转染介导核素治疗。

五、^{131}I 治疗分化型甲状腺癌

甲状腺癌按病理分为乳头状癌、滤泡状癌、髓样癌和末分化癌，甲状腺乳头状癌和滤泡状癌又称分化型甲状腺癌（DTC），若肿瘤组织中乳头状、滤泡状癌均存在称为混合性甲状腺癌。DTC 及其转移病灶具有摄取碘、合成和分泌甲状腺激素功能，同时受 TSH 的调节。在去除正常甲状腺组织后及高浓度 TSH 刺激下能摄取足够的^{131}I，集中照射可有效地破坏转移病灶以达到治疗目的。

1. ^{131}I 去除 DTC 术后残留甲状腺组织及转移灶治疗

（1）患者准备：近期做手术者，待手术创口痊愈（4～6 周）后可进行^{131}I 去除治疗；术后已服甲状腺片者，应停止服用甲状腺片或 L-T$_4$ 4～6 周，待 TSH 升高，或停 L-T$_4$ 后改服用 T$_3$ 3 周，然后停用 T$_3$ 2 周；忌碘 4 周；测定甲状腺摄^{131}I 率，进行甲状腺显像，检测 TSH、T$_3$、T$_4$（FT$_3$，FT$_4$）、TG、TGA、肝肾功能，做 X 线胸片和心电图检查；^{131}I 治疗开始至做 I 治疗后一周，常规口服泼尼松 10 mg，3 次/d，预防和减轻^{131}I 可能引起的局部水肿、疼痛。

（2）剂量选择：^{131}I 去除剂常规给予 3.7 GBq（100 mCi），转移灶部位不同，所用^{131}I 剂量不一样，甲状腺床的复发灶或颈部淋巴结转移者，^{131}I 剂量为 3.7～5.5 GBq（100～150 mCi）；肺转移者 5.55～6.48 GBq（150～175 mCi），若是弥漫性肺转移者，为防止放射性肺炎及肺纤维化，可适当减少剂量，给药 48 小时后体内^{131}I 滞留量不超过 2.96 GBq（80 mCi），骨转移者 7.4 GBq（200 mCi）。

（3）口服^{131}I 方法和注意事项：空腹一次口服^{131}I；患者应住院隔离治疗，体内残留^{131}I

剂量小于或等于 1.1 GBq（30 mCi）方可出院；服^{131}I 后多饮水，及时排空小便，减少对生殖腺、膀胱和全身的照护每天至少排大便一次，以减少肠道的照射；服^{131}I 后嘱患者常含话梅或维生素 C 或咀嚼口香糖，以促进唾液分泌，预防或减轻辐射对唾液腺的损伤；在服^{131}I 去除治疗后 5～7 天作全身显像；服^{131}I 后的甲状腺激素替代；^{131}I 治疗后女性患者一年内，男性患者半年内均需避孕。

（4）治疗反应及处理：服^{131}I 治疗后，早期可出现甲状腺部位肿痛、上腹不适、恶心，部分可见唾腺肿痛，应作对症处理；转移灶需注意控制剂量减少，很少出现晚期并发症发生。

2. 适应证和禁忌证

（1）^{131}I 去除残留甲状腺组织：①适应证。DTC 术后有甲状腺组织残留者，其摄^{131}I 率大于 1%，甲状腺显像见甲状腺残留影像者。②禁忌证。妊娠或哺乳期患者；甲状腺术后创口未愈合者；白细胞低于 3.0×10^9/L 者；肝、肾功能严重受损者。

（2）^{131}I 治疗分化型甲状腺癌转移灶：①适应证。分化型甲状腺癌原发病灶已全切除，残留甲状腺组织已用^{131}I 去除，复发灶或转移灶不能或不愿手术切除而具有浓聚^{131}I 功能者；DTC 患者，残留甲状腺组织已完全去除，^{131}I 显像未发现转移灶，但血 TG 水平升高者。②禁忌证：同^{131}I 去除 DTC 术后残留甲状腺组织。

3. 疗效评价

去除治疗 3～6 个月，停用甲状腺激素 4～6 周后做复查，当 TSH 高于正常，甲状腺摄^{131}I 率小于 1%，无显影为去除。^{131}I 治疗 DTC 转移灶在治疗后 3～6 个月复查，做^{131}I 全身显像和 TG 等检测，总有效率为 84%～91%，疗效与年龄、病理类型、转移部位、范围及病灶摄^{131}I 功能有关。

4. 随访及重复治疗

服^{131}I 治疗后 3～6 个月进行随访，随访项目与^{131}I 去除残留甲状腺组织相同，若病灶完全消除，长期甲状腺片替代治疗。每年或 2 年随访一次，若随访发现转移灶未完全消除、无效、加重或复发，即应给下一疗程治疗。直到转移灶完全消除为止。重复治疗的间隔一般在 3 个月以上，治疗原则与首次相同。

六、骨转移癌的核素治疗

目前骨转移癌常用的治疗方法有外科手术、外放疗、激素疗法、化疗、放射性核素治疗等，其中放射性核素治疗是近年来发展较快、疗效较好的一种新方法，并得到了推广和普及。

1. 原理

治疗骨肿瘤的放射性药物具有很好的趋骨性，由于骨肿瘤病灶组织受到破坏，成骨细胞的修复作用活跃，所以浓聚大量的放射性药物。这是一种间接的浓聚机制，而不是肿瘤细胞直接浓聚放射性药物。在骨肿瘤（包括原发性与转移性骨癌）部位出现较高的浓聚。利用放射性药物发射的 β 射线与肿瘤组织作用产生辐射生物效应，引起肿瘤组织内毛细血管扩张、水肿，细胞结构不清，核染色淡或固缩，炎性细胞浸润，肿瘤细胞核消失或空泡形成，最后导致坏死或纤维化。可达到持久地缓解疼痛和提高生活质量的目的。

2. 放射性药物

治疗骨转移癌理想的放射性药物应为肿瘤的吸收剂量高，骨髓毒性反应低。临床常用放射性药物：氯化锶-89 是目前临床上治疗骨转移癌应用较多、效果最好的一种放射性药物。钐^{153}-乙二胺四甲基膦酸（^{153}Sm-EDTMP）是目前广泛应用的骨转移癌治疗药物之一。其他还有^{188}Re-HEDP、^{186}Re-HEDP、^{117}mSn-DTPA 等药物。

3. 治疗方法及疗效评判标准

（1）患者准备：停用化疗或放疗至少 2～4 周。治疗前应做的检查：测量身高和体重，放射性核素骨显 X 线检查，血常规检查，肝、肾功能检查，电解质和酶学检查。必要时测定患者对放射性药物的骨摄取率。

（2）疗效的评价标准和随访观察指标：骨痛反应的疗效评价标准：观察和记录食欲、睡眠和生活质量的变化，并和治疗前比较。血常规检查：治疗后 1 个月内每周检查一次，以后 2 个月内每 2 周一次，以后每个月一次。生化检查：治疗后一个月内检查一次，如有异常则继续观察。X 线检查：每 3 个月一次。骨显像检查：治疗后每 2 个月一次。总止痛有效率可达 85%。出现骨痛消失或减轻。患者的睡眠时间增加，止痛用药量减少或取消。部分患者经放射性核素治疗后骨转移病灶减少，甚至消失。

4. 治疗剂量的确定

^{153}Sm-EDTMP 治疗，每次给予患者 1 110～2 220 MBq（30～60 mCi）。^{89}SrCl$_2$ 治疗剂量成人一般通常为每次 111～148 MBq（3～4 mCi）。

5. 重复治疗

采用^{153}Sm 治疗时，两次治疗应间隔 2～4 周，用 ^{89}Sr 治疗时两次治疗的时间间隔应大于 3 个月。首次治疗有效者，多数重复治疗效果较好。

6. 不良反应

对人体的毒性仅局限于造血系统，影响最为明显的是血小板和白细胞一过性下降。注射后发生急性不良反应少见，个别患者可出现恶心、呕吐、蛋白尿或血尿、皮疹、发热寒战等，一般较轻微，及时对症处理可缓解。

7. 适应证和禁忌证

（1）适应证：经临床、骨显像、放射或病理检查确诊的骨转移癌患者。骨转移癌所致的剧烈骨痛，药物治疗、化疗和放疗效果不佳或无效者。白细胞计数 $3.5×10^9/L$ 以上和血小板计数 $80×10^9/L$ 以上的骨转移癌患者。

（2）禁忌证：经细胞毒素、化疗或放疗后出现严重骨髓功能障碍尚未恢复者。骨显像显示转移病灶仅为溶骨性改变者。严重肝肾功能障碍的患者。

8. 注意事项

（1）治疗前正确选择病例，了解患者病情、应用麻醉药品及放、化疗等情况。

（2）确定剂量个体化，充分考虑患者的个体差异、转移病灶数目、骨吸收情况、骨髓的储备能力及应用放疗、化疗情况，进行综合分析，避免骨髓受到过量的照射。

（3）注意观察病情变化，定期复查血常规、尿常规、骨显像、X线检查等。

（4）用药后根据所用放射性核素的种类采取相应的防护措施，正确处理放射性排泄物。

（5）核素治疗骨转移灶无法在治疗前预测治疗效果，部分病例对治疗无响应。如对一种药物效果不佳，可考虑换用另一种放射性药物。

七、放射性种子组织间质植入治疗

1. 原理

放射性种子组织间质植入治疗是一种介入性近距离治疗方法。把一定活度的放射性核素标记在胶体、微球或金属丝上，再密封于用特殊材料制作的外壳中制成体积很小的针状或颗粒状放射源。这种放射源被形象地称为种子。以手术或经皮穿刺等方式将一定数量的种子植入肿瘤实体内，利用种子发射的 β 射线或和/或 γ 射线辐射作用，杀死肿瘤细胞或抑制肿瘤细胞生长，以消除、控制肿瘤的发展，达到治疗或缓解症状的目的。由于种子置于病变组织内，故既可使病变组织受到集中的大剂量照射，同时正常组织不受损伤或仅受微小损伤。因此，植入疗法具有疗效可靠、不良反应少的优点。

2. 治疗方法

（1）放射性粒子：目前最常用的放射性种子有 ^{125}I、^{103}P。

（2）植入方法：放射性核素种子植入有两种方式。一种是直视手术植入；另一种是以 X 线、CT、超声导向经皮穿刺，或通过内窥镜穿刺将种子植入肿瘤实体内。种子植入前，首先应通过擦拭法或水测法检查确认无放射性泄漏，随即要进行严格消毒。^{125}I 种子可用高压干蒸消毒（15～30 分钟）或用 2％二醛浸泡 20 分钟。植入种子的总活度及其排布应根据肿瘤的体积、密度、部位、转移情况、是否侵犯周组织、术前放疗史、患者年龄及一般情况决定。

3. 适应证与禁忌证

（1）适应证：多种原发性恶性肿瘤；肿瘤范围广泛而入侵周围组织不能完全切除；局部或区域性的延伸扩散部分，特别是侵入重要组织难以手术切除；经外放疗，但由于剂量或耐受等因素仍残留局部病灶；孤立或较孤立地转移或复发癌灶。

（2）禁忌证：侵犯大血管以及靠近大血管并有感染的肿瘤；处于溃疡性恶化的肿瘤；质脆、血管丰富而又多源供血的肿瘤及某些肉瘤；有广泛转移或蛛网膜下腔种植以及颅内压偏高的颅脑肿瘤；估计不能存活至疗效出现的肿瘤患者。

4. 疗效评价及反应

现有资料表明，放射性种子植入治疗前列腺癌、脑胶质瘤、乳腺癌、肺癌、肝癌、胸壁肿瘤等，疗效肯定。表现为症状改善，肿瘤缩小甚至基本消失，转移和复发减少，生存率提高。资料显示局部肿瘤控制率可达 85%。本疗法不良反应较少。部分患者有一过性乏力，白细胞减少，胃肠不适。前列腺癌患者种子植入后，可有骨盆和大腿不适感；少数出现尿道阻塞或尿道刺激症状加重，但持续时间短暂；部分患者发生性功能障碍；偶尔可见严重并发症，如尿道坏死、直肠溃疡等，但其发生率低于外科。

八、放射性核素治疗的放射卫生防护

在医学科学实践中，放射诊断技术越来越普及，临床核医学诊疗应用范围日益扩大，放疗及介入放射治疗也逐渐受到重视。辐射防护也是必需的。核素治疗涉及内、外照射防护，外照射防护主要包括时间防护、距离防护、屏蔽防护 3 种；内照射防护的基本原则是防止或减少放射性物质进入体内，对放射性核素可能进入体内的途径（经呼吸道吸入和经皮肤接触吸收）予以防范，对必要的诊断和治疗中放射性核素的使用正确选择剂量和用药途径。情况应定期监测。

安全操作要求熟练掌握操作技术和严格遵守实验室规章，个人防护重视使用相应的个人防护用具，如口罩和手套。对于工作人员防止放射性核素进入体内的最有效和最常用的个人防护用品是口罩、手套、工作服、工作鞋、工作帽、袖套等个人防护用品，可根据工作场所的操作情况分别选用。工作完毕后应及时清理各种用具，用活性炭肥皂洗手，清除污物并对工作面和环境做有无放射性污染的检查，工作中应佩戴个人剂量仪，定期体检，建立健康档案。

3

Chapter Three ● 第三章

肿瘤专科护理操作技术

●第一节　肿瘤患者经外周静脉穿刺的中心静脉导管留置期间的护理

经外周静脉穿刺的中心静脉导管（Peripherally inserted central venous catheters, PICC）是将导管由肘前静脉插入至上腔静脉，使药物、血制品及高浓度营养物质直接输入上腔静脉，以避免高渗或强刺激的药物（如化疗药）对周围静脉的损害，同时解除由于反复穿刺外周静脉及药液外渗等带给患者的痛苦和恐惧，并且由外周静脉穿刺比在中心静脉穿刺置管简单、安全、穿刺成功率高，维护方便，患者可自由活动，尤其适用于化疗、长期输液患者，因此，患者易于接受，但置管期间常因合并症的出现，给患者造成不适，甚至出现严重后果而影响导管的使用，置管期间的护理至关重要。

一、PICC 穿刺方法

患者取平卧位，手臂外展与躯干呈 90°角，首选最直、粗、静脉瓣较少的贵要静脉，其次是肘正中静脉和头静脉；采用"一字型"外测量法确定穿刺部位到上腔静脉的长度，按顺-逆时钟双重消毒法用乙醇和聚维酮碘消毒皮肤，范围为 20 cm×20 cm，预冲导管，按预计导管长度修剪导管，扎上止血带，去掉穿刺针上的保护套，左手绷紧皮肤，右手持针进行穿刺，一见回血，立即放低穿刺角度，推入导入针 3～6 mm，送外套管，右手食指固定导引套管，松止血带，从导引套管中抽出穿刺针，缓慢置入 PICC 导管，退出导引套管送入导管至预测长度，劈开并移去导引套管及钢丝，导管外翼紧贴皮肤，呈"S"形，用无菌透明敷贴固定压迫穿刺部位，用橡胶绷带包扎插管处，连接带延长管的无针输液接头，用 0.9% 生理盐水或者肝素稀释液正压封管，在护理记录单上记录穿刺日期、时间、部位、导管置入深度、局部情况、患者主诉等。操作中严格遵循无菌原则。

二、留置 PICC 期间常规护理

1. 更换敷料

PICC 置入后第 2 天更换敷料，以后每周更换敷料及肝素帽一次。更换透明贴膜前，应

观察穿刺点有无红肿、液体渗出，穿刺点周围皮肤有无疼痛和硬结。更换敷料时，将贴膜向穿刺点上方撕下，以防导管脱出。2%安尔碘棉签消毒穿刺部位，从穿刺点向外做旋转运动，直径不小于 20 cm×20 cm，待穿刺点完全干燥，固定穿刺部位。如果发现贴膜被污染、潮湿、脱落时立即更换。

2. 每天测量双侧上臂周长

将手臂外展 90°，在肘上 2 cm 处测量，以 2 cm 处为尺下方，用专用直尺测量，如周长增加 2 cm 是早期血栓表现，应及时通知医生。

3. 注射液冲管

连接静脉输液前，先用 0.9%氯化钠注射液 10 ml 脉冲冲管，再连接静脉输入的液体如遇有血凝块时应及时抽出。在常规输液结束后，用 0.9%氯化钠注射液 10 ml 采用脉冲方式注入，剩余最后 1 ml 液体时，一次性注入，边推注活塞边撤注射器，以达到正压封管。治疗间歇期间应每天或隔天用 0.9%氯化钠注射液冲管 1 次。

4. 预防导管脱出

对导管插入深度进行记录，常观察有无脱出现象，并每天交接班；给患者做护理及治疗时，避免牵拉导管，嘱咐患者勿做剧烈的手臂运动，以防止导管脱出；儿童患者应嘱咐不要玩弄 PICC 体外部分，以免损伤导管或把导管拉出体外。

5. 置管局部皮肤护理

严格执行无菌技术操作，穿刺部位第一个 24 小时更换无菌敷贴 1 次，以后每周更换 1~2 次，有异常时及时更换，更换敷贴应一手固定导管的圆盘，将敷贴从四周向中央剥离，另一手将敷料由下而上撕下，以免导管脱出，选择透气性好，黏性大，弹性好的无菌敷贴固定，透明敷贴呈无张力性粘贴。注意观察置管处有无红、肿、热、痛以及有无液体渗漏、外留导管长度有否改变等。及时询问患者自觉症状，防止局部感染及导管滑脱。

6. 保持导管通畅，延长导管使用时间。

在输液过程中，先输乳剂，后输非乳剂，输入化疗药物前后应用生理盐水冲管，当患者变换体位、大便、恶心、呕吐时应随时调整滴速，以防导管内凝血，观察导管有无折叠、脱落等情况，以便及时处理，保证其畅通。如滴速 50 滴/min 时，提示导管阻塞，如发现管内凝血，可用 10 000 U/ml 尿激酶溶栓剂反复回抽溶血，如不成功，可放弃尝试，酌情拔管。

7. 治疗间歇期或出院患者的护理

应及时做好间歇期或出院指导，避免患肢过度活动，保证敷贴粘贴牢固，防止导管脱出，延误治疗，保持局部清洁干燥，防止感染，每周来院冲管及封管一次，如有任何不适及时来院复诊。

8. 拔管后护理

去除敷料，将导管从固定胶贴上取下，沿与皮肤平行的方向慢慢拔出导管，遇阻力时可行局部热敷 20~30 分钟后再拔出，如仍有阻力，及时通知医生，禁止使用暴力，防止导管在体内断裂。穿刺点消毒后覆盖纱布按压 2~3 分钟，无出血后，用辅料封闭式固定皮肤创口防止空气栓塞，告知患者 24 小时才能取下。观察和测量导管长度，以确定是否全部拔出，并做好记录。

三、留置 PICC 期间常见护理问题及对策

1. 穿刺失败

穿刺失败与患者的血管条件及操作者的技术水平有关。因此，术前护士认真评估患者的血管条件掌握置管禁忌，对肘部静脉显露不良者置管前予热敷等，充分暴露血管，如血管仍显露不良应指定经验丰富的护士操作，穿刺时要放慢速度，见回血后放平穿刺针小心地把外套管顺血管方向推入 1~2 cm。为防止套管滑出血管或贯通血管，必要时选择其他路径置管。

2. 送管困难

穿刺血管顺利但导管送入过程中突然遇阻致导管不能送入，常发生于导管进入约 15 cm 及锁骨下静脉与头静脉的成角和头臂静脉与上腔静脉的成角处。

对策：如果出现在 15 cm 左右时，最可能的原因是导管的前端遇到静脉瓣的阻碍，或者静脉强烈收缩、痉挛所致，前者只需将导管后退 2 cm 左右稍旋转导管再推进或接生理盐水边注入边推进即可。静脉痉挛表现为导管推进与退出均困难，触之该血管呈条索状，此时不可强行推进导管，应暂停操作，与患者交谈转移注意力，同时让助手热敷其上臂，从导管注入温热的生理盐水，以解除血管痉挛。

3. 穿刺部位渗血

穿刺部位渗血是最常见的合并症之一，多发生在穿刺后 24 小时之内。常因肘关节伸屈活动，上肢支撑用力而导致穿刺点渗血。护士在置管结束后应限制上肢用力和肘关节的伸屈活动。嘱患者可行前臂的内旋和外旋活动。穿刺点的选择应在血管下方 2~3 cm，不宜直接刺入血管，以便依靠皮肤组织的收缩抑制针眼部渗血。

4. 静脉炎

静脉炎是 PICC 最常见的并发症之一，置管早期出现的静脉炎通常与穿刺插管时的机械性损伤有关，后期出现的静脉炎与化学刺激与患者的特殊体质有关。静脉炎的发生与 PICC 导管的选择是否合适、导管尖端的位置放置是否准确、导管在体外部分的固定是否牢固、患

者的凝血状况及体质有关。细口径导管、导管尖端位于上腔静脉、导管无移动、高血小板水平可降低静脉炎发生率。一旦发生静脉炎，应及时处理，如抬高患肢、行热敷或硫酸镁湿敷，应用阿司匹林、双嘧达莫（潘生丁）、激素等药物。若处理后 2～3 天症状不缓解或加重，应立即拔管。

5. 空气栓塞

空气栓塞的常见原因为导管接头脱开，液体走空及操作不熟练。输液过程中应注意检查管道连接是否牢固，及时更换液体，更换针头时导管应该折叠，并嘱患者屏气，操作迅速完成，防止空气吸入导管后形成气栓。一旦发现空气进入血管，或患者出现呼吸困难、胸前部疼痛、发绀等，应立即取左侧头低脚高位，通过导管抽吸空气并报告医生行右心室穿刺抽气。

6. 导管堵塞

导管堵塞是并发症中发生率最高的，并且随时间的延长而增加。其原因可分为两类：血栓性堵塞和非血栓性堵塞。前者系由于血液反流，在管腔内形成血凝块或血栓所致；后者的原因较多，如导管扭曲、打折、药物结晶沉积、异物颗粒堵塞等。如发现输液速度变慢、冲管时阻力加大常表明导管有堵塞。监测导管内压力可及早发现导管堵塞，导管堵塞后首先应检查外部因素和患者体位。导管扭曲打折时，一般阻塞部位在导管的体外段，经仔细检查便可发现，解除扭曲和打折即可解除阻塞。血栓形成堵塞导管通常发生于导管体内末端，因血液反流形成血栓阻塞导管，此时可采用肝素或尿激酶进行脱内鞘治疗。如系脂肪乳剂引起的阻塞，可选择 70％的乙醇。

7. 静脉血栓形成

由于插管时静脉管壁的损伤和全营养混合液的刺激，有发生静脉炎的病理基础，形成静脉血栓。Grove 等对血栓形成因素进行多方差分析的结果显示，导管直径与血栓形成有密切关系，3Fr 以下的导管不易形成血栓。在输液时应注意调整输液顺序，血液类制品与脂肪乳分开滴注，每次输液前后用生理盐水冲洗导管，注意观察导管回血情况及液体滴速，输液结束后用 0.125％的肝素盐水正压封管，防止导管内血液凝固。化疗患者在两疗程中停药期间应每天冲洗导管，以防血栓形成堵塞导管。若出现插管侧臂、肩、颈肿胀及疼痛，应警惕静脉血栓的形成，一旦确定应拔除导管并给予抗凝治疗。

8. 导管异位

导管异位也是 PICC 的常见问题，导管异位主要与血管变异、患者体位不当、经头静脉穿刺及有纵隔肿块有关，导管一般异位至颈内静脉、腋静脉或右心房，其中以颈内静脉最常见。导管异位的危害在于可明显增加 PICC 并发症的发生率。另外，尚可发生一些特殊的危险，如椎体旁积液、心房颤动等。为减少导管异位的发生，经上肢静脉，尤其是头静脉穿刺时，应注意当导管到达肩部时，嘱患者头转向穿刺侧手臂，下颌靠近肩部，以便导管顺利进入上腔静脉。如导管异位距离短，因导管非常柔软，有时可自行复位。如异位距离较长，可将导管退拔 5～7 cm，此时细软导管尖端可随回心血流入上腔静脉。如当时导管未能到达预定理想部位，但一般经 24 小时后再次 X 线摄片，经证实导管尖端位于上腔静脉后，仍可正常使用。

9. 导管移位或脱出

导管移位是指导管位置移动 0.5 cm 以上，但功能没有丧失；而导管脱出是指导管意外脱掉或移动，致使不能继续使用。其原因主要是有固定不当、活动过度、胸腔压力改变、意外情况等。上肢内收外展时，导管位置可有一定的改变，但一般在 2.0 cm 以内。固定不当是这一并发症的主要原因。因此，护理人员应向患者说明如何做好导管保护，在置管结束后和每次导管护理后都要将穿刺处和外留导管固定确实，粘贴牢靠，防止导管脱出现象。

10. 导管断裂

导管断裂有两种情况：体外部分断裂和体内部分断裂。其原因有插管时的因素和置管后护理不当。前者如撤导丝时损伤导管、送管时镊子损伤导管等，后者主要有高压注射冲管、不正确固定（如有胶带缠绕导管）或换药不当。导管体外部分断裂可行修复，严重者应拔管。体内部分断裂时应立即处理，首先加压固定导管，用手指压住导管远端的血管或上臂近腋窝处扎止血带，明确位置，行静脉切开取出导管。分析原因发现，导管留置时间和导管其他并发症（如堵塞、渗漏）是导管断裂的高危因素。

11. 导管相关感染

一般认为 PICC 导管相关感染的发生率要明显低于锁骨下静脉和颈内静脉置管。PICC导管相关感染主要有 3 种类型：局部感染、隧道感染和导管相关的血流感染（CR-BSI）。局部感染是指导管入口处红肿硬结、流脓，范围在 2 cm 以内；隧道感染是指感染症状沿导管插入方向延伸超过 2 cm；CR-BSI 定义的标准是有全身感染症状，无其他明显感染来源，患者外周血培养及对导管半定量和定量培养分离出相同的病原体。导管局部感染的治疗主要是采取局部措施，如理疗、热敷、加强局部护理、换药等，必要时口服抗生素，加强局部处理。治疗 CR-BSI 时，多数学者主张拔除导管，全身应用抗生素。但近来认为发生 CR-BSI后是否拔除导管应视患者具体情况而定，目前认为拔除导管的指征为真菌感染、菌血症复发、48 小时抗菌治疗后血培养仍为阳性及多种病原微生物感染。

12. 导管拔除困难

常见的原因有导管置入时间过长和静脉壁黏附，情绪变化如害怕、紧张所导致的血管痉挛、静脉炎、静脉血栓形成、感染、导管部位软组织肿胀等。拔管遇到阻力时，应立即停止，不可强行拔管，否则引起导管断裂。血管痉挛导致的拔管困难可先稍等再拔，因为血管痉挛一般不会持续很久，最终会松弛解除。拔除导管有阻力时还可向导管内注射温热盐水，5～15 分钟后再拔，热盐水可使静脉松弛、增加静脉直径和血流量，从而有利于导管拔除。如果第 2 次拔管还有阻力，则应先将导管固定好，12～24 小时后再尝试拔管。

PICC 导管技术经过穿刺路径的不断改进和导管材料的不断更新，中心静脉导管置入对血管内皮损伤越来越小，极大方便了患者治疗的需要。PICC 导管技术的应用，提高了护理人员的技术能力。中心静脉置管的许多合并症均为医源性的，从而可以预防。在 PICC 置管期间，护士应加强工作责任心，操作规范，动作轻柔，及时观察和发现护理问题，采取有效护理措施，可以减少术后合并症出现，延长置管时间。

PICC 是授权护士操作的穿刺技术，无需麻醉，可直视血管穿刺，成功率高，无威胁患者生命的并发症出现，穿刺时不限制患者的手臂活动，减轻了患者因反复穿刺引起的痛苦，化疗药物经 PICC 导管注入迅速在血液中被稀释，解除了对周围血管的损伤，保护了外周静脉网，避免了药物外渗引起的局部皮肤红肿疼痛及溃烂，减少了静脉炎的发生，保证了整个化疗周期的实施及各种营养物质的供给，并且 PICC 操作简单，节省时间和人力，保留时间长，是一种可靠、有效的静脉治疗新途径，提高了患者的生活质量，值得临床推广使用。

●第二节 输液泵的应用与护理

化疗是恶性肿瘤综合治疗的主要手段之一。传统的化疗方法是患者住院接受重复化疗，在化疗过程中患者需卧床，不能随便活动，影响了日常生活，同时易出现严重的毒副反应，患者常表现为紧张、恐惧等极大的生理及心理不适。为提高肿瘤患者在化疗期间的生活质量，减轻毒副反应，加强治疗效果，提高护士的工作效率，采用静脉置管接输液泵持续化疗方法，将大剂量化疗药物加入输液泵中，使化疗药物均匀缓慢地输送到血液，便携式地持续化疗，取得了良好的临床效果及社会效益。

一、输液泵的应用

输液泵是一种能够准确控制输液滴数或输液流速，保证药物能够速度均匀，药量准确并且安全地进入患者体内发挥作用的一种仪器。输液泵通常是机械或电子的控制装置，它通过作用于输液导管达到控制输液速度的目的。操作方法如下：①根据医嘱在治疗室准备药液，检查药液质量、颜色、有无浑浊、瓶口有无松动、有效期、无误后锯开，抽吸药液，按无菌操作原则加药并混匀，在瓶签上注明姓名、床号、添加药物名称、剂量，请第二人核对。②检查输液泵管有效日期、外包装是否严密，合格后打开外包装，关闭调节器，安尔碘消毒瓶口，将输液泵管针头垂直插入输液瓶内。③携带输液泵、输液物品、治疗盘至患者床旁，核对床号与姓名。向清醒患者解释输液目的、输液泵用途及注意事项，以取得合作。将输液泵放置在合适的位置并接电源，将溶液瓶倒挂在输液架上。挤压滴管使溶液迅速流至 1/3～1/2 满，抬高滴管下端的输液管，稍松调节器，手持针栓部缓慢放下输液管，见少量液体流至小药杯内，使输液泵管内气体一次驱尽。④打开电源开关，将输液泵管的软管部分正确安装到输液泵内。⑤关闭调节器，再次检查输液泵管内有无残留的气体，协助患者采取舒适卧位。⑥根据医嘱调节输液速度和预定输液量（按输液泵面板上的"选择"调节）。⑦记录输液泵内药物，液体容量，输液速度。

二、输液泵使用的护理

（一）化疗前护理

1. 心理护理

告诉患者因病情治疗的需要，采取的化疗方案跟其他患者不同，需要长时间输注 5-Fu。持续输注时反应较轻，采取周围静脉留置或中心静脉留置，不会影响休息和睡眠。可以进行轻体力活动，如散步、太极拳等，自理生活，应避免剧烈运动。不必担心持续化疗期间的反应而节制饮食，可以进高蛋白、高维生素饮食。病室空气新鲜，相对湿度，防止受凉，合理安排休息，解除其紧张恐惧的情绪。

2. 选择合适的静脉

原则上选粗、大静脉，避免关节处，为避免长时间留置可能造成的血管损伤和药物渗漏。一般都给予周围静脉留置术，也可以根据患者情况行深静脉置管术或 PICC 置管术。

3. 正确衔接

再次检查便携式输液泵有无渗漏，检查静脉回血是否通畅，接上便携式输液泵。打开夹子，灌注开始进行，交代其注意事项，将便携式输液泵装入专用布袋中，固定在与穿刺部位同一水平的衣服。

（二）化疗中护理

1. 加强巡视和观察

注意观察静脉有无红、肿、痛等静脉炎反应，检查有无回血，保持静脉输液通畅，如发生静脉炎，可用硫酸镁湿敷。

2. 观察便携式输液泵

检查便携式输液泵是否妥善固定。观察便携式输液泵前后两次的充盈度和囊性泵体体积缩小情况，了解管路是否通畅及灌注量。如遇到不通畅，检查便携式输液泵管子有无扭结或管路夹紧等情况。如管子有扭结，可用手指轻揉管子，避免扭结。夹子未打开应及时打开，保持管路通畅。

3. 药物不良反应的处理

5-FU 最易致呕吐、恶心、食欲减退、腹泻、便秘等不良反应。应关心患者，给予饮食指导，嘱其多吃新鲜水果、蔬菜等富含维生素的食物，进食高蛋白饮食、少量多餐，少油腻食物及油炸食物。症状严重、频繁呕吐者，给予止吐剂如甲氧氯普胺（胃复安）、昂丹司琼等。腹泻较少见，如有便秘，重者给予小剂量缓泻剂。

（三）化疗后护理

1. 正确拔管、封管

当弹性膜不再膨胀，药液灌注完毕。用生理盐水冲管，拔出针头，按压针眼片刻。深静脉置管或 PICC 置管者，用肝素稀释液正压封管，以备下次使用。

2. 观察不良反应

5-Fu 容易引起骨髓抑制，主要是白细胞、血小板下降。定期检查血常规和肝肾功能。如遇白细胞下降时，可用升白细胞药物如非格司亭（吉粒芬）等药物，严格执行消毒隔离制度，注意个人卫生，预防感染。血小板减少者，注意出血倾向，用软毛牙刷，勿用手挖鼻孔。

三、输液泵临床应用的意义

1. 输液泵的选择及护理

临床上使用的输液泵一般有 2 种，一种是法国贝朗公司生产的便携式弹性输液泵，还有一种是 ZZB 型全自动电子输液泵，两种输液泵在功能效果上无差异，只是在原理上及使用方法上有区别，可根据患者喜好和临床使用经验选择。上泵持续化疗前，应做好健康教育，采用输液泵持续化疗是一种新的化疗手段，向患者讲解该方法的优点和原理。告知患者在携泵化疗期间的注意事项、观察要点，虽然可以进行日常活动，但还是要多加防护，如不能洗浴，避免碰撞置管部位，不做剧烈活动等。化疗开始后护士应做好护理记录，加强观察，听取患者主诉，认真交接，注意静脉穿刺处周围皮肤有无疼痛、苍白等，以防药物外渗，保证穿刺管道的通畅，观察输液泵运转是否正常，使化疗顺利进行。在携泵化疗期，按化疗常规给予护理，加强口腔护理，预防黏膜炎的发生，加强饮食指导，给予高蛋白、高维生素、低脂易消化饮食。同时观察患者睡眠及全身情况，监测生命体征及血常规的变化。

2. 输液泵使用时注意事项

注意事项包括：①化疗药宜现配现用，注意戴手套、口罩等，做好自身防护；②输液泵的最大容量有限，不可加药太多，以免影响泵的功能；③注药时排空空气，注射器乳头对准注药口用力推药，勿使气泡进入，注意无菌操作；④待出药口有药液滴出，方可连接三通泵药，以免空气进入静脉，造成栓塞；⑤泵内药液不足时，应及时补加，以防长时间无药液泵入引起导管堵塞；⑥输常规液体及泵入化疗药要分别调整好三通输入方向，保证输入方向正确。

3. 用输液泵持续化疗的临床意义

近年来，采用低剂量 5-Fu-DDP 生物化学调制治疗肿瘤的方法逐渐受到重视。每天经外周静脉滴注氟尿嘧啶，由于其半衰期短，不能维持有效的血药浓度，疗效较差，而副反应重。采用静脉置管连接输液泵进行持续化疗，可按设定时间持续完成给药过程，且进药缓慢均匀，持续时间长，维持了药物在血液中的有效浓度，药物毒性降低，提高了化疗疗效，有效率提高 25%～50%。避免了传统方法多次静脉穿刺给患者造成的痛苦，从而有效地保护了血管，减少了对血管的损伤，有效避免了静脉炎的发生。并且使用此法，能够解决传统化疗对患者的生活干扰，帮助患者从病床上解脱出来，输液泵携带方便，可将泵放在上衣口袋内或挂在身上下床活动，不影响日常生活与活动，生活可自理，减轻了家属的负担及心理压力。避免了每天静脉穿刺化疗的诸多不适，减轻了心理压力，提高了患者及家属的生活质量，患者、家属乐于接受，在临床易于推广使用。目前已广泛应用于消化道肿瘤、乳腺癌以及肺癌等的治疗。

使用输液泵持续化疗的方法不仅帮助患者从床上化疗解脱出来，提高了生活质量，造福于患者及家属，还提高了护士工作效率，调动了医护人员的工作和学习积极性，完善了相关知识和技能，增强了工作成就感，医护合作更加密切融洽，也获得了患者更加的信赖与尊敬，进一步密切了医患关系、护患关系，全方位升华"以人为本"的护理理念。从医院角度开展了新的技术项目，全面提高医疗护理质量，同时患者满意度增强，乐意接受，并广为宣传，提高了医院的声誉和知名度，带来了良好的社会效益。

● 第三节　微量注射泵的护理

微量注射泵是用少量液体将药物精确均匀持续地泵入体内的一种泵力仪器，在许多医院已广泛运用。但临床在使用微泵静脉给药过程中，存在一些不合理现象，这些不合理现象不但使药物疗效降低，还隐藏着一些不安全因素，应引起护理人员的重视。

一、微量注射泵存在的问题与原因

1. 药物外渗

在推注过程中如发生药物外渗，微泵的报警系统不会反映，如果不及时采取积极正确的措施，将会发生严重的后果。

2. 静脉炎和静脉硬化

微泵给药时一般均进行留置针穿刺，并且药物浓度相对较高，发生静脉炎和静脉硬化的危险性也较高。

3. 静脉回血

静脉回血与速度过慢、延伸管过长或折叠扭曲、双通道同时注射等因素有关。

4. 针头堵塞

由于延长管有一定弹性，容量大，针头堵塞后，微量泵仍继续输送药液，但药液并未进入血管，而积聚在延长管内，当延长管压力增加到一定限度时，微量泵才报警，这对危重患者是不利的。

5. 微泵速率调节错误

由于操作者不熟悉速度设置键，或更换药物后未及时更改速度，或在个别情况下速度设置被他人无意中误触而改变了速度，使药物进入体内过多或不足，导致不良后果。

6. 微泵故障

常为速度不准确，蓄电池耗光，另外与保养不当，不注意微泵的清洁，特别是高黏度药液黏附在推进器和导轨摩擦处，影响速度的准确性。

7. 对药物配伍禁忌的意识淡薄

临床中从静脉留置针肝素帽处插入 2～3 个通道，使患者免受再次静脉穿刺痛苦的这种现象十分普遍，但如果药物配伍禁忌意识不强，特别是对一些新药、特殊药的配伍禁忌了解不够，在多种药物联合应用时，会犯药物间配伍禁忌的错误，导致药物疗效降低，甚至产生毒副作用。

二、护理对策

加强巡视观察，严密观察用药的局部反应，有无回血、外渗，尤其从中心静脉输入时，密切观察局部皮肤颜色、有无回血肿胀。一旦发现药物外渗，应立即停止推注，重新选择静脉，并做好局部处理。向患者及其家属说明使用方法及治疗目的、注意事项，防止自行调节。使用微量泵前，先选择好血管，一般选择血管较粗直，易固定并便于观察的部位进行静脉穿刺，对老年患者尽量避免在下肢穿刺输液。微量泵输液为专用通道，不与其他药物共用一条血管。应用微量泵注射药物时，应密切观察用药效果及反应。如无明显原因而出现血压、心率较大变化时，应将微量泵延长管部分与头皮针接头处脱开，观察血管是否通畅，切勿在延长管部分折叠向血管内挤压，尤其应用硝普钠时，以免造成患者血压突然下降。加强工作责任心，操作规范化，要熟悉微泵性能，正确掌握使用方法和各键的设置，了解注意事项，并对常见的问题有高度的认识。

应用微泵抢救危重患者，提高了工作效率，能按需随时调节药物输入速度和剂量，使血药浓度稳定，避免了由于外界干扰造成输液速度时快时慢难以控制的现象。因此保证微泵作用的正常发挥具有非常重要的意义。

● 第四节　输液港在肿瘤患者化疗中的应用

恶性肿瘤的发病率呈上升趋势，化疗是治疗恶性肿瘤的主要方法之一。而传统静脉化疗方法是经外周表浅静脉穿刺注射，此法易引起浅静脉炎，药液渗漏，局部硬肿，甚至皮肤肌肉坏死等并发症。而反复地穿刺，给患者带来极大的痛苦，同时增加了工作量。植入式静脉输液港是一种可以完全植入体内的静脉输液装置，主要是由供穿刺的注射座和静脉导管组成，为需要长期输液治疗的患者提供可靠的静脉通道，用于输注各种药物、补液、营养支持治疗、输血及血样采集等。其优点是一次植入，可保留较长时间（8～10 年），减少反复静脉穿刺的痛苦和难度，可将药物通过导管直接输送到中心静脉，保证了肿瘤患者化疗方案有计划、按时、准确无误地进行，防止刺激性药物对外周静脉的损伤，保护了血管，减少了局部组织坏死等不良反应。

一、输液港的操作方法

征得患者及家属的同意，并由患者家属签署知情同意书，由医生在手术室或层流病房进行。首先确定穿刺点，为锁骨中外 1/3 处，在无菌情况下用注射器检查并预冲穿刺针、导管、扩张器、注射座。局部麻醉成功后，用穿刺针进行锁骨下静脉穿刺，进入静脉后，将导丝推进到上腔静脉，撤回穿刺针，同时沿导丝推进扩张器和穿刺鞘在血管内，使之进入锁骨下静脉，撤回扩张器和导丝，将穿刺鞘留在血管内，把导管自穿刺鞘内放入静脉中，导管尖端最佳位置是在上腔静脉和右心房交界处，导管到位后，建立皮袋和皮下隧道，固定注射座。锁骨下窝是注射座位置的良好选择，实际情况要根据个体差异，埋置注射座的皮下组织厚度以 1～1.5 cm 为宜。最后将导管与注射座连接、穿刺注射座抽回血，检查导管是否顺畅，并缝合固定。

输液港的穿刺：输液港的穿刺要求使用与输液港配套的专用注射针，即无损伤针，其针尖斜面为特殊设计，与普通针斜面不同，它不易损伤注射座的硅胶隔膜，保证注射座穿刺次数达 2 000～3 000 次。临床应用无损伤针有蝶翼和直型、弯形形状。针头长短、大小不同，应用时可根据注射座深浅及患者治疗的需要，选择无损伤针的规格。穿刺时注射部位严格消毒，方法是以注射座为中心，向外螺旋式擦拭，半径为 10～20 cm，戴无菌手套，用非主力手的拇指与食指、中指做成三角形将注射座拱起固定，三指的中心为穿刺点。用无损伤针从中心垂直插入穿刺隔，直达储液槽底部，进入储液槽时有明显的落空感，稍感阻力时即停止用力，然后抽回血，确认针头位置无误，即可使用。将少许无菌棉球或小纱布垫在无损伤针蝶翼下方，防止蝶翼磨损皮肤，并用透明贴膜固定。每周更换无损伤针一次，为前一天输液结束后拔除，隔天输液时注射。每周换肝素帽 2 次。

二、临床护理

1. 术前护理

患者行输液港术前，全面了解患者情况，必要的化验检查，重点是白细胞、血小板、出凝血检查。植入式静脉输液港是临床静脉输液系统的最新技术，接受此技术时，患者会有恐惧、害怕心理，护士应耐心向患者及家属解释其目的、优点和意义及大致操作情况、相关护理知识，讲清使用过程中可能出现的反应及预防措施，签手术同意书，带患者及家属到带管的患者处参观和听取带管患者的介绍，做好患者及家属的健康宣教，消除恐惧心理，取得患者配合，便于手术顺利进行。使患者认识到植入式静脉输液港是一种简便、安全、快捷的操作方法，置管后不影响日常生活，而且避免了化疗药物对血管的损害，消除患者的顾虑。

2. 术中护理

在输液港植入过程中，护士应多安慰患者，指导患者双肩放松，避免说话、咳嗽、上肢活动，同时注意观察呼吸情况，注意询问患者有无胸闷、憋气、疼痛等。输液港植入过程中，认真检查局部有无肿胀，渗血等情况，皮袋缝合前，穿刺输液港，抽回血，检查导管是否顺畅，确认无误，进行皮袋缝合，操作完毕。

3. 术后护理

输液港植入后密切观察局部有无肿胀、疼痛、渗血、浆液囊肿，术后 24 小时局部进行换药。切口按照标准程序进行消毒和包盖。并遵医嘱给予适当的抗感染药物。指导患者保持输液港周围皮肤清洁干燥，擦洗不可用力，避免局部摩擦损伤皮肤，不能用力猛击植入部位，上肢勿做剧烈外展活动。同时注意患者全身情况，观察有无胸痛、胸闷、肢体麻木及发热等症状。

4. 局部皮肤的护理

由于输液港置于皮下组织，使局部皮肤弹性减弱，皮下组织血液循环减慢，并因反复的穿刺及化疗药物的副作用，导致患者机体免疫力下降，因此必须做好局部皮肤的护理，指导患者保持输液港周围皮肤清洁、干燥，擦洗时不可用力，避免局部摩擦，损伤输液港局部的皮肤，不能用重力撞击输液港的部位，根据输液港植入的部位避免做一些引起输液港及皮肤张力增大的动作，如输液港植入在胸部及锁骨下窝时，上肢不能做剧烈的外展活动及扩胸运动，医务人员注射前要遵守无菌操作的规程，戴无菌手套，用 0.2% 安尔碘以注射座为圆心向外用螺旋方式擦拭，其半径为 10～12 cm，重复消毒 3 次。每次更换注射部位，穿刺时要使用专用无损伤性针头，避免使用普通的皮下注射针头而导致注射座过早损坏。

5. 输液港的应用与维护

输液港可用于各种药物输注，营养支持（如高糖、高渗液体等），输血及血样采集可使用输液泵；但禁用注射泵和 10 cm 以下的注射器进行静脉推注，因为输液压力不能高于 25 Pa，否则会损伤导管的三向瓣膜结构。每次输液完毕需用 20 ml 生理盐水，以脉冲方式冲洗输液港。使生理盐水产生湍流，冲刷干净附于导管壁上的血液或药物。若输血、抽血后及输入高黏滞性液体后（如 TPN、伊曲康唑等），要用 40 ml 生理盐水充分冲洗输液港。患者在治疗间歇，输液港在一段较长时间不使用时，至少每 4 周用 20 ml 生理盐水冲洗导管一次。

三、并发症的观察与处理

（一）气胸、血气胸

主要发生在置港过程中，主要为穿刺过程中损伤胸膜或血管破裂出血所致。患者常表现为突发一侧胸痛，呼吸困难，憋气、烦躁。

1. 预防

置港过程中应安慰患者，指导患者放松双肩，穿刺过程中避免咳嗽、说话，上肢制动，同时注意观察患者呼吸情况。

2. 处理

立即停止继续穿刺，给予镇痛、吸氧，酌情胸腔穿刺/闭式引流，必要时用抗生素治疗。

（二）感染

输液港相关性感染分为全身感染和局部感染，导管冲洗不彻底是发生输液港相关性感染的主要原因之一，由于冲洗不彻底导致血液凝块积聚在注射座的硅胶隔膜下，成为输液港相关血流感染的来源。颈内静脉置管发生相关性感染的危险率高，因此对于成年患者锁骨下静脉置管对控制感染来说是首选部位。局部感染主要发生在穿刺部位、隧道和囊袋，局部红、肿、热、痛，甚至皮下积脓等；全身主要表现为菌血症，引起发热、寒战等，常在输液过程中出现，也可在输液前后出现。

1. 预防

（1）手术操作过程中要注意无菌操作，术后认真护理，严密观察伤口情况。

（2）输液针穿刺时应严格遵循无菌操作原则，戴无菌手套，以输液座为中心，向外周螺旋式消毒，直径≥10～12 cm。

（3）无损伤针固定穿刺成功后，于无损伤针蝶翼下垫大小约6 cm×4 cm开口纱布并用无菌薄膜覆盖针头及敷料贴，这样不仅可以固定针头，而且可以预防局部污染，常规情况每周更换无损伤针一次。

（4）平常使用输液港时，每次输液结束用20 ml 0.9％氯化钠溶液脉冲式冲洗输液港，0.9％氯化钠溶液产生的湍流能将附于导管壁上的血液或药物冲刷干净。

（5）平时保持港座处清洁，可以用肥皂水清洁皮肤后乙醇消毒。

2. 处理

（1）评估局部炎症反应的程度。

（2）局部感染部位碘酊、乙醇消毒，更换敷料并可局部使用抗生素。

（3）一旦发生全身感染，需监测外周血与导管血培养，观察生命体征，并全身应用抗生素。取出输液港为根本措施。

（三）输液港、导管堵塞

导管堵塞是最常见的并发症，并且随着静脉输液港使用时间的延长而增加，根据堵塞原因可分血栓性堵塞和非血栓性堵塞。根据堵塞的程度可分完全性堵塞和不完全性堵塞。在使用输液港输液过程中，若发现输液速度变慢、冲管时阻力变大，要考虑到堵塞可能，应暂停输液并及时查明原因。最常见的表现是回抽无回血或推注阻力很大，不能输液。

1. 预防

（1）合理安排输液顺序，先输注常规液体，再输注刺激性大、浓度高的液体。

（2）在输注高黏滞性或刺激性药物前后及从输液港抽血、输血后、输注胃肠外营养液期间均应及时用 0.9%氯化钠溶液进行脉冲式冲管，确保导管彻底冲洗干净。

（3）冲洗出口，这样在冲洗时可以在注射座内形成湍流，从而有效冲洗注射座内的残留药物。必须正压封管，防止拔针时血液反流。掌握正确的冲封管技术，以脉冲式冲净输液港内的血液或药物成分。当剩下最后 1～2 ml 时边推注边撤出无损伤针，达到正压封管的目的。

（4）在输注不同液体前后均使用 0.9%氯化钠溶液冲管，避免药物相互作用产生沉淀引起导管堵塞，治疗间歇期应按操作规程每月冲管 1 次。

2. 处理

以尿激酶（5 000 U/ml）溶解，消毒、使用无损伤针穿刺输液港，接 20 ml 注射器，轻柔注入 2 ml 尿激酶（5 000 U/ml）。如果感觉阻力太强，不能注入尿激酶，应考虑使用负压方式。

注意：儿童输液港用量酌情减少，保留 15 分钟后将输液港中的尿激酶和血块等抽回，若抽不到回血，重复灌注尿激酶，导管通畅后，使用 20 ml 以上的 0.9%氯化钠溶液以脉冲方式冲干净导管并正压封管。

（四）导管脱落或断裂

主要表现为肩部、颈部痛，可以冲管但不能抽回血，穿刺点处可见漏液，导管漏液时沿血管有痛感，推注不畅，皮下组织有肿痛。主要与导管长期受到导管夹闭综合的影响、植入过程中导管与港座连接不正确或者护理方式不当有关。

1. 预防

使用 10 ml 以上注射器冲管，避免高压注射的危险，术中正确连接导管。

2. 处理

如果可能进行修复，否则立刻与主治医生联系，安排将断裂的导管去除并安抚患者情绪。视具体情况采取不同取出方法。

（五）导管夹闭综合征（Pinch-off 综合征）

由于植入的导管通过位于锁骨和第 1 肋骨间的锁骨下静脉，由于此空间角度过小，患者在剧烈运动或采取特定体位时，导管受到挤压，主要表现为输液困难、推注费力、锁骨下不适，当患者上肢放下时，或采取某种体位时输液不畅，有导致导管断裂的潜在风险。

1. 预防

锁骨下静脉穿刺置管时，自锁骨中外 1/3 处进针，导管在位于锁骨下静脉管腔内通过锁骨与肋骨间隙，此时导管所受的挤压相对较轻。

2. 处理

（1）嘱患者减少上肢活动，尤其是术侧上肢避免剧烈活动或者负重运动，输液时抬臂。

（2）输液过程中如果患者输液部位出现肿胀、疼痛，立即停止输液，并拍摄胸片确定导管位置及受压情况。

（3）告知患者、医生、护士导管断裂的潜在风险。

（4）必要时拆除输液港。

（六）血栓形成

导致血栓形成的危险因素有导管末端位置、创伤、血管直径过小及既往置管造成的瘢痕等。形成血栓的原因包括血管壁受损或炎症、血流速度减慢、血液高凝状态、血小板黏附管壁等。表现为输液速度变慢，肩部、颈部疼痛，同侧上肢水肿或疼痛，发热。

处理：做 B 超、造影、CT 检查，了解血栓形成情况，密切观察患者置管侧肢体有无肿胀、酸痛、皮温增高、皮肤颜色变化及测量臂围并记录，抬高患肢，避免置管侧肢体重体力活动，遵医嘱溶栓治疗，拔管。

（七）导管移位、扭曲或破坏

移位或扭曲时可致管腔不通，X 线片可协助诊断。根据阻塞程度或移位情况决定是否拔管。导管破坏者须拔管。

出院时，给患者携带手册、卡片、联系电话、使用注意事项，以方便患者在院外就诊时请有经验的医护人员使用。并告知患者输液港植入部位出现红肿、疼痛及输液不畅等问题，及时请教医护人员进行处理，记录冲洗输液港时间，坚持每 4 周一次，冲洗时必须用无损伤针，输液港植入侧上肢减少剧烈运动，避免做重体力工作，防止注射座翻转、导管扭转，以保证输液港使用寿命。

第五节 便携式化疗泵的应用与护理

癌症是一种严重威胁人类健康的常见病，其发病率和死亡率有逐年上升的趋势，跟 20 年前比死亡率增长了 29.4%，已经位于人类死亡原因的前二位。在临床工作中，肿瘤治疗方法以手术、化疗、放疗为主，其中化疗为全身性治疗手段，是治疗恶性肿瘤的常用方法。化疗有利于防止肿瘤局部复发和远处转移，提高长期生存率。随着新抗肿瘤药物的不断涌现，化疗方法的改进，有些肿瘤药物需要保持一定的浓度缓慢滴注，才能达到最佳疗效。若采用普通密闭式输液，患者卧床时间长，既给患者的日常生活带来不便，又增加了心理负担，给治疗造成一定影响。近年来便携式化疗泵的出现解决了上述问题，患者生活可自理，外出病区检查、治疗携带方便，避免了每天静脉穿刺等诸多不适，减轻了心理压力，提高了生活的质量。国外已将便携式化疗泵进行持续滴注广泛应用于肿瘤化疗。便携式化疗泵利用弹力收缩的作用控制进药的速度，恒定地维持药物在体内的血药浓度，从而有效地达到杀灭癌细胞的作用，同时也显著降低了化疗药物对全身的不良反应。该泵能匀速、定时、定量的将药物注入患者体内，达到良好的治疗效果，提高患者的生活质量。

一、便携式化疗泵的概述

（一）基本构造与工作原理

1. 便携式化疗泵的基本结构

便携式化疗泵的外面是一个硬塑外筒，像奶瓶大小，内有一个弹性贮药囊，泵体借微粒滤器与外导管相连，顶端外填充口主要是采用弹性贮药囊输注药液，由无菌保护装置（帽子）、过滤器、弹性贮液囊、外壳及连接管组成，分 2 ml/h，5 ml/h 两种，每个可容纳液体 275 ml。

2. 便携式化疗泵的工作原理

便携式化疗泵是一种轻便的抛式（一次性）新型的输注泵，是利用化疗泵内储药囊的弹性收缩作用控制药物的输出速度，以持续弹性压力推动液体输入，使高浓度的化疗药物在患者体内保持恒定的血药浓度，使药物在体内停留长达 48 小时，甚至 120 小时，从而增强抗癌细胞活性，降低化疗药物的毒副反应。

（二）便携式化疗泵的优点

1. 便携式化疗泵能有效控制用药的浓度、速度、剂量和时间 5-氟尿嘧啶是治疗消化道肿瘤的基本药物，以往常规应用 5-氟尿嘧啶方案治疗晚期消化道肿瘤的效果较差，是由于 5-氟尿嘧啶是时间依赖性药物，适宜小剂量长时间静脉持续给药，而一次治疗量常需要 48~120 小时持续静脉滴入。如果采用普通闭式静脉输液，将会给患者带来诸多不方便。对消化道肿瘤患者使用化疗泵进行持续化疗，患者可携带活动，解决了传统输液患者长时间卧床的不便。

2. 化疗泵可保证 5-氟尿嘧啶的最佳有效血药浓度

提高了治疗的效果，化疗期间均未发生穿刺部位感染及血管损害，提高了患者的生活质量。

3. 减少胃肠道反应

采用电子化疗泵持续泵入化疗药物，患者在化疗期间的胃肠道反应明显比传统的输液化疗时胃肠道反应减少、减轻。

二、便携式化疗泵的操作方法

1. 配药方法

根据化疗泵的容量＝预计输注时间（h）×设定流速（ml/h）＋残余量（ml），计量出所需加入的药液量。残余量一般为 3 ml。稀释液一般为生理盐水或 5％葡萄糖溶液，以 5％葡萄糖溶液为标准，当用生理盐水时流速可增加 10％。

2. 药液注入方法

无菌操作下取下化疗泵顶端填充口的帽盖，先加入稀释液后，旋下延长管远端的翼状帽，让稀释液自动将延长管内的空气排出，直到有一滴稀释液流出后旋紧翼状帽，再加入化疗药液。

三、便携式化疗泵药物的选择

1. 化疗的选择

根据药物的剂量、持续时间选择每小时 2 ml 或每小时 5 ml 的化疗泵。

2. 采用化疗药物

5-氟尿嘧啶是时间依赖性抗代谢药的典型，其特点是半衰期短，局部药物浓度高，全身血药浓度低，副作用小，持续静脉点滴有效浓度维持时间明显长于常规输注法。草酸铂＋四氢叶酸钙＋5-氟尿嘧啶持续静脉点滴是治疗消化道肿瘤比较有效的方案之一。

3. 物品准备

化疗泵（容量 270 ml，滴速 5 ml/h）一只，PICC 导管一套，医用贴膜一套，七号头皮针一支，美国生产的 PICC 单腔导管一条（内有套管针一支，导管导丝一条），治疗巾一条，软尺一条，0.9％ NaCl 溶液 20 ml，20 ml 注射器一支，无菌纱布 3 块，3M 敷料一块，静脉输液用具等。

4. 化疗方法

步骤为：①从灭菌袋里取出化疗泵检查有无破损。将 5-氟尿嘧啶用 5％葡萄糖溶液稀释配成总量是 240 ml 的药液，将药液震荡均匀后，用注射器抽出配置好的药液，排尽注射器中的空气，取下针头把化疗泵的帽拧开，自填充口将药液注入，注完所配的药液再将帽拧紧。然后把盘旋于化疗泵上的输液管打开，旋下输液管远端的翼状帽，药液便自动流出，排尽输液管里的空气，旋好翼状帽待用。②备物至床前，做好说明解释工作，选择肘部的头静脉或贵要静脉或正中静脉。嘱患者平卧，穿刺手外展 90°，用软尺从穿刺点开始量到右侧胸锁关节，然后再加上 1～2 cm，为导管进入长度。患者穿刺侧手稍外展，头偏向近侧，防止导管误入颈内静脉。按无菌技术穿刺回血后，用左手中指压住针尖前的血管，食指和拇指扶住套管针，右手退出针芯，然后将导管缓慢送入血管，到所量长度或稍长 1～2 cm，纱布块按住导管撤开塑料外管及针翼，用塑料敷贴覆盖针眼处，右手拔出导丝，抽回血，以脉冲式推入盐水 20 ml，接上肝素帽。拍胸片确认导管尖端位置正常。将化疗泵输液管远端的翼状帽旋下与 PICC 导管相连，将化疗泵输液管盘旋 3 圈后充分固定在皮肤上，最后将化疗泵装入塑料袋中，用别针别在胸前。

四、置管前的心理护理

患者对化疗泵及 PICC 导管穿刺有疑虑、恐惧的心理。因此，置管前医务人员要向患者家属耐心讲解化疗泵相关知识，PICC 置管术的原理、目的、注意事项及并发症，告知患者化疗泵输注化疗药可提高疗效，减轻化疗药所引起的不良反应，消除患者的顾虑，减轻患者的心理压力，介绍同病室已接受化疗泵的加 PICC 导管治疗的患者互相交流沟通，以增强患者的信心和安全感，以最佳的身心状态主动接受治疗并签订知情同意书。

化疗是治疗肿瘤的主要措施之一，可以单独应用，也可以与其他治疗手段联合应用。根据肿瘤的特征，化疗可以使用单种药物，也可以先后或同时使用两种药物或多种药物。静脉给药在临床化疗中占重要地位。不断提高药物对肿瘤的治疗效果，同时降低化疗对人体正常组织的不良反应，是医学专家们孜孜追求的目标。经大量的科学研究及长期的临床实践证实，持续静脉给药是一种理想的治疗方案，而化疗泵是实现这种给药方式的最佳手段。一次性使用输液化疗泵能提高疗效，降低不良反应，全部病例化疗均顺利完成全程治疗，且无任何不良反应及并发症。

化疗泵治疗是肿瘤治疗中一种新的给药方法，根据临床需要选择不同类型的泵，控制药物输注速度，化疗泵在化疗期间保持恒定的血液浓度，提高疗效，通过本组对比得到进一步证实，且消化道反应，外周静脉炎，药物外渗均有显著的降低直至消失，但必须承认化疗泵在深层静脉留置加大了护理工作量，增加了护理工作难度，需要从事这一护理工作的护理人员，熟练掌握深静脉留置技术操作及术后护理，了解化疗泵的使用方法，加强巡视与观察，做好记录及交接班工作，以保证化疗泵安全正确地使用，从而使这一方法得到推广。在患者体内能够持续的给药配合 PICC 导管更给肿瘤患者的治疗减少了痛苦，护士更要加强护理技术水平，对中心静脉置管的护理，对用化疗泵的患者加强巡视和护理，更要求护士具备一定的责任心。

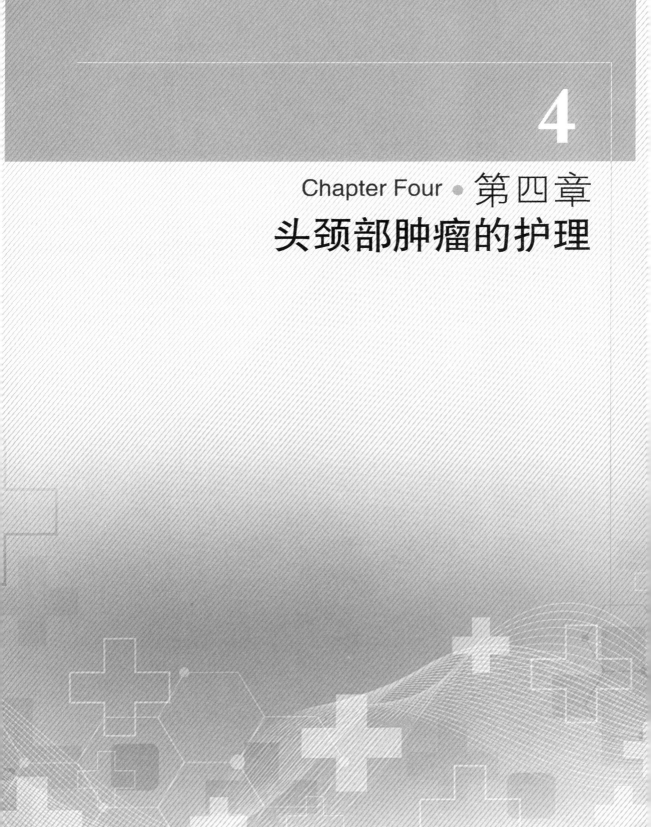

4

Chapter Four ● 第四章
头颈部肿瘤的护理

● 第一节　鼻咽癌患者的护理

　　鼻咽癌是鼻咽部黏膜上皮来源的恶性肿瘤，在中国南部和东南亚地区的发病率较高。放疗是目前首选治疗手段，大多以体外放疗为主，必要时辅以腔内照射等。随着放疗技术的进步以及肿瘤综合治疗的应用，鼻咽癌的 5 年生存率已达到 75％左右。放疗在杀伤恶性肿瘤的同时，其邻近正常组织和器官也不可避免地受到放射线的照射而产生一些副反应，给患者带来不同程度的痛苦，重者可影响治疗的顺利进行，严重影响患者生存质量。因此，在放疗过程中，做好患者的身心护理，让患者有一个良好的心理和体质显得尤为重要。

一、病因研究及危险因素

　　鼻咽癌的病因尚不确定。目前认为鼻咽癌是一种多基因遗传病。往往涉及多个基因之间或基因与环境之间的交互作用。目前较为肯定的致病因素为：

　　1. 环境因素

　　（1）亚硝胺：高发区人群嗜食的咸鱼、腌肉、腌菜中亚硝胺盐含量非常高。

　　（2）芳香烃：在鼻咽癌高发区的家庭内，每克烟尘中 3,4 -苯并芘含量达 16.8 μg，明显比低发地区高。

　　（3）微量元素：硫酸可以在小剂量二亚硝基哌嗪诱发大鼠鼻咽癌的过程中起促进癌变作用。

　　（4）其他可能的环境因素：吸烟、职业性烟雾。化学气体、灰尘、甲醛的暴露和曾近距离接受过放射性照射等亦有报道与鼻咽癌的发病有关。

　　2. EB 病毒感染。

　　3. 遗传因素。

二、临床症状与表现

　　（一）原发癌引发的临床表现

　　早期鼻咽癌可以无症状，仅在常规体检或普查时检出，或颈部淋巴结转移才发现。鼻咽癌常见症状表现为：

1. 血涕

由于鼻咽腔内肿瘤血管较脆，肿瘤外表没有黏膜覆盖，易有血涕，常见晨起吸鼻后痰中带血，占初发症状的 18%～30%，确诊时超过 70% 的患者有此症状。回吸血涕一般为鼻咽癌外生型病变的较早期表现之一。

2. 鼻堵

原发于鼻咽顶壁、侧壁的肿瘤可堵塞或侵入后鼻孔和鼻腔，引起进行性加重的单侧或双侧鼻堵，严重者可致张口呼吸。占初发症状的 10%～20%，确诊时约 40% 的患者有此症状。

3. 耳鸣及听力下降

原发于鼻咽侧壁咽鼓管咽口、隆突的肿瘤引发咽鼓管通气及内耳淋巴液循环障碍，造成鼓室负压，出现耳闷、耳鸣及听力下降。鼻咽癌的多发部位为咽隐窝，因此单纯一侧耳鸣、耳闷也是鼻咽癌的较早症状之一，占初发症状的 17%～30%，确诊时约 80% 的患者有此症状。

4. 头痛

初发症状为头痛的患者约占 20%，确诊时 50%～70% 的患者伴有头痛，多表现为持续性一侧为重的头痛，少数为颅顶枕后或颈部痛。

5. 面部麻木

15%～27% 的患者有面部麻木症状，可伴有蚁爬感、触觉过敏或麻木，是鼻咽癌前组神经受损发生率最高的症状。

6. 复视及眼部表现

占鼻咽癌患者的 10%～16%，可因肿瘤侵至眶内或侵及颅底、海绵窦、眶尖及眼外肌支配神经而致复视、向内斜视。

7. 张口困难

为晚期症状，肿瘤侵及翼内、外肌等处。

8. 颅底受侵

引发的颅神经麻痹综合征鼻咽癌侵及颅底、颅内，造成相邻结构受损，出现舌肌萎缩、伸舌偏斜等。

9. 软腭麻痹

为周围肿瘤浸润所致，致软腭上提不能。

（二）淋巴结转移引发的临床表现

初诊时以颈部肿块为主诉的达 40%～80%。主要有颈内动脉受压或受侵、颈部淋巴结转移。

（三）远处淋巴结转移和血行转移

远处淋巴结转移较少见，血行转移较高，骨转移或肝转移发生在治疗前后较短时间内，多伴有局部疼痛、叩压痛、贫血、发热及伴有消化系统症状等。

三、检查诊断

（一）病史及体检

有五官症状、头痛、颈部肿块、颅神经损伤或普查 EB 病毒抗体效价尤其是 EA-IgA 效价明显增高者或来自于鼻咽癌高发区，或有鼻咽癌家族史，均应作鼻咽镜、影像学及病理学等一系列临床检查。

（二）专科检查

应行眼、耳、鼻及鼻咽检查、颈部检查、脑神经检查，镜检为其重要的检查。后鼻镜即间接鼻咽镜检查是鼻咽癌最基本的检查，能早期检查出鼻咽部肿瘤；有鼻堵、血涕者均应行前鼻镜检查；鼻咽纤维镜检查能有效提高图像的分辨能力，鼻咽癌放疗前必备的检查之一。

（三）影像学检查

1. X 线平片检查

肺正侧位片和骨 X 线平片是目前排除转移的检查项目。

2. CT/MRI 检查

鼻咽部 CT 检查，在鼻咽癌诊断中准确评价肿瘤的范围，对鼻咽癌 TNM 分期、照射野设计和预后有重要作用。鼻咽部 MRI 检查可清楚显示鼻咽部正常结构的层次和分辨肿瘤的范围，对鼻咽癌的分期更准确。

3. B 超检查

用于密切随诊动态观察，主要是颈部和腹部的检查。目前认为，超声多普勒检查对颈转移淋巴结的诊断符合率约为 95%，高于 MRI 和 CT 的结果。

4. 放射性核素骨显像

最常用来做骨 ECT 扫描的检查。该检查灵敏度高，可在骨转移症状出现前 3 个月或 X 线平片检出骨破坏前 3～6 个月内即有放射性浓集表现。

近年应用的 PET 检查，亦对发现原发病灶、颈部淋巴结或远处转移灶的存在、疗后残存或复发有帮助。

（四）血清学检查

作为一种辅助检查诊断方法。鼻咽癌患者常伴有血清 EB 病毒抗体 VCA-IgA 和 EA-IgA

效价增高，可能在有临床症状以前就已有 EB 病毒抗体阳性。其效价水平常随病情进展而增高随病情好转而下降。

（五）病理学检查

肿瘤活组织病理检查是确诊鼻咽癌的唯一定性手段，是其他临床检查所不能替代的，无论是初诊初治还是疗后复发再治，治疗前都必须先取得病理证实。鼻咽和颈部都有肿物时，活检取材部位应首选鼻咽；鼻咽重复活检病理阴性或鼻咽镜检未发现原发灶时，才行颈部淋巴结的活检。

四、治疗原则

目前鼻咽癌公认和有效的根治性治疗手段为放疗，或以放疗为主的综合治疗。早期一般采用单纯放疗，晚期采用同步放化疗。部分选择性病例行放疗加生物治疗也可取得较好前景，残存或复发病例在符合手术条件时行手术挽救可取得较好临床效果。

（一）放疗

1. 常规放疗

在未来一段时间内，常规放疗仍是主流放射治疗技术。主要有面颈联合野、颈部锁骨上野。照射方法及剂量分割有常规分割法、分段照射法、超分割照射法、后程加速超分割照射法、超分割后程加速照射法、连续加速分割照射法。

2. 适形及调强适形放射治疗

即放射剂量在三维方向和靶区一致，同时靶区内各点剂量强度可进行调节。IMRT 在鼻咽癌治疗中的优势是对重要器官的保护提高；常规技术在鼻咽癌照射中很难达到高剂量与靶区的形状一致；器官小、易固定，具备精确放疗的可行性；物理剂量分布优势，提高肿瘤剂量成为可能；适形度高。

3. 影像引导的调强适形放射治疗

功能影像引导的调强放射治疗，即根据肿瘤内不同区域的肿瘤细胞的不同生物学行为给予不同的控制剂量。每次照射保证给乏氧区域合理的高剂量照射，实现真正意义上的影像引导的调强适形放射治疗。

4. 腔内近距离放疗

5. 放疗联合分子靶向治疗

目前与鼻咽癌愈后相关的基因有表皮生长因子受体、血管内皮生长因子等等。

（二）化疗

鼻咽癌有效的化疗药物：PDD、CBP、CTX、5-FU、BLM、PYM、ADM、VCR 等。

常用的联合用药方案有：①PF 方案（PDD＋5-FU）；② PFB 方案（PDD＋5-FU＋BLM）；③PFA 方案（PDD＋5-FU＋ADM）。

（三）计划性的化、放疗的综合方式

1. 新辅助化疗

即放疗前使用的化疗，抑制肿瘤细胞的着床，杀灭在循环中的肿瘤细胞，减少亚临床转移。

2. 同步放化疗

放疗的同时使用化疗，是化疗药物直接对肿瘤细胞的杀伤，或使肿瘤细胞周期同步，停滞在 G2/M 期，或抑制肿瘤细胞的亚致死损伤修复增加放疗对肿瘤的杀伤作用。

3. 辅助化疗

辅助化疗即放疗后进行化疗，其主要目的是减少原地转移的发生概率。其方法有：①同步＋辅助化疗，治疗晚期鼻咽癌患者，以提高生存率。该方法在中国台湾和香港等地已成为鼻咽癌的标准治疗方式。②新辅助＋辅助化疗对 2 年无瘤生存率和总生存率均无提高。

五、护理诊断

1. 知识缺乏

缺乏本病相关的治疗配合和预防保健知识。

2. 有皮肤完整性受损的危险

与放疗有关。

3. 有口腔黏膜受损的风险

与放疗有关。

4. 潜在并发症

出血。

六、临床护理

由于鼻咽癌的主要治疗方法为放疗和放化综合治疗，手术治疗较局限。故其护理主要为放疗和放化综合治疗的相应护理。

（一）放疗前准备

1. 知情同意书的签署

患者必须在放疗前了解并知道放疗的基本情况，签署放疗知情同意书，以配合治疗。

2. 放疗前护理

先洁齿，拔除龋齿，残根、金属冠，避免放疗引起放射性骨髓炎，放疗后3年内禁拔牙（如需拔牙则应在放疗医生监控下进行）。如有切口应先处理好切口，哺乳期停止哺乳方可进行放疗。

（二）放疗期间的护理

1. 保持口腔卫生

每餐后、睡前用软毛牙刷刷牙，牙膏最好用含氟牙膏，用温开水或清水漱口。坚持含漱，遵医嘱选用漱口液，每次含漱3~5分钟，每天4次以上，酌情增加。

2. 鼻咽冲洗护理

保持鼻腔清洁，坚持并做好鼻咽冲洗。每天用温开水冲洗鼻腔2~3次（晨起、放疗前、睡前冲洗），每次冲洗量为500~1 000 ml，温开水，温度35 ℃~38 ℃。冲洗压力不可太大，以水冲进鼻腔为宜，一般冲洗液容器底部平头顶或略高即可。若有少许鼻出血应减少冲洗次数或暂停冲洗并报告医生。冲洗时应两侧鼻腔交替进行，冲洗一侧鼻孔时冲洗液应从另一侧鼻孔或口腔流出。

3. 加强营养

进食清淡、易消化、高蛋白、低脂肪及富含维生素的食物，戒烟酒，避免进食过热、过硬、过酸、过甜的刺激性食物，减少对口腔黏膜的刺激。

4. 监测生命体征

每周坚持测体重一次，体重下降迅速应及时补充营养；对发热患者，应补充水分和电解质平衡；每周监测血常规，白细胞下降及时升白细胞治疗，必要时暂停放疗，减少外出，减少探视，注意保暖，预防感冒。

5. 合理安排休息

生活有规律，合理安排作息时间，保证充足的睡眠，避免疲劳和情绪激动。

6. 放疗皮肤护理

保持照射野皮肤清洁干燥，避免搔抓、撕皮，局部禁用肥皂或洗涤剂、油剂或各类化妆品、护肤品、乙醇、碘酊及其他消毒剂，禁胶布、敷贴以及湿热敷，避免烈日下暴晒，严禁佩戴金属饰品，衣服应穿棉质低领内衣，避免磨擦，放疗前后30分钟局部可均匀薄涂比亚芬或其他皮肤保护剂，放疗后可涂紫草油或其他皮肤保护剂。若出现皮肤破损可用重组人表皮生长因子外用溶液（金因肽）外喷，以促进表面愈合。湿性脱皮面积大或形成溃疡，应停放疗，予针对性处理，局部换药，重组人表皮生长因子外用溶液外用。

7. 口腔黏膜反应护理

口腔黏膜反应护理分为：①轻度。患者口腔黏膜轻度红肿、红斑、充血、唾液分泌减少、口干稍痛进食略少。保持口腔清洁，饭后用软毛牙刷含氟牙膏刷牙，遵医嘱用漱口液含漱，每次含漱 3～5 分钟。②中度。口咽部明显充血水肿、斑点状白膜、溃疡形成，有明显疼痛吞咽痛，进食困难。吞咽疼痛者可在餐前 30 分喷雾 2％利多卡因先行止痛，口腔反应严重者加强口腔护理，饮食以温凉无刺激流质为宜，加强漱口。③重度。口腔黏膜极度充血、糜烂、出血、融合成片状白膜，溃疡加重伴有脓性分泌物，剧痛不能进食偶有发热，暂停放疗。对口腔黏膜反应严重无法进食者，给予补充静脉高营养液，促进溃疡愈合。

8. 口干

每天饮水 2 000 ml 以上，用生津的西洋参、金银花、菊花等泡水服，随时带水，养成少量多次饮水习惯。

9. 张口困难

每天用木塞锻炼 4～6 次，每次 10 分钟，并坚持每天啃咬苹果锻炼。

10. 保持眼、耳、鼻的清洁

眼睑不能闭合时夜间用纱面遮盖、鼻塞鼻堵不能手挖，加强冲洗，鼻出血应保持镇静，局部用麻黄碱液滴鼻或肾上腺素、麻黄碱纱条或纱枕压迫止血；有耳溢液应用滴耳液滴耳；有复视者注意安全，必要时戴眼罩。

11. 活动颈部

坚持活动颈部每次 10 分钟，每天 4～6 次，以防止或减轻颈部纤维化引起的颈部僵硬。

12. 鼻咽癌出血的护理

（1）一般护理：加强卫生健康教育，勿用手挖鼻，打喷嚏时勿用力过猛；勿进食油煎、辛辣、过热食物，以免鼻咽黏膜充血：注意休息，避免疲劳和情绪激动，预防感冒。如有咳嗽，及时治疗；多补充维生素 C，保持大便通畅；鼻腔干燥用油剂滴鼻，有出血暂停鼻咽冲洗。

（2）一般出血护理：少量出血用 3％麻黄碱滴鼻或 3％麻黄碱纱条填塞鼻腔压迫止血，出血较多用凡士林纱条或凝胶海绵填塞鼻腔压迫止血，并用止血药。

（3）大出血的护理：立即通知医生，嘱患者头侧向一边，去枕平卧，双手压迫颈外动脉，减少出血。患者勿吞下血或血块，以便观察出血量和防止窒息。安慰患者稳定患者情绪，消除紧张、恐惧心理必要时遵医嘱给予镇静药；迅速准备急救物品，如吸引器、后鼻孔填塞包、气切包等；配合医生行后鼻孔堵塞，观察生命体征，注意呼吸，如有窒息及时行气管切开。作好记录：配血、输液、吸氧，按医嘱使用止血药；生命体征平稳后取半卧位，加强口腔护理，严密观察生命体征，注意再次出血。

（三）放疗后护理

1. 定期复查

放疗结束后，第 1 年的 1 月、3 月、6 月、12 月各复查一次，以后每半年复查一次，如病情变化时复查。

2. 注意休息，劳逸结合

保持心情愉快，合理安排休息和活动时间，保证日常生活、活动、娱乐，适当参加体育锻炼，避免重体力劳动，注意保暖，预防感冒。

3. 养成良好的膳食习惯

进食清淡、易消化、高蛋白、低脂肪及富含维生素的食物，戒烟酒，避免进食过热、过硬、过酸、过甜、油煎、辛辣的刺激性食物。

4. 注意口腔卫生，保护牙齿

放疗造成多数患者永久性口干减轻了口腔的自洁功能，易引起口腔溃疡和龋齿的发生，因此坚持用含氟牙膏软毛牙刷刷牙，3 年内勿拔牙，防止放射性骨髓炎的发生。

5. 保护鼻腔和鼻咽黏膜

鼻咽和部分鼻腔黏膜照射后充血水肿，患者常有鼻黏膜干燥、鼻塞、鼻腔分泌物增多、黏稠、严重者影响休息和睡眠。可用呋麻滴鼻液或复方薄荷油滴鼻，以保护鼻咽鼻腔黏膜；并坚持鼻咽冲洗 1～2 年。

6. 锻炼头颈部和颞颌关节的功能

放疗后引起头颈部和颞颌关节的功能障碍，表现为颈部活动受限和张口困难。

（四）颞下颌关节活动的评估

1. 颌关节活动的评估

颌关节的活动度常以开口度、左右偏位及下颌前突来表示。开口度用张口时在上颞正中线上，上下牙尖的距离来表示，上下第一门牙对应缘距离正常值为 5.0 m。左右偏位即以上颌正中心为轴，下齿列的左右移动距离来表示，正常值为 0.1 cm。下颌前突时，下颌门牙可以向前方超出上颌的门牙。

2. 张口困难判断标准

张口困难判断标准常以 LENT/SOMA 分级（Ⅰ～Ⅳ）。Ⅰ级：有症状，但是无法客观评价；Ⅱ级：妨碍正常进食，张口 1～2 cm；Ⅲ级：进食困难，张口 0.5～1 cm；Ⅴ级：不能经口进食，张口<0.5 cm。

（五）颞下颌关节活动障碍的护理

1. 健康宣教

指导患者放松心情，多说话，多唱歌等；在放疗初期、放疗中、放疗后坚持锻炼，即使发生张口受限只要合理锻炼，是可以恢复并且不影响今后生活质量。

2. 功能锻炼

张口运动、叩齿运动等。

七、听觉功能障碍

患者表现为听力下降或失聪、疼痛，与原发病、放疗等有关。

（一）听觉功能障碍的评估

根据 LENT/SOMA 的主观听力标准，将听力损伤分为Ⅳ级。Ⅰ级：轻微，不影响日常交流；Ⅱ级：经常性小声交流困难；Ⅲ级：经常性大声交流困难；Ⅳ级：完全性失聪。

（二）听觉功能障碍的护理

听觉功能障碍的护理包括：①选择患者最适合的声音进行交流，配合使用非语言沟通技巧，达到有效沟通。②健康教育指导患者不可自行掏耳等。保持耳部皮肤清洁，注意观察耳部分泌物，如有异常，及时报告医生并对症处理。③听力下降时，外出时注意专人陪伴，Ⅲ级听力下降时使用助听器。

八、颈部活动受限

颈部皮下组织弹性降低，皮下肌肉组织纤维化，导致颈部活动受限，严重者颈部转动困难，触摸感觉如触"石板"。

（一）颈部运动功能障碍的评估

根据 SOMA 肌肉/软组织放射性损伤分为 4 级。1 级：可发现纤维化，运动存在，无症状；2 级：≤20%肌肉受影响、运动有症状；3 级：>20%～50%的肌肉受影响，影响功能；4 级：>50%的肌肉受影响，不能运动，呈"冻结状"。

（二）颈部活动受限的护理

颈部活动受限的护理包括：①健康教育指导患者放松心情，在放疗初期、放疗中、放疗后坚持锻炼，可有效地预防颈部活动受限。②锻炼方法运转乾坤-头颈式锻炼方法。

九、鼻咽癌放疗康复操

鼻咽癌放疗康复操通过生物放松反馈训练、穴位按摩和放射区域相关功能锻炼，具有放松心情、舒展肌肉、拉伸韧带、活动关节、调理气血的作用，能使颞下颌关节和颈肩部活动度增加，有效地降低颞下颌关节功能障碍、颈部皮下组织及肌肉组织纤维化发生率。

（一）注意事项

1. 动作轻柔、拉伸适度，以舒适为准，能感受到肌肉的拉伸和放松，每天 3～5 次为宜。

2. 如有部分肌肉因放疗后纤维化受限，则要增加锻炼次数，可单独增加单部位的次数，速度宜慢，以拉伸到位，停顿几秒，感受拉伸的肌肉感觉，并以舒适为主。

3. 胸腰腹部有其他病变，如皮肤化脓性感染、急性炎症、慢性类症急性期或肿瘤等为禁忌，不能用力按压腹部。

4. 急性肌肉关节扭伤、急性颈脊椎病变、颈脊神经炎、局部皮肤病变影响锻炼者慎用。

（二）锻炼方法

1. 心平气和——放松式

此法可以减轻压力，放松心灵，肩颈部放松可利气血运行。

锻炼方法：①患者自由站立或坐在椅子上，目视前方，肩膀放松，两臂自然下垂；②用鼻子吸气（有鼻塞患者可用嘴吸气），扩张肺部，然后慢慢用嘴呼气，呼气时默念"松"字；③重复此动作 1～5 分钟。

2. 运转乾坤——头颈式

每个运动 20～50 下/次，3～5 次 1 天；如开始颈部活动受限，则增加到 50～200 下/次。

（1）低头、仰伸运动：①患者端坐在椅子上，肩膀自然放松，目视前方；②低头尽量将下颌骨靠近胸骨；③头部尽量仰伸，目视天花板。

（2）头部钟摆上仰运动：①患者端坐在椅子上，肩膀自然放松，目视前方；②目视前方，左耳向左肩部靠拢，头后仰，目视天花板，头部从左肩向右肩环绕，还原；③目视前方，右耳向右肩部靠拢，头后仰，目视天花板，头部从右肩向左肩环绕，还原。

（3）转颈运动：①患者端坐在椅子上，肩膀放松，目视前方；②肩膀不动，头部尽量向左转，目视左前方，还原；③肩膀不动，头部尽量向右转，目视右前方，还原；④重复以上动作。

（4）张口运动：方法如下。①端坐在椅子上，肩膀放松；②尽量将口张开，慢慢还原；③重复此动作 20～50 次；如患者张口受限，可增加锻炼次数，每次重复 100～200 次，并用软木塞做加强训练。

（5）叩齿运动：此法对牙齿有保健功能，能生津，按摩牙龈及固齿的作用，并可以锻炼咀嚼肌。方法：①自由地坐在椅子上，肩膀放松；②嘴唇微开，上下齿轻轻叩击 36 次。

3. 鹤舞翩翩——肩颈式

（1）耸肩运动：①患者站立，脚同肩宽（或端坐在椅子上）；目视前方，放松肩颈部肌肉；②左肩膀抬高接近耳部后还原，右肩膀抬高接近耳部后还原，双肩抬高接近耳部后还原；③右肩膀抬高接近耳部后还原，左肩膀抬高接近耳部后还原，双肩抬高接近耳部后还原；④重复以上动作 4～10 次。

（2）肩部旋转运动：①患者站立，脚同肩宽（或端坐在椅子上）；目视前方，放松肩颈部肌肉；②双肩关节向前做旋肩运动 2 次；③向后做旋肩运动 1 次；④重复以上动作 4～10 次。

（3）肩部内收、外展运动：①患者站立或端坐在椅子上，目视前方；②左手空拳或握矿泉水瓶，由肩部向上举，还原；③左手前臂以肘关节为轴心，握空拳或握矿泉水瓶向下转 180°，垂直地面，还原；④左手空拳由胸前至右肩部，由上向下画圆至身体左侧部；⑤两手小腹前交叉，左手向左方向向上画圆、右手向右方向向上画圆，两手至头顶上方交叉，还原；⑥换另侧手进行上举、外展运动；⑦重复以上动作 4～10 次。

（4）肩关节放松运动：①患者站立，脚同肩宽或端坐在椅子上，目视前方，放松肩颈部肌肉；②双臂在身体两侧前、后平甩；③重复以上动作 4～10 次。

4. 顺水推舟——腰腹式

此法可以调理胃肠功能，促进胃肠蠕动，减轻腹胀，改善便秘，增加食欲；坚持按摩肾俞穴，增加肾脏的血流量，改善肾功能；温暖后腰部可以促进睡眠。

方法：①患者站立，脚同肩宽，目视前方；②用右手大鱼际从剑突向下摩至肚脐上方 8～10 次；③以中脘穴为中心，用右手掌力顺方向摩腹 20～100 次，逆方向摩腹 20～100 次；④轻敲腹部大横穴 20～100 次（大横穴定位：位于人体的腹中部，距脐中 4 寸）；⑤将两手搓热，放至后腰肾穴按摩 20～100 次（肾俞穴定位：位于腰部，当第 2 腰椎棘突下，旁开 1.5 寸），还原。

5. 心平气和——放松结束式。

● 第二节　喉癌患者的护理

喉为人体的发音器官，兼有呼吸及感觉功能。喉的黏膜为上呼吸道的复层鳞状上皮，受外界刺激易于发生癌变。一旦患了喉癌就会影响患者的发音、呼吸及吞咽功能。

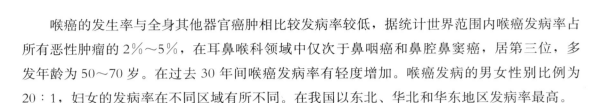

喉癌的发生率与全身其他器官癌肿相比较发病率较低，据统计世界范围内喉癌发病率占所有恶性肿瘤的 2％～5％，在耳鼻喉科领域中仅次于鼻咽癌和鼻腔鼻窦癌，居第三位，多发年龄为 50～70 岁。在过去 30 年间喉癌发病率有轻度增加。喉癌发病的男女性别比例为 20∶1，妇女的发病率在不同区域有所不同。在我国以东北、华北和华东地区发病率最高。

一、病因及危险因素

1. 吸烟

许多动物实验研究显示，乙醇和烟草与喉癌的发生有关。几乎所有的声带癌患者都是吸烟者。一般来说，88％～98％的喉癌患者是吸烟者，50％的患者吸烟超过 20 支/d，吸烟一天超过 2 包者其患喉癌危险性是常人的 13 倍。许多研究者已报道人喉上皮组织恶变与烟草有关。

2. 饮酒

乙醇被认为与致癌物有关。有人认为乙醇、烟草、饮食、口腔的卫生与恶性病变的发生有关，至于其明确的原因及过程尚不清楚。据报道，普通饮酒者和酗酒者的喉癌危险性分别为不饮酒者的 2.0～5.6 倍。对于既吸烟又饮酒者，喉癌发生的危险率增加了 25～50 倍。

3. 饮食及维生素缺乏

资料表明，维生素 A 和维生素 C 摄入量较低时，喉癌的发生率分别较正常人增加 3.0 倍和 2.5 倍。

4. 电离辐射

长期的射线暴露与继发的鳞状细胞癌有关。

5. 病毒感染

近年来研究表明，喉癌与单纯疱疹感染有关。喉乳头状瘤通常是一个良性病变过程，但最近研究发现大约有 2％可转化成鳞状细胞癌，恶性转化时间为 15～20 年。还有研究发现，发生喉乳头状瘤的患者，平均随访 10 年后，有 21％的患者在原来病变部位或呼吸道、消化道其他部位发生鳞状细胞癌。近年来，对于肿瘤研究进展是关于肿瘤基因的研究，特殊肿瘤基因已被认知。在头颈部恶性肿瘤中频繁地发现 p53 的异常表达，尤其在早期的癌前病变。

其他因素如解剖发育畸形、化学因素、环境因素等都有可能诱发喉癌。

二、临床症状与表现

喉癌常见症状为：声嘶、呼吸困难、吞咽困难。咳嗽。其他症状包括咯血、体重减轻、口臭、颈部水肿、淋巴结肿大和颈部肿块。

三、检查诊断

1. 喉癌的诊断

为避免对喉部不完全检查而造成漏诊的危险，临床诊断首先取决于常规的喉部检查。早期诊断、及时治疗是提高喉癌治愈率的关键。

（1）声门上型：发病率约占 30%，早期觉喉部异物感，咽部不适，侵及声带则有声嘶、呼吸困难，晚期。该肿瘤发展快，易向颈深上组淋巴结转移。

（2）声门型：约占 60%，渐进性声嘶，阻塞声门，有喉喘鸣和呼吸困难，晚期有血痰。不易向颈淋巴结转移。

（3）声门下型：约占 6%，早期可无症状，以后发生咳嗽、血痰，阻塞声门下区有呼吸困难。

（4）颈部扪诊：颈部是否对称，特别是吞咽时，颈淋巴结扪诊。

（5）仔细检查口腔、口咽、鼻咽和舌根有无溃疡、新生物等异常。

（6）喉镜：直接喉镜、间接喉镜和纤支喉镜。声嘶超过 4 周，年龄超过 40 岁；或咽喉不适、异物感、喉痛的患者，均需做喉镜检查。喉镜下见肿瘤呈菜花样、溃疡状、结节状或包块状等。早期声带可运动，以后声带受限或固定。

（7）影像学：X 线，CT 和 MRI。

（8）活检：必要时取活检。活检是确诊喉癌的主要依据，对于临床症状可疑而活检阴性者需反复进行活检。

2. 喉癌的鉴别诊断

（1）喉结核：早期喉癌多发生于声带前 2/3，喉结核多位于喉的后部，表现为喉黏膜苍白水肿，伴多个浅表溃疡。主要临床表现为声嘶和喉痛。肺部 X 线摄片，痰液结核分枝杆菌培养有助诊断，但最终仍需活检确诊。

（2）喉乳头状瘤：外表粗糙，呈淡红色，需行活检鉴别。

（3）喉梅毒：病变多位于喉的前部，黏膜水肿，常有梅毒瘤和较深的溃疡，组织破坏，愈合后瘢痕收缩粘连。患者声嘶有力，喉痛较轻，康华反应阳性，活检可以证实。

此外，还须与喉角化、黏膜白斑、接触性溃疡等进行鉴别。

四、治疗原则

喉癌最主要的治疗是放疗和手术。对 T1 病变用放疗或手术在国外 5 年生存率相等，约95%。T1~T4 随病变发展放疗效果逐步下降，难与外科手术相比。喉癌 T2 病变是部分喉手术最好的适应证，5 年生存率可达 80％，95％患者可完整保留喉功能。T3、T4 中有相当部分患者可以用功能保全性手术来治愈。国内已有报道 5 年生存率为 60％～70％，约 80％患者可以保全喉功能。

1. 放疗

放疗是当前喉癌治疗的重要手段之一。它能较好地保存喉的功能，但长期疗效不及手术切除。有资料表明，声门癌 T1 的外放疗与手术效果相当，5 年生存率达 80％～100％，其他各型喉癌手术的疗效均高于放疗。术前放疗或术后放疗结合手术对于晚期喉癌可提高生存率。

2. 手术治疗

（1）直接喉镜下手术：适用于较小的肿瘤或原位癌。

（2）部分喉切除术：切除肿瘤及部分喉结构，保持正常或部分生理功能。根据不同的肿瘤分期手术类型有：①喉裂开声带切除术。适于早期声带癌。②喉垂直部分切除术。适于 T2、T3 的声门型喉痛。③喉声门上水平部分切除。声门上型喉癌。④联次全切除术。T3、T4 喉癌可以保留喉功能的。⑤喉近全切除术（pearsen 术式）。保留喉功能但不能拔管。⑥全喉切除。术后不能发音，终身带管。一般是晚期喉癌患者。⑦重建型喉切除术包括。环状软骨舌骨会厌固定术（CHEP）和环状软骨舌骨固定术（CHP）。

（3）有关淋巴结问题：1960 年 Geoge Crle 提出"根治性颈淋巴结清扫术"经过逐步完善，颈淋巴结清扫术达到标准化。该术式在明显提高头颈部肿瘤的治疗效果的同时，也给患者带来了严重的并发症及后遗功能障碍。随着医疗实践的深入，不少学者发现不是所有的头颈部肿瘤都需要实行根治性淋巴结清扫术，为此提出了行改良颈清扫、择区性颈清扫术。对于喉癌，常见Ⅱ～Ⅳ区颈淋巴结转移，声门下受侵可见Ⅵ区淋巴结转移，Ⅴ区淋巴结转移较少。一般认为，淋巴结直径＞3 cm，或有包膜侵犯的颈部转移癌，应行根治性颈淋巴结清扫术，而对于转移淋巴结直径＜3 cm，无包膜侵犯的颈部转移癌，可行区域性颈清扫术。

五、护理诊断

1. 焦虑

与担忧疾病的治疗效果有关。

2. 低效性呼吸形态

与呼吸通道的改变有关。

3. 潜在并发症

出血、咽瘘、肺部感染、呃逆、乳糜漏等。

4. 知识缺乏

缺乏与术后自我护理、功能锻炼等相关知识。

六、临床护理

喉癌术后患者呼吸改道，语言沟通障碍和佩戴气管套管等引起自我形象受损，出院后需要长期带管、面临失声困扰及社会交往受限。

（一）语言沟通障碍

喉切除术后患者失去喉，没有发音器官，存在语言沟通障碍。

1. 语言沟通功能评估

根据喉癌患者手术方式、发音重建术的效果评估，采用听距法评定语言障碍，将语音障碍分为四级。Ⅰ级：讲话清，音量大，音质好，相距 5 m 能对话；Ⅱ级：讲话清，音量略小，音质满意，相距 3 m 能对话；Ⅲ级：讲话嘶哑，音量小，相距 0.5 m 能对话；Ⅳ不能发音。

2. 语言沟通障碍康复护理

（1）术后语音训练：喉癌术后语音训练由简单到复杂，难度逐层递增，先教会患者发音，用手堵住套管口，全喉患者训练语音时一只手按住气管造瘘口，使声音集中，从单音节字开始练习发音，逐渐增加到双音节字。也可先读数字，然后再过渡到词组、短句、自然交流或对话，直至完全掌握发音方法，指导患者语音训练要反复练习，努力提高发音清晰度及响亮度，教会患者将呼吸与发音配合协调，逐步纠正发音所出现的漏气现象。语音训练首先建立信心，训练到一定程度后，将要讲的话事先准备成稿，可开始和亲朋好友交流，因为他们了解患者情况必定会很耐心地倾听和鼓励，以增强患者信心，这样也可提高讲话水平。对发音效果不佳者，也可指导其使用非语言技巧，如用写字板、读口型或手势等，指导患者学会正确发声，能用简单的手语、纸、笔与外界进行信息和情感交流。

（2）食管言语训练：食管发音的原理是患者经过训练，将空气咽入食管，一定量的空气储存在食管内，在气体未进入胃之前，借助胸内压力，运用环咽肌的收缩，缩小的食管上端和下咽部的黏膜形成振动源，以嗳气的形式使振动源发生振动而产生基音，经构音器官的加工就可以形成语言，即食管音。食管发音被认为是无喉者交流的最佳方法，也是全喉切除术后恢复发音最便捷的方法，患者先学习控制主动吸入食管的空气使其慢慢嗳出，学习将空气吞咽入食管中，会随意贮气后，再要练习如何有效地控制缓慢放出空气。食管音由于食管入口面积变化不大，所以发出的基音较低且音量亦很小。当能控制嗳气后，可制订好发音计划，先练习元音字母，然后向两侧运动发"Yi"音，也可练习数数字，由说 1 个数字到说 2

个数字，通过张口、闭口动作促进口唇肌肉运动。当患者能够单字发音后，开始训练如吃饭、喝水等生活用语，以提高发音清晰度。掌握食管发音的时间因人而异，练习食管发音需要耐心与毅力，通常食管发音训练要经过半年至一年的刻苦训练才可说话自如，正常与人交流。辨别正确的食管音方法是用手轻贴颈部食管振动部，同时做打嗝动作，若手指感觉有振动则说明已发出了食管音。同时也可以通过不同的方式练习减低食管发音的弊端，比如用打电话练习发音，因为口与话筒的距离较近，声音比较集中，可以弥补食管发音低、音量小等缺点。

（3）安装人工发音装置：电子人工喉是一种有各式型号的手握式装置，它的发音原理是将电子喉的末端放于患者颈部，利用气管内气体的振动，使体外人工发音装置发音，再经构气管加工成语音。电子喉发音成功的关键是选择最佳位置的传音点，一般选择皮肤柔软、没有瘢痕及肿胀组织的地方，舌骨宽颈上部和面颊部是首选地方。电子人工喉具有发声方面单、使用方便、易学易懂、清洁卫生、重新发声讲话成功率高、噪声比较低、基本上能满足需交流要求等优点，也是国际上最流行的发声康复方法。新电子人工喉结构轻巧、功能完、声音质量改善，因而使患者讲话更清晰，噪声更小。

（二）呼吸适应功能障碍

喉癌术后患者改变了上呼吸道通气途径，在颈部瘘口进行呼吸，导致部分患者术后出现呼吸适应障碍。

1. 呼吸适应功能评估

根据患者术后经颈部瘘口呼吸的适应程度，是否出现呼吸困难以及出现呼吸困难的程度来选择方便、可行的呼吸困难的评估工具，如改良呼吸困难量表、博格（Borg）量表，Borg 量表是在图形等级量表的基础上进行改良的测量方式，由受测试者指出目前呼吸不适所处的状况分数，以气短为例，0 分，无气短；0.5 分，非常轻微气短，仅能观察到；1 分，非常轻气短；2 分，轻微气短；3 分，中等气短；4 分，较重气短；5 分，严重气短；6～8 分，非堂严重气短；9 分，非常非常严重；10 分，极严重气短。

2. 呼吸适应功能障碍康复护理

（1）单纯放疗患者，可因肿瘤压迫或喉水肿，而引起呼吸不畅，甚至窒息，随时备好气管切开包，吸痰器及氧气等急救措施。

（2）喉癌术后保持气管切开处畅通是关键，气管切开后改变了正常的呼吸生理机制，失去了鼻、咽、喉三大器官对外界空气的加温、加湿和净化作用，易致气管堵塞、呼吸道感染等并发症。因此应加强护理，术后 24～48 小时内需及时抽出气管周围血液、渗液及气管分泌物，保持呼吸道通畅，防止窒息。

（3）及时吸净呼吸道分泌物：根据患者有无呼吸困难、痰鸣音、肺部啰音等情况给予吸痰。

（4）保持室内空气新鲜、温度及湿度适宜：室内可用湿化器或地面洒水等方法，以保持适宜的温度（22 ℃左右）和湿度（75％以上），气管切开套管口遮盖生理盐水湿纱布，用以阻挡尘埃及湿化空气。

（5）根据分泌物的多少、黏度及呼吸情况，每天定时清洗和消毒内套管。

（6）注意湿化气道：遵医嘱定时经套管滴入药液、雾化吸入等，也可采用持续气管内泵全腰滴液，让化痰药物均匀滴入气管内，以稀释痰液便于咳出。

（7）防止套管滑脱：指导患者及家属不得自行拔管，避免体位变换过于频繁。护理人员经常检查套管的位置，两侧纱布带固定应合适，以杜绝套管滑脱的发生。

（三）吞咽功能障碍

喉癌患者术后拔出胃管后进行吞咽时，往往会出现呛咳，导致进食不顺畅。

1. 吞咽功能评估

可根据患者的具体情况来选择适当的评估工具，常见的评估工具有：

（1）洼田饮水试验（Kubota water swallowing test）：1982 年由日本学者洼田俊夫提出，为最经典的吞咽障碍筛查评估量表。通过观察患者喝 30 ml 水后的反应，将吞咽障碍分为 5 级。Ⅰ级：无呛咳，次喝完；Ⅱ级：和呛咳，两次以上喝完；Ⅲ级：一次喝完，但有些咳；Ⅳ级：两次以上喝完，有呛咳；Ⅴ级：呛咳不断，难以全部喝完。

由于此评估量表操作简单、应用成熟，培训过的医护人员均可使用，目前在国内外临床上广泛应用。对于其只能反映液体误吸且不能发现隐匿性误吸、过度依赖患者主观感受等不足，可通过联合其他评估工具来提高其信效度。

（2）电视 X 线吞咽功能检查（video fluoroscopic swallowing study，VFSS）：为目前公认的诊断吞咽障碍的金标准，同时能量化吞咽功能和吞咽障碍程度，为治疗方案提供科学依据。检查方法：让患者试吞服泛影葡胺 10 ml，若无明显误吸，再吞服泛影葡胺60 ml，在透视下观察咽部活动及食管蠕动、收缩的程度和速度，以及泛影葡胺流动的方向、梨状隐窝及会厌谷的残留物等细节；若有误吸，则立即停止检查。VTSS 需要将患者转运到放射科检查，并要求具备一定的体力，对机械通气的重症患者而言，适用面较窄，不能作为常规吞咽障碍检查方法。

（3）标准吞咽功能评估量表（Standardized Swallowing Assessment，SSA）：包括两步。第一步进行临床检查，条目包括：意识水平、头部和躯干的控制、呼吸、唇的闭合、软腭运动、喉功能、咽反射和自主咳嗽。第二步让患者依次吞咽 5 ml 水×3 次，无异常再喝 60 ml

水，观察有无喉运动、流口水、呛咳、发声异常如湿性发音等情况。若两步中任何一个条目出现异常则认为患者 SSA 筛查阳性，提示存在误吸风险。量表得分为 18～46 分，分数与吞咽功能成反比。国内外研究结果都表明，此量表能对误吸风险和吞咽障碍程度进行有效预测，为下一步的护理措施提供科学依据，是一项有价值的评估工具。

2. 吞咽功能锻炼

从喉咽黏膜基本恢复时开始，鼓励患者每隔 3 小时做吞咽动作，吞咽时可将少量唾液缓慢下咽。同时进行吞咽功能的训练：吞咽时喉上提、呼吸暂停，使喉入口关闭，食管与呼吸道分开，以促进吞咽功能的恢复。早期活动可帮助吞咽肌群尽早恢复。待患者完全经口进食进水无呛咳时，可拔除鼻饲管。注意防止因喉功能不良导致的呛咳，使患者对进食形成畏惧心理而影响吞咽练习。

（四）心理社会障碍

患者表现为对疾病及语言沟通障碍、呼吸适应障碍、吞咽功能障碍的恐惧和焦虑。

1. 心理社会评估

评估患者有无痛苦、抑郁、焦虑等心理障碍等；评估患者的人际关系与环境适应能力；评估患者对疾病的认知以及对疾病的态度，对手术方式、手术效果、术后暂时或永久性失声的知晓度。评估患者的社会支持系统是否健全有效。

（1）心理痛苦评估：通过心理痛苦温度计和问题列表进行肿瘤患者心理状况的筛查。心理痛苦管理筛查工具（distress management screening measurement，DMSM）用于评估患者心理痛苦度及相关因素，包括两个部分心理痛苦温度计（distress thermometer，DT）和心理痛苦相关因素调查表（problem list，PL）。

1）心理痛苦温度计量表（DT）：以 0～10 刻度数字代表心理痛苦程度，0 表示无心理痛苦，10 表示极度心理痛苦。指导患者在最符合他近一周所经历的平均痛苦水平的数字上做出标记。国外对 DT 的测量学评估显示将分界点定为 4 分，能够得到最好的敏感度和特异性，NCCN 指南将"显著心理痛苦"的标准定为：DT 得分≥4 分者为显著心理痛苦。对DT≥4 分的患者应用 SDS、SAS 评估工具进行再评估，医护干预效果较差的患者，由心理治疗师及精神专科医生进行诊断性评估。

2）心理痛苦相关因素调查表（PL）：包括实际问题（6 个条目）、交往问题（4 个条目）、情绪问题（9 个条目）、身体问题（20 个条目）及精神宗教信仰问题（1 个条目），共 5个因子 40 个条目。每个条目需要患者根据自己情况填写"是"或"否"，"是"代表引起心理痛苦的相关因素。

（2）焦虑和抑郁：通过焦虑、抑郁、灵性等量表评估进行评估。

（3）生活质量评价：可采用健康调查简表、圣·乔治医院呼吸问题调查问卷、欧洲癌症研究和治疗组织的生活质量核心量表等进行评估。

2. 心理社会功能康复

全喉切除后，在一段时间内会失去部分或全部的发音功能，患者因失语无法用言语来表达自己的行为和意愿，与外界沟通发生障碍，患者常表现出情绪低落、悲观、烦躁、易怒，或听天由命的心理，丧失主观能动性，甚至产生轻生念头。医护人员应主动关心，及时了解患者的需求和心理状态，并教会和鼓励患者用手势或书面形式表达自己的意愿和要求；动员家属积极与医院、医护人员配合，减轻患者的心理压力；在恢复期积极鼓励患者参加适量的集体活动，为其提供一个相互交流彼此支持的环境，使其逐步回归社会。

●第三节 口腔癌患者的护理

口腔的解剖概念有广义与狭义之分，后者系专指固有口腔而言，即包括牙、牙龈、唇内侧黏膜、前庭沟、颊黏膜、舌体，以及口底诸解剖结构在内，前者还包括唇红黏膜以及口咽部（内含舌根、扁桃体、咽侧观后望区和软腭）诸结构在内。按严格的解剖学概念，口腔与口咽部系以咽门（为由硬腭后缘、咽前筑及舌轮廓乳头所形成的一个环形分隔带）为界，其前部为口腔，后部分属口咽。

一、病因及危险因素

1. 烟酒嗜好

吸烟致癌特别是导致口腔癌、口咽癌和肺癌几乎已被公认。嗜咽的人不仅易患口腔癌，而且在癌肿被治愈后如继续吸烟，则发生第二原发癌的机会也大大增加。喝酒可以增加发生口腔癌的相对危险性，其发生率可随饮酒量的增加而上升。

2. 紫外线与电离辐射

电离辐射引起的癌变的原理目前还不完全清楚，有以下几种看法：①放射线引起 DNA 结构的改变；②激活了局部潜伏的致癌病毒；③激活了被抑制的肿瘤基因。

3. 慢性刺激与损伤

人们早就发现，在锐利的牙蜡、残根以及不良修复体的相应部位，经长期刺激后有发生腐变者，尤其常见于舌癌及颊黏膜癌。在口腔内，由于口腔卫生等关系还常常伴有慢性炎症的存在。长期慢性炎性刺激，再加机械性损伤可能成为促癌因素。

4. 生物学因素

生物学致癌因素主要是病毒。

5. 营养因素与肝功能紊乱

实验证明，缺乏维生素 A 及维生素 B_2 的动物，易被化学致癌物诱发肿瘤，包括口腔癌、皮肤癌以及涎腺肿瘤；补充维生素 A 或维甲酸可减少或阻断肿瘤的发生，维生素 B_2 缺乏也可以引起一系列的上皮组织病变，从而可提高其对致癌物的敏感性。

临床及实验研究都已经注意到肝功能紊乱与口腔癌的发生有一定关系。国内外有报道、口腔癌患者有肝硬化的比例近 60%。在同样局部条件下诱发口腔癌，有肝损伤的动物比无肝损伤的动物的发癌潜伏期要短，发癌机会也要高出 3 倍。

6. 机体免疫状态

目前大都承认，机体抗癌的免疫反应是通过免疫监视作用来实现的。如果机体出现了免疫缺陷，则可逃避免疫监视，从而使肿瘤发生和发展。临床上，癌肿多见于中老年人。据测定，40 岁以后血液中胸腺素浓度就开始降低；50 岁以后皮肤迟发变态反应性下降；70 岁以上老人的血循环内 T 淋巴细胞绝对计数明显减少。

7. 医源性致癌

医源性致癌主要指放疗及化疗致癌。

二、临床症状与表现

1. 疼痛

是口腔癌最常见的症状。

2. 麻木

牙龈癌肿瘤侵犯颊神经时，可出现下唇麻木。

3. 牙齿松动

牙龈癌发展过程中使牙槽逐渐破坏，引起牙松动。

4. 语言不清

舌或舌底癌使舌下神经受侵犯，舌肌瘫痪，引起语言不清。

5. 吞咽困难

肿瘤逐渐长大可使舌体活动受阻或固定，引起吞咽困难。

6. 呼吸困难

肿瘤组织过大阻塞鼻、咽、喉引起呼吸困难。

7. 发热

晚期肿瘤溃烂，继发感染，引起患者发热。

三、检查诊断

口腔位于浅表部位，张口直视即可见。一旦出现肿瘤病变，诊断不困难。口腔癌的生长主要表现为 3 种类型，即浸润型、外生型和溃疡型。晚期病变则难以截然区分，有时 3 种类型同时存在，但以其中的一型为主。最容易误诊的是浸润型口腔癌，应同时行触诊。触诊不但可以协助诊断，而且有助于了解病变波及的范围。对溃疡病变常常需要短期观察其发展情况，以及对症治疗后能否好转。活检病理诊断为确诊的依据。

四、治疗原则

目前认为除早期及未分化癌外，均以外科手术治疗为主，或采取以外科为主的综合疗法。

（一）外科治疗

1. 原发灶的处理

除早期较小的肿瘤可以在口内进行手术外，一般均须要切开上、下唇以充分暴露手术野。癌肿无包膜浸润性生长，手术中应避免挤压导致癌肿脱落发生种植，一般用电刀沿肿瘤边界 1～1.5 cm 外切除肿瘤。术中注意无瘤操作。较晚的口腔肿瘤术后往往造成缺损畸形及功能障碍，因此需一期修复及器官重建，修复方式有：带蒂皮瓣、肌皮瓣和血管吻合游离皮瓣、肌皮瓣及骨肌皮瓣等。

2. 区域淋巴结转移的处理

口腔鳞状细胞癌常发生颈部淋巴结转移。只处理原发病灶不考虑淋巴结转移及处理，对口腔癌来说是不完善的治疗。颈淋巴结转移癌的处理主要是手术治疗，即施行颈淋巴组织清扫术。

（1）按手术性质分为：①治疗性颈淋巴清扫术。适用于临床 N1～N3 病例；②选择性颈淋巴清扫术。适用于临床 N0 病例。

（2）按手术术式分为：①根治性颈淋巴清扫术；②功能性颈淋巴清扫术；③扩大根治性颈淋巴清扫术。

（二）放疗

放疗与外科治疗同为口腔癌的根治手段。

（三）化疗

化疗可用于晚期或复发病例的姑息治疗；亦可作为综合疗法与手术或放疗相结合，称为辅助化疗；如用于手术或放疗前称为诱导化疗，又称新辅助化疗。也可以与其他疗法相结合，诸如：与免疫治疗相结合时称为免疫化疗；与热疗相结合时则称为热化疗。

1. 全身化疗

常用的药物有：平阳霉素、博安霉素一类，铂类如：顺铂、奈达铂等，紫杉醇。一般采用多药联合化疗。

2. 区域性动脉化疗

区域性动脉化疗系列用肿瘤所在的解剖位置。通过动脉内插管进行化疗药物灌注的一种化学疗法。Frenckman、Donegan 等报道头颈部癌区域性动脉化疗的有效率达 44.9%～46%。严格选择适应证（包括原发癌部位及局部扩展情况等）和对静脉给药疗效不佳，缺乏特殊有效药物的情况下，动脉给药能显著提高疗效，作为手术前辅助性化疗，仍不失为一种可被选用的方法。

3. 口腔鳞状细胞癌的辅助性化疗

辅助化疗主要用于术前，即诱导化疗或称新辅助化疗。目的有两个方面：一是缩小肿瘤，降低肿瘤的活性，为手术根治创造条件；二是希望提高远期疗效。

（四）其他治疗

免疫化疗、中药治疗、冷冻疗法、激光疗法、高温加热疗法多用于早期浅表的口腔癌与晚期不能手术的复发癌的姑息治疗。

五、护理诊断

1. 知识缺乏

缺乏与治疗配合和康复锻炼相关知识。

2. 恐惧/焦虑

与担心疾病治疗效果有关。

3. 低效性呼吸形态

与呼吸通道的改变有关。

4. 潜在并发症

潜在并发症有皮瓣坏死。

六、临床护理

（一）口腔护理新理念

1. 人性化服务理念

口腔癌手术后，护理人员在为患者行口腔护理时除了考虑护理的效果外，要注重人性化服务，关注患者口感和视觉舒适的感受。以往口腔护理忽视了患者的口感需求，如等渗盐水味咸，会引起口腔干燥，加重患者不适；过氧化氢溶液是口腔溃疡、口臭的常规用药，但易损伤黏膜，口感差，一些患者拒绝使用；聚维酮碘、呋喃西林、高锰酸钾等护理液的颜色深，部分患者难以接受，甚至拒绝护理。而目前使用的一些新型口腔护理液外观颜色适宜，口感较好，且剂型也发生改变，有喷剂、膏剂，患者比较容易接受；冷疗具有消肿止痛作用，口腔护理时采取冷疗法能减轻术后切口疼痛，提高患者舒适度。

2. 重视口腔环境的护理理念

目前，口腔护理理念不仅是杀有害菌，还要保正常菌，减少切口刺激、疼痛，保护口腔黏膜，维持口腔 pH 值在 6.6～7.1。金黄色葡萄球菌适宜 pH 环境偏碱性（pH 值 7.0～7.5），白念珠菌的适宜 pH 环境偏酸性（pH 值 3～6）。有学者强调，在口腔护理操作前测定患者口腔 pH 值，针对测试结果调节，使口腔 pH 值控制在合适范围，提高杀菌、抑菌效果，降低口臭的发生及真菌感染。喉癌术后用 2％碳酸氢钠改变口腔 pH 值，再联合漱口液进行口腔护理，口臭和切口感染率显著降低，研究提示，2％碳酸氢钠不易使口腔达到所需 pH 值，而且很不稳定，所以不必人为地对护理液进行调整，重要的是帮助患者建立生理的口腔清洁功能，或直接选用有针对性的杀菌药液。口腔癌术后有利口腔黏膜表面微生物的繁殖，特别是真菌和厌氧菌，应用防御素抗菌、抗真菌和抗病毒同时诱导获得性免疫功能，将机体的先天免疫和获得性免疫相互连接起来，对维持口腔生态平衡起着重要作用。

3. 个体化护理理念

考虑到美容，手术切口尽可能在口内，为了保护口腔的功能，组织缺损修复得到临床广泛重视。护理人员在术后口腔护理时，护理方法、护理液种类及温度都应根据患者的手术范围、切口位置、口腔大小、有无皮瓣修复和假体植入、引流及患者的整体情况进行个体化选择。有皮瓣修复时，口腔护理前检查皮瓣的存活情况；进行口内切口护理时，用等渗盐水纱布将口内渗出物、分泌物裹出，然后用漱口液冲洗；舌癌术后患者吞咽功能受损，口腔冲洗前先帮患者舌体缩回口内，嘱其舌体试行活动（上翘、左右摆动等），待其舌体活动度稍见灵活时吸净口腔内痰液再行口腔冲洗。

（二）护理方法的改进

1. 常用口腔护理方法

传统的口腔护理方法是棉球擦拭法，近 10 余年，出现了冲洗法、含漱法、刷牙法、牙膏法、手指缠绕纱布擦拭法等。口腔擦拭法用于意识不清患者，缺点是暴露不完全。目前临床应用较多的是口腔冲洗法，能较好地清除切口分泌物和坏死组织，国内对冲洗法和擦拭法意见不一，国外研究认为单纯的口腔泡沫棒只能清洁口腔、刺激黏膜组织而不能有效去除牙菌斑。近几年，一些新型的口腔护理用具问世，如电动牙刷、三面牙刷等，临床应用有一定效果，但还缺少评价。

2. 多种方法结合行口腔护理

针对口腔癌术后呼吸道分泌物多、排痰困难等特点，多数学者主张将冲洗、吸引、化痰、擦拭等多种方法结合，以提高口腔护理的效果。用边冲洗边吸引的方法进行颌面部手术的口腔冲洗，80％切口在 1 周愈合，10 天内全部愈合；对颌面部术后患者先行口腔擦洗，再采用氧化电位水间断口腔喷雾法，既达到彻底冲洗的作用，又湿润口腔，而且该方法具有强力、速效、持续杀菌的作用。对口腔癌术后患者先用口腔镜暴露口腔，再边冲边吸，负压不宜过大，动作轻柔，避免碰到切口。

（三）口腔护理液的发展

1. 常用护理液

等渗盐水是最常用口腔护理液，但单纯用等渗盐水行口腔护理时，口臭发生率为 40％左右，口腔感染率为 27％；观察不同温度的等渗盐水对口腔癌移植皮瓣血液循环的影响，发现 35 ℃～43 ℃等渗盐水进行口腔护理，可促进口腔移植皮瓣局部血液循环，进一步研究得出，接近口腔温度（35 ℃～38 ℃）的等渗盐水更有利于移植皮瓣的恢复。碳酸氢钠可以溶解黏液和口腔碎屑，清洁口腔，改变口腔 pH 值，降低口腔感染率。0.5％聚维酮碘杀菌效果不受 pH 值影响，具有较强的氧化作用，对细菌、芽孢、真菌和病毒都有很强的杀灭能力。

高于 0.2％醋酸氯乙定（洗必泰）及 3％过氧化氢溶液，目前广泛应用临床。多项研究证明氯乙定的消毒效果好、持续时间长、明显降低口腔致病菌，国外研制的 0.12％无醇氯乙定溶液与 0.2％含醇氯乙定溶液的抗菌效果一致，且不会使黏膜干燥。呋喃西林液无味，抗菌谱较广，敏感菌不易产生耐药性，与其他抗生素无交叉耐药性，对黏膜无刺激，有较好的控制黏膜感染作用。

2. 新型护理液的应用

（1）西药类的护理液：目前多采用复方制剂，从杀菌、保护黏膜、口感多方面考虑，效果更好，患者易接受，如口康漱口液，成分主要为甲硝唑、葡萄糖酸氯己定溶液、薄荷脑、乙醇、甘油、食用香精（香蕉型）等；

（2）中药类的护理液：大量临床资料报道，口腔护理液已不局限于西药，如含有甘草、茶多酚成分的益口含漱液和口灵含漱液、苦丁茶液、"舒爽"等中药口腔护理液，杀菌抑菌的同时具有清热解毒、提高免疫力、口气清新的作用。针对氯己定有着色的副作用，会引起口腔的炎症反应，用抗变色的氯己定在口腔术后患者应用，既可保证消毒效果又不会引起牙龈炎、切口炎症、肉芽组织形成；或用氯乙定的其他剂型如胶剂、喷剂，可以降低氯乙定洗剂的副作用，更好地达到局部治疗、靶向治疗的目的。喷剂对口腔术后患者的护理效果更好，靶向治疗的效果好于洗剂和胶剂。临床应用的唾液替代品（口腔平衡液），不仅能润滑口腔、保护口腔黏膜、减轻口腔干燥，而且有抗菌作用，提高口腔免疫力，维持口腔生态平衡。

● 第四节　甲状腺癌患者的护理

甲状腺癌较常见，占人体全部恶性肿瘤的 $0.2\%\sim1\%$。女性多于男性，男女比例为 $1:(2\sim4)$，发病年龄一般为 $21\sim40$ 岁，以 40 岁左右中年人居多。统计资料表明，发病年龄与病理类型相关，20 岁以下者 $70\%\sim80\%$ 为乳头状癌，而高龄患者中低分化癌较常见。

一、病因及危险因素

甲状腺癌的病因尚不明了，在临床实践中，认为甲状腺癌的发病可能与下列因素有关：①与接受放射线照射有关。放射线对人类，尤其是对儿童、青少年有明显的致癌作用。②与良性甲状腺病变有关。如甲状腺腺瘤和结节性甲状腺癌肿可以癌变。③与内分泌紊乱有关。甲状腺乳头状腺癌与垂体所分泌的促甲状腺激素（TSH）关系较为密切。④与遗传有关。甲状腺癌的发生可能与遗传有关，如甲状腺样患者有家族史倾向，可能与染色体遗传有关。

二、临床症状与表现

1. 甲状腺肿大或结节

为常见症状，早期发现甲状腺内有坚硬之结节，可随吞咽上下移动。

2. 压迫症状

当肿瘤增大到一定程度时，常可以压迫气管，使气管移位，并有不同程度的呼吸障碍症状。当肿瘤侵犯气管时，可产生呼吸困难或咯血；当肿瘤压迫食管，可引起吞咽障碍；当肿瘤侵犯喉返神经时，可出现声音嘶哑。

3. 颈淋巴结肿大

当肿瘤发生淋巴结转移时，最常见部位是颈深上、中、下淋巴结，该处可摸到肿大淋巴结。

三、检查诊断

1. 临床检查

如有下列表现者，应考虑为甲状腺癌：①男性与儿童患者，癌的可能性大，儿童期甲状腺结节 50% 为癌，应提高警惕。②甲状腺癌、结节性甲状腺肿等可渐变成为甲状腺未分化癌，肿物可短期内突然增大。但应注意良性甲状腺囊性瘤可并囊内出血，也可表现为短期内突然增大，应注意鉴别，作进一步检查。③产生压迫症状，如声嘶或呼吸困难。④肿瘤硬实，表面粗糙不平。⑤肿瘤活动受限或固定，不随吞咽上下移动。⑥淋巴结肿大。某些病例淋巴结穿刺可抽出草黄色液体。

2. 穿刺细胞学检查

目前多使用细针穿刺活检，原发灶或颈部淋巴结的穿刺活检常可得到确诊。

3. X 线检查

颈部正侧位片，可显示甲状腺肿瘤内钙化（砂粒体）或气管受压和移位情况。吞钡检查，有助于了解食管是否受累。

4. B 超检查

对早期甲状腺癌的筛选有一定特异性。

5. 甲状腺蛋白测定

血中甲状腺球蛋白（Tg）的含量可异常增高，通过免疫法测定 Tg，对甲状腺癌的诊断有一定帮助。

四、鉴别诊断

应与下列疾病相鉴别：①甲状腺腺瘤；②结节性甲状腺肿；③亚急性甲状腺炎；④慢性淋巴细胞性甲状腺炎（桥本氏甲状腺炎）；⑤纤维性甲状腺炎（慢性木样甲状腺炎）。

五、治疗原则

甲状腺癌的治疗主要分为手术治疗和非手术治疗。

（一）手术治疗

手术是治疗甲状腺癌的重要手段之一。根据病灶大小、浸润周围组织的程度、有无转移以及转移的范围来决定术式。

1. 甲状腺单叶加峡部切除术

当原发瘤局限于一侧腺叶时，可作一侧腺叶加峡部切除术，不宜作肿瘤挖出术；当肿瘤已侵犯至对侧甲状腺时，应作对侧甲状腺次全切除术或全甲状腺切除术。

2. 有颈部转移的颈淋巴结处理

甲状腺癌伴同侧颈淋巴结转移时，应作颈淋巴组织清扫加甲状腺单叶加峡部切除术；对于有双侧颈淋巴结转移的病例，应行双颈清扫淋巴组织清扫术。对于甲状腺癌的颈淋巴结转移较多选用功能性颈淋巴结清扫术，能较好地保留颈部外形及肩、颈功能。如果淋巴结包膜外侵，广泛地侵犯周围组织则需行根治性颈淋巴结清扫术。

3. 颈淋巴结阴性患者的颈部处理

意见有分歧。有主张观察，出现转移后再行颈清扫术，有主张同期行选择性颈清扫术。我们结合我院的资料和文献复析认为：可根据原发灶的大小、侵犯程度、患者年龄、性别来决定是否行选择性颈清扫术，对于肿瘤较大有包膜外侵、患者年龄大于 46 岁、男性患者等高危因素者应同期行选择性功能性颈清扫术。

（二）非手术治疗

1. 放疗

（1）外放疗：适用于未分化癌不能手术切除或手术切除不彻底者；即使肉眼切除满意亦可考虑原发部位术后辅助放疗，对控制局部复发有一定效果。分化型甲状腺癌对放射线敏感性差不主张外放疗。

（2）^{131}I 治疗：临床上用来治疗分化型甲状腺癌的转移灶（肺、骨）。一般需先行甲状腺全切或次全切，以增加转移癌对碘的浓集。

2. 内分泌治疗

圈内多数学者认为，抑制 TSH 的产生可以减少甲状腺癌的发生率和复发率。甲状腺素可抑制 TSH 的分泌，因此临床上采用甲状腺素预防和治疗术后复发及转移。一般认为对分化型癌有一定疗效，对未分化癌及髓样癌疗效差。

3. 化疗

对分化型甲状腺癌患者，目前尚缺乏有效的化疗药物，因此临床治疗中，化疗仅有选择地用于一些局部晚期无法手术或有远处转移的患者，也常与其他治疗方法相互配合应用。

4. 靶向治疗

出现广泛性全身转移和碘抵抗，因此目前仍有部分患者疗效不佳，属于难治性甲状腺癌。甲状腺癌晚期、局部复发或转移，都将导致甲状腺癌患者的生存期大幅度缩短，这类患者迫切需要一种有助于控制或延缓疾病进展的新药物、新疗法。因此，开发合适的靶向治疗、免疫治疗及联合疗法成为走出难治性甲状腺癌治疗困境的关键。

从 2011 年第一款甲状腺癌用药凡德他尼获批，到 2020 年第 11 款甲状腺癌用药安罗替尼获批，使甲状腺癌的治疗更趋于精准化，意味着目前已步入甲状腺癌精准治疗新时代。

2022 年美国国立综合癌症网络（National Comprehensive Cancer Network，NCCN）甲状腺临床指南推荐：①增加"达拉非尼/曲美替尼"用于 BRAF V600E 突变既往治疗后进展且无满意的可选治疗方案的患者。②对于局部复发、晚期或转移性系统治疗方法进行改进，首选方案"仑伐替尼（1 类证据）"，其他推荐方案新增"索拉非尼（1 类证据）"；如果仑伐替尼和/或索拉非尼治疗后出现进展，新增"卡博替尼（1 类证据）"推荐方案。③ATC的系统治疗修改其他推荐方案，包括"紫杉醇/卡铂（2 类证据）""多西他赛/阿霉素（2 类证据）"，新增在某些情况下有用的项目——"阿霉素/顺铂（阿霉素 60 mg/m^2，静脉注射，顺铂 40 mg/m^2，静脉注射，每 3 周 1 次）"。

2022 年 4 月 Subbiah 等公布了对 ATC 药物的 II 期临床试验研究成果，发现达拉非尼联合曲美替尼在 BRAF V600E 突变的 ATC 中具有显著的临床获益和可控制的药物不良反应。达非替尼联合曲美替尼可显著提高患者的长期生存率，为甲状腺微粒细胞癌提供了有意义的治疗选择。

六、护理诊断

1. 恐惧/焦虑

与担心疾病治疗效果有关。

2. 知识缺乏

缺乏与治疗配合和康复锻炼相关知识。

3. 潜在并发症

出血、低钙血症、喉返神经及喉上神经损伤、乳糜漏、呼吸困难或窒息。

七、临床护理

1. 手术前护理

（1）心理护理：做好患者及家属的安慰、解释工作，关心、体贴患者，满足其合理需求，使患者以良好的心理状态迎接手术。

（2）出现气管压迫症状的患者应采取半卧位，安静休息，保持呼吸道通畅。床旁备好气管切开包、气管内插管、吸引器、氧气等急救物品。

（3）出现局部突然肿胀、呼吸极度困难、脉搏增快等症状时，应考虑癌肿坏死出血压迫气管，需及时通知医生，并立即做好救治准备。

（4）体位训练：为适应手术要求，术前教会患者去枕仰卧位，肩下垫一软枕，每次30～60分钟。

2. 手术后护理

（1）患者清醒后即取半卧位，以利呼吸和胸腔引流。

（2）保持呼吸道通畅：保持呼吸道通畅，严密监测呼吸的频率、节律，血氧饱和度情况，患者有无气紧、口唇发绀、窒息等呼吸困难情况，床边放置拆线包、气切包、吸痰设备以及急救药品，以备急救。

（3）严密观察敷料渗出情况：出血多发生于术后12～48小时，主要为血管接扎线松脱或术中止血不彻底造成，因颈部创口加压包扎，应注意观察患者颈部有无肿胀，保持血浆引流通畅，注意观察引流量，如引流出血液多而快，应立即通知医生，防止创口出血压迫呼吸道导致窒息发生出。

（4）术后剧烈咳嗽、呕吐、活动度过大都易导致出血，指导患者使用正确的咳嗽方法，针对不同原因引起的呕吐进行相应处理。术后当天应卧床休息，限制探视，让患者少讲话，尽量使用手势或书写等方法沟通，避免剧烈的颈部运动，防止诱发伤口出血。

（5）喉返神经、喉上神经损伤是甲状腺手术中重要的并发症。术后正确评估患者的声音，判断有无声嘶，饮水时有无呛咳和误吸发生。术后给予温凉的流质或半流质饮食，进食速度不宜过快，进食时抬头进低头咽可缓解呛咳现象。喉返神经损伤导致声嘶。喉上神经损伤导致饮水呛咳。甲状腺危象发生于术后24～36小时。

（6）对于甲状腺全切或次全切的患者，术后1～3天注意观察面部、口唇周围和手足搐搦和麻木感等低钙症状，应给予补充10％葡萄糖酸钙或氯化钙11～20 ml。

（7）术后放、化疗者，按常规进行护理。

3. 出院前健康教育和康复指导

（1）定期随访，作颈、胸X片，同位素扫描，甲状腺吸碘试验，血清甲状腺素的测定。因甲状腺癌术后患者需长期服用甲状腺素片，定期作血钙、血磷的检查，观察有无甲状腺危象征兆。

（2）甲状腺肿瘤切除同时性颈淋巴清扫术的患者可出现患侧肩部肌肉萎缩、肩下垂和肩部感觉麻木，应指导患者练习颈、肩部运动，也可配合理疗和按摩，防止颈部瘢痕挛缩和肩下垂。

（3）如有声音嘶哑，音调变低者出院后可配合理疗、针灸，以促进恢复。

（4）指导患者选用高钙低磷食物，如绿叶蔬菜、豆制品和海产品等，避免进食含磷较高的食物，如牛奶、瘦肉、蛋黄、鱼类、海带、紫菜等。

（5）鼓励患者加强锻炼，增强体质，提高自身免疫力，积极参加社会活动，促进患者身心的康复。

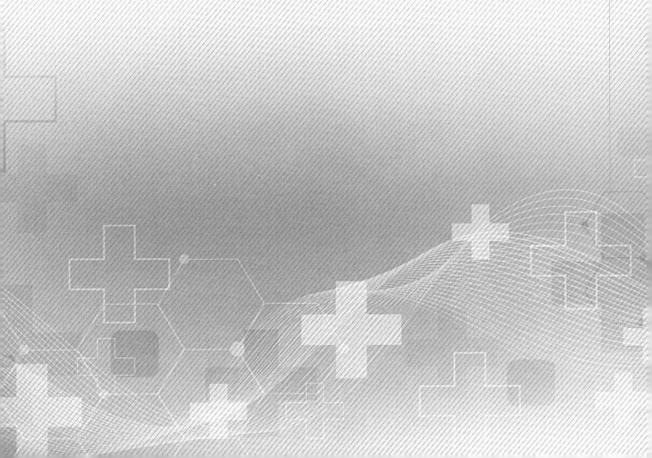

5

Chapter Five ● 第五章

胸部肿瘤的护理

● 第一节　肺癌患者的护理

肺癌发生于支气管黏膜上皮又称支气管肺癌。本病多在 40 岁以上发病，男性多见。中国国家癌症中心 2018 年发布的全国癌症统计数据显示，肺癌的发病率和病死率均居所有恶性肿瘤首位。非小细胞肺癌（NSCLC）是最常见的肺癌病理类型，占肺癌总数的 80％以上。起源于主支气肺叶支气管的肺癌，位置靠近肺门者称为中央型肺癌；起源于肺段支气管以下的肺癌，位置在肺的周围部分者称为周围性肺癌。

一、病因及危险因素

1. 吸烟

长期吸烟可引致支气管黏膜上皮细胞增生，鳞状上皮增生诱发鳞状上皮癌或未分化小细胞癌。无烟嗜好者虽然也可患肺癌但腺癌较为常见，烟草燃烧时释放致癌物质。

2. 大气污染

工业废气、汽车尾气等的大量排放，导致大气污染，增加肺癌的发病率。

3. 职业因素

长期接触铀、镭等放射性物质及其衍化物，致癌性碳氢化合物砷、铬、镍、铜、锡、铁、煤焦油、沥青、石油、石棉、芥子气等物质均可诱发肺癌，主要是鳞状细胞癌和未分化小细胞癌。

4. 肺部慢性疾病

肺部慢性疾病如肺结核、矽肺、尘肺等可与肺癌并存，这些病例癌肿的发病率高于正常人。此外，肺支气管慢性炎症以及肺纤维瘢痕病变在愈合过程中可能引起鳞状上皮增生或在此基础上部分病例可发展成为癌肿。

5. 人体内在因素

人体内在因素如家族遗传，免疫机能降低，代谢活动以及内分泌功能失调等。

二、临床症状与表现

1. 早期症状

肺癌在早期并没有什么特殊症状，仅为一般呼吸系统疾病所共有的症状，如咳嗽、咳痰、痰血、低热、胸痛、气闷等，很容易忽略。

2. 晚期症状

肺癌压迫、侵犯邻近器官、组织或发生远处转移时，发生与受累组织相关的征象。

（1）压迫或侵犯膈神经：同侧膈肌麻痹。

（2）压迫或侵犯喉返神经：声带麻痹、声音嘶哑。

（3）压迫上腔静脉：面部、颈部、上肢和上胸部静脉怒张，皮下组织水肿，上肢静脉压升高。

（4）侵犯胸膜：胸膜腔积液，常为血性；大量积液可引起气促。

（5）癌肿侵犯胸膜及胸壁：可引起持续性剧烈胸痛。

（6）侵入纵隔，压迫食管，引起吞咽困难。

（7）上叶顶部肺癌，又称 Pancoast 肿瘤：可以侵入纵隔和压迫位于胸廓上口的器官或者组织，如第 1 肋间、锁骨下动静脉、臂丛神经、颈交感神经等而产生剧烈胸肩痛、上肢静脉怒张、上肢水肿、臂痛和运动障碍，同侧上睑下垂、瞳孔缩小、眼球内陷、面部无汗等颈交感神经综合征（Horner 征）。

（8）肺外症状：少数肺癌组织可自主性产生内分泌物质，患者出现非转移性全身症状，如骨关节综合征（杵状指、骨关节痛、骨膜增生等）、Cushing 综合征、重症肌无力，男性乳腺增大、多发性神经肌肉痛等。

三、检查诊断

肺癌的诊断检查，临床上常用的方法有以下几种：

1. X 线检查

X 线检查是诊断肺癌最常用的重要手段。通过 X 线检查可以了解肺癌的部位和大小。

2. 纤维支气管镜检查

纤维支气管镜检查是诊断肺癌的一个重要措施。纤维支气管镜检查可以直接窥见癌肿或癌性浸润，同时可夹取组织供病理切片检查，或吸取支气管分泌物作细胞学检查，以明确诊断判定组织学类型。

3. 放射性核素检查

枸橼酸镓（^{67}Ga）等放射性药物对肺癌及其转移病灶有亲和力，静脉注射后能在癌肿中浓聚，可用于肺癌的定位，显示癌肿的范围，阳性率可达 90% 左右。

4. 细胞学检查

多数原发性肺癌患者在痰液中可找到脱落的癌细胞，并可判定癌细胞的组织学类型。

5. 经胸壁穿刺活检

经胸壁穿刺活检是一种简便检查方法，用于其他方法未能确诊者，适用于周围型病变。

6. 剖胸探查术

肺部肿块经多种方法检查和短期试探性治疗仍未能明确病变的性质，肺癌的可能性又不能排除，如患者全身情况许可，应作剖胸探查术。术中根据病变情况及病理组织检查结果，给予相应治疗。这样可避免延误病情致使肺癌患者失去早期治疗的时机。

四、治疗原则

（一）肺癌的手术治疗

目前，肺癌治疗早已进入多学科综合治疗时代，在有手术指征而又无手术禁忌的情况下，外科手术仍是其首选治疗方法。据统计，早期非小细胞肺癌（NSCLC）外科手术治疗后 5 年生存率超过 70%，而中晚期 NSCLC 外科手术治疗后 5 年生存率仅 20% 左右。早期 NSCLC 外科手术治疗方式包括传统开放手术和微创手术。

1. 传统开放手术

早期 NSCLC 传统开放手术方法有多种，如肺叶切除术、亚肺叶切除术、袖式肺叶切除术、全肺切除术、扩大性肺癌切除术，这些术式各具相应的适应证。

（1）肺叶切除术：适用于肿瘤病灶在同一个肺叶内的早期肺癌患者，通过切除病灶肺叶，彻底消除肺部原发肿瘤病灶及其相关淋巴结，是常用的肺癌治疗术式。位于多肺段的磨玻璃样结节，术中快速病理为原位腺癌或微浸润腺癌时，可行肺叶切除术。美国国家综合癌症网络 NSCLC 临床实践指南和美国胸科医师协会肺癌诊疗指南均认为，早期 NSCLC 开放手术的标准术式是解剖性肺叶切除术＋淋巴结采样/清扫。

（2）亚肺叶切除术：包括楔形切除术和肺段切除术。Cao 等 Meta 分析显示，亚肺叶切除术的术后远期生存率与肺叶切除术相近。但亚肺叶切除术能够减少肺功能损失，提高手术安全性，减少围手术期并发症。妥协性的亚肺叶切除术适用于不能耐受肺叶切除术或不能确定原发性还是转移性 NSCLC。意向性的亚肺叶切除术适用于临床分期 1a 期、肿瘤直径 2～3 cm 的周围型 NSCLC。

1）楔形切除术：是切除包括病变在内的、呈三角形的肺组织，不需要解剖血管和支气管。楔形切除术适用于肺周边部的局限性病灶，不须或不能行肺叶切除术的早期 NSCLC 患者。位于外周的磨玻璃样结节，术中快速病理为原位腺癌或微浸润腺癌时，亦可行楔形切除术。虽然楔形切除术能够减少肺功能损失，但有报道显示，临床分期 1a 期 NSCLC 患者行楔形切除术后预后较行肺叶切除术患者差。

2）肺段切除术：是切除有病变的某些肺段，保留该肺叶其余正常肺组织的手术。肺段切除术是肺切除的最小单位，该手术不仅能彻底切除病灶、减少创伤，还能最大限度地保留有功能的肺组织，对肺功能影响较小，特别适合年龄大、体质弱或肺功能低下的 NSCLC 患者。位于 1 个肺段内的较深位置的磨玻璃样结节，术中快速病理为原位腺癌或微浸润腺癌时，可行肺段或亚肺段切除术。病灶<1 cm 的非实性结节或术中快速冰冻病理为贴壁生长为主型腺癌，可行肺段切除术＋淋巴结清扫。但无法保证足够切缘且靠近肺门的肿瘤病灶、恶性程度高或怀疑有淋巴结转移的 NSCLC 患者不宜行肺段切除术。有研究报道，对 1 期 NSCLC 而言，肺叶切除术与肺段切除术患者 5 年总生存率和无复发生存率比较差异无统计学意义。而从美国国立癌症研究所 SEER 数据库筛选的 15 760 例早期 NSCLC 患者中发现，行肺段切除术者总生存期和肺癌相关特异性生存期均较行肺叶切除术者差。

3）亚肺段联合切除术：是以肺结节为中心，解剖性切除数个分属不同肺段的相邻亚段，适合对深部肺段间结节的处理。有研究发现，肺段间结节患者采用 3D-CTBA 导航联合亚肺段切除术与采用扩大肺段切除术的手术时间、术中出血量、中转开胸率、术后引流时间、清扫淋巴结数量、住院时间比较差异均无统计学意义，但 3D-CTBA 导航联合亚肺段切除术的切缘深度和切缘宽度大于扩大肺段切除术，而其并发症的发生率明显低于扩大肺段切除术。位于 1 个肺段内较深位置的磨玻璃样结节，术中快速病理为原位腺癌或微浸润腺癌，可行亚肺段联合切除术。位于多个肺段的磨玻璃样结节，术中快速病理为原位腺癌或微浸润腺癌时，亦可行亚肺段联合切除术。

（3）袖式肺叶切除术：是指一并切除病变肺叶及相连的主支气管或肺动脉，再重新端端连接，尽量保留有用的肺组织，最大限度保存肺功能，从而延长患者术后生存时间并提高其生存质量。袖式肺叶切除术适用于上叶中央型 NSCLC，特别是具有心肺功能代偿的早期 NSCLC 患者。

（4）全肺切除术：是治疗 NSCLC 的重要手段，适用于累及其他组织病变的中央型 NSCLC，如在肺实质内跨叶裂生长的巨块型肿瘤或累及主支气管的转移性结节病变。全肺切除术有利于根治早期 NSCLC，减少复发事件。对于身体条件好，脏器功能正常，又能耐受手术的 NSCLC 患者，全肺切除术可能是最好的治疗方法。但全肺切除术能够增加手术并发症和病死率。有报道显示，NSCLC 患者采用全肺切除术治疗的病死率高达 10%。

（5）扩大性肺癌切除术：是指在常规肺癌手术的基础上，将肺以外受侵组织器官一并切除，目的是尽可能地彻底切除肿瘤。这种术式的围手术期并发症发生率和病死率较常规术式高，但能最大限度切除肿瘤，降低复发率，延长患者生存时间。

2. 微创手术

2006 年美国国家综合癌症网络 NSCLC 临床实践指南建议，对老年、体质较差及要求美观的肺癌患者采用微创手术治疗。目前认为，临床分期 1、2 期的 NSCLC 患者均适用于微创手术治疗。肺癌微创手术主要有电视辅助胸腔镜手术（VATS）、胸腔镜辅助小切口开胸术（VAMT）和机器人辅助胸腔镜手术（RVATS）。微创手术较传统开放手术创伤小、术中出血少、并发症少，对心肺功能影响较小，患者术后恢复快。但在清扫淋巴结和肿瘤病灶周围组织方面困难，肿瘤复发率会升高。

（二）肺癌的放疗

1. 治疗原则

放疗对小细胞癌最佳，鳞状细胞癌次之，腺癌最差。但小细胞癌容易发生转移，故多采用大面积不规则野照射。

2. 放疗的禁忌证

放疗并发症较多，甚至引起部分功能丧失；对于晚期肿瘤患者，放疗效果并不完好。同时患者体质较差，年龄偏大不适合放疗。

3. 放疗的适应证

根据治疗的目的分为根治治疗、姑息治疗、术前放疗、术后放疗及腔内放疗等。

（三）肺癌的化疗

1. 非小细胞肺癌化疗

非小细胞肺癌对化疗不敏感，单药化疗中最有效的是 DDP，目前最常以 DDP 为主组成联合方案。近年来，新的药物不断出现，非小细胞肺癌化疗的有效率有很大的提高。新的化疗药物主要有：紫杉醇、半合成喜树碱类（伊立替康）及拓扑异构酶抑制剂；其他新药如去甲长春花碱、紫杉特尔、盐酸吉西他滨、依达曲沙和三甲氧蝶呤等，可根据需要酌情选用。

2. 小细胞肺癌（SCLC）化疗

常用联合化疗方案如下。CAV 方案：CTX 400～1 000 mg/m²，静脉注射；ADM 40～50 mg/m²，静脉冲注；VCR 2 mg，静脉冲注。

（四）中医中药治疗

按患者的临床症状、脉象舌苔等辨证论治，部分患者的症状可得到改善并延长生存期。

（五）免疫治疗

1. 特异性免疫疗法

用经过处理的自体肿瘤细胞或加佐剂后，做皮下接种治疗。

2. 非特异性免疫疗法

用卡介苗，短小棒状杆菌、转移因子、干扰素、胸腺素等生物制品，或左旋咪唑等药物激发和增强人体免疫功能。

（六）靶向治疗

1. 以表皮生长因子受体（epidermal growth factor receptor，EGFR）为靶点的药物治疗。

2. 以 EML4-ALK 融合基因为靶点的药物治疗。

3. 以 ROS1 融合基因为靶点的药物治疗。

4. 以 RET 融合基因为靶点的药物治疗。

5. 以 MET 基因扩增为靶点的药物治疗。

6. 以抑制肿瘤血管新生为靶点的药物治疗。

7. 新型靶点及其抑制剂。

五、护理诊断

1. 知识缺乏

缺乏与治疗配合和康复锻炼相关知识。

2. 低效性呼吸形态

与呼吸通道的改变有关。

3. 潜在并发症

感染、肺不张、肺炎、张力性气胸、支气管胸膜瘘、肺水肿等。

六、临床护理

肺癌手术导致术后呼吸循环功能损害，对于无法手术的肺癌患者，肿瘤本身会引起乏力、呼吸困难等症状，而放、化疗等副作用会进一步加重这些症状，导致患者出现运动耐量下降、呼吸功能障碍等。

（一）运动耐量下降

肺癌患者手术切除部分肺组织，减少了有效肺通气面积，破坏了肺通气功能，使患者活动耐量下降；同时肿瘤本身及治疗相关症状的发生，进一步加重患者运动耐量的下降。

1. 运动耐量评估

运动耐量是评价运动训练疗效最常用的观察指标，多通过以下几种指标来体现：

（1）6 分钟步行距离：以患者在 6 分钟内步行的最大距离作为评价指标，该测试强度和大多数患者的日常最大活动强度类似，因此可以更好地反映患者真实的运动耐力，被广泛应用于评价各干预在心肺疾病中对于运动耐量的影响，简单易行，重复性好。

（2）耗氧量峰值：通过运动平板或自行车试验检测，能直接评价心肺功能．是反映运动耐量的客观指标。

2. 运动耐量锻炼

有氧运动锻炼包括步行、游泳、跑步机、平板运动、爬山、跳绳、爬楼梯等，以达到最大耗氧量的 60％～80％为高强度运动，40％～60％为中强度运动。推荐每周至少进行中强度运动 150 分钟或高强度运动 75 分钟，每个运动周期至少为 10 分钟。

（1）功率自行车运动训练患者自行调控速度，在承受范围内逐步加快步行速度及自行车功率。运动量控制在呼吸困难指数（Borg）评分 5～7 分之间，若在运动过程中有明显气促、腿疲倦、血氧饱和度下降（＜88％）或其他合并疾病引起身体不适，告诉患者休息，待恢复原状后再继续进行训练。每次 15～20 分钟，每天 2 次，疗程为 2 周。

（2）爬楼梯训练：在专业治疗师陪同下进行，在运动过程中调整呼吸节奏，采用缩唇呼吸，用力时呼气，避免闭气，稍感气促时可坚持进行，若有明显呼吸困难，可做短暂休息，尽快继续运动。每次 15～30 分钟，每天 2 次，疗程为 2 周。

（3）力量（肌肉）训练：包括上肢、下肢、呼吸肌的训练，一般有上下肢的负荷运动、缩唇呼吸、腹式呼吸、阻力呼吸训练等。

（4）中医传统运动：常见的主要有太极、气功。

（二）呼吸功能障碍

大部分患者在术后存在不同程度的胸闷、呼吸困难，活动后加重干咳、咳痰等；由于手术后胸膜粘连、神经受损，部分患者可因持续的活动性胸部疼痛，影响到呼吸功能。

1. 呼吸功能障碍评估

（1）肺功能评估：通过测量第 1 秒用力呼气量、用力肺活量、第 1 秒用力呼气量/用力肺活量、肺活量、一氧化碳弥散量评价。

（2）肿瘤相关症状评估：呼吸困难、疼痛、癌因性疲乏等，可通过呼吸困难分级量表等量化评分表进行评价。

呼吸困难分级量表：

0 级：除非剧烈运动，无明显呼吸困难当快走或上缓坡时有气短。

1 级：当快走或上缓坡时有气短。

2 级：因呼吸困难而比同龄人步行慢或者以自己的速度在平地上行走时需要停下来

呼吸。

3 级：在平地上步行 100 m 或数分钟后需要停下来呼吸。

4 级：明显呼吸困难而不能离开房间或者穿脱衣服即可引起气短。

2. 肺功能康复护理

（1）腹式呼吸训练：患者取坐位、卧位或侧卧位，集中精神。姿态自然，放松全身肌肉，缓慢深吸气到最大肺容量后屏住呼吸，时间为 2～5 秒，逐渐增加到 10 秒，然后缓慢呼出，连续进行 10～20 次，每天早、晚各进行 1 次训练。2 种呼吸训练方法连续训练 6 个月为 1 个疗程。

（2）缩唇呼气法：以鼻吸气，缩唇呼气，呼气时将口唇缩成吹口哨状，使气体通过缩窄的口型缓缓呼出，缩唇程度以不感费力为适度，一般吸气时间为 2 秒，呼气时间逐渐延长或保持到 10 秒以上。以上两种呼吸训练方法连续训练 6 个月为 1 个疗程。

（3）吹气球锻炼：深吸气后用力将气球吹大，每天 3 次或 4 次，每次 1～15 分钟。

● 第二节　食管癌患者的护理

食管癌是指来源于食管上皮的癌，它是全球最致命的十大恶性肿瘤之一，2020 年最新数据显示，食管癌在全球范围内的发病率和致死率都较高，分别占恶性肿瘤发病的第七位、死亡顺位的第六位。食管癌阴影笼罩下人数众多，占有全球约一半食管癌发生率和死亡率的就是中国。我国以华北太行山（包括河南省林县、河北省磁县、山西省阳城等）、秦岭地区、闽、粤交界地区及湖北、山东、江苏、陕西、甘肃、内蒙古和新疆等省、自治区的部分地区集中高发。发病年龄多在 40 岁以上，男性多于女性。近年来 40 岁以下发病者有增长趋势，70 岁以后逐渐降低。我国食管癌男女合计平均死亡年龄为 63.49 岁，各年龄段所占比重不同，以 55～74 岁比例最高。食管癌的病变部位，以中段最多（52.69%～63.33%），下段次之（24.95%～38.92%），上段最少（2.80%～14.0%）。鳞状细胞癌多见，腺癌少见。

一、病因及危险因素

食管癌的病因尚未完全明了，其发病与亚硝胺类化合物、真菌污染、食管损伤、营养失调及遗传因素有关。

1. 亚硝胺和真菌污染

我国调查发现，在高发区的粮食和饮水中，硝酸盐、亚硝酸盐和二级胺的含量显著增高，食物真菌污染率也高，这些物质在胃内易合成致癌物质亚硝胺。

2. 食管损伤、食管疾病以及食物的刺激作用

在腐蚀性食管灼伤和狭窄、食管贲门失弛缓症、食管憩室或反流性食管炎患者中，食管癌的发病率较一般人群较高。是由于食管慢性炎症、溃疡或慢性刺激，食管上皮增生，最后导致癌变。流行病学调查发现，食管癌高发地区的居民有进食高热饮食、饮烈酒、吃大量胡椒、咀嚼槟榔或烟丝的习惯，这些食管黏膜的慢性理化刺激，均可引起局部上皮细胞增生。动物实验证明，弥漫性或局灶性上皮增生可能是食管癌的癌前期病变。

3. 营养不良和微量元素缺乏

摄入动物蛋白不足和维生素 A、维生素 B_2、维生素 C 缺乏，可以使食管上皮增生，重度食管上皮增生可引起癌变。

4. 遗传因素

食管癌的发病常表现家庭性聚集现象。在我国山西、山东、河南等省的调查发现，有阳性家族史者占 1/4～1/2，在高发区内有阳性家族史的比例高，其中父系最高，母系次之，旁系最低。

5. 吸烟与食管癌的关系

根据国内外的研究，吸烟居民与食管癌呈正相关。大部分吸烟者的食管上皮层增厚，细胞呈不典型增生，且随着吸烟的增加和时间的延长而加重。

二、临床症状与表现

（一）食管癌的早期症状

1. 咽下梗噎感

最多见，可自行消失和复发，不影响进食。常在患者情绪波动时发生，故易被误认为功能性症状。

2. 胸骨后和剑突下疼痛

较多见。咽下食物时有胸骨后或剑突下痛，其性质可呈烧灼样、针刺样或牵拉样，以咽下粗糙、灼热应有刺激性食物为显著。初期呈间歇性，当癌肿侵及附近组织或有穿透时，就可有剧烈而持续的疼痛。痛感部位常不完全与食管内病变部位一致。疼痛多可被解痉剂暂时缓解。

3. 食物滞留感和异物感

咽下食物或饮水时，有食物下行缓慢并滞留的感觉，以及胸骨后紧缩感或食物粘附于食

管壁等感觉，食毕消失。症状发生的部位多与食管内病变部位一致。

4. 咽喉部干燥和紧缩感

咽下干燥粗糙食物尤为明显，此症状的发生也常与患者的情绪波动有关。

5. 其他症状：少数患者可有胸骨后闷胀不适、背痛和嗳气等症状。

（二）食管癌的后期症状

1. 咽下困难

咽下困难是绝大多数患者就诊时的主要症状，但却是本病的较晚期表现。因为食管壁富有弹性和扩张能力，只有当约 2/3 的食管周径被癌肿浸润时，才出现咽下困难。因此，在上述早期症状出现后，在数月内病情逐渐加重，由不能咽下固体食物发展至液体食物亦不能咽下。如癌肿伴有食管壁炎症、水肿、痉挛等，可加重咽下困难。阻塞感的位置往往符合于癌肿部位。

2. 食物反流

常在咽下困难加重时出现，反流量不大，内含食物与黏液，也可含血液与脓液。

3. 其他症状

当癌肿压迫喉返神经可致声音嘶哑；侵犯膈神经可引起呃逆或膈神经麻痹；压迫气管或支气管可出现气急和干咳，侵蚀主动脉则可产生致命性出血。并发食管-气管或食管-支气管瘘或癌肿位于食管上段时，吞咽液体时常可产生呼吸困难或呛咳；如颈交感神经节被癌肿压迫，则可产生颈交感神经麻痹征群。

三、检查诊断

（一）食管功能的检查

1. 食管运动功能试验

（1）食管压力测定：适用于疑有食管运动失常的患者。

（2）酸清除试验：用于测定食管体部排除酸的蠕动效率。

2. 胃食管反流测定

（1）食管的酸灌注试验。

（2）24 小时食管 pH 监测。

（3）食管下括约肌测压试验。

（二）影像学诊断

1. X 线钡餐检查

X 线钡餐检查是诊断食管及贲门部肿瘤的重要手段之一，可为研究早期食管癌提供可靠资料，结合细胞学和食管内镜检查，可以提高食管癌诊断的准确性。食管癌 X 线钡餐检查不但要确定病灶部位、长度及梗阻程度，还需判断食管病灶有无外侵及外侵范围。

2. CT 检查

CT 扫描可以清晰显示食管与邻近纵隔器官的关系，但难以发现早期食管癌。将 CT 与 X 线检查相结合，有助于食管癌的诊断和分期水平的提高。

（三）食管脱落细胞学检查

食管脱落细胞学检查方法简便，操作方便、安全，患者痛苦小，准确率在 90％以上，是食管癌大规模普查的重要方法。但对食管癌有出血及出血倾向者，或伴有食管静脉曲张者应禁忌作食管拉网细胞学检查；对食管癌 X 片上见食管有深溃疡或合并高血压、心脏病及晚期妊娠者，应慎行食管拉网脱落细胞检查；对全身状况差，过于衰弱的患者应先改善患者一般状况后再作检查；合并上呼吸道及上消化道急性炎症者，应先控制感染再行检查。结合 X 线钡餐检查可作为食管癌的诊断依据，使大多数患者免受食管镜检查痛苦。但食管狭窄有梗阻时，不能使用此法，应进行食管镜检查。

（四）纤维食管镜检查

纤维食管镜已经广泛用于食管癌的诊断。纤维食管镜检查可以直接观察肿瘤大小、形态和部位，为临床医生提供治疗的依据，同时也可在病变部位作活检或镜刷检查。食管镜检查与脱落细胞学检查相结合，是食管癌理想的诊断方法。

（五）鉴别诊断

食管癌的鉴别诊断除病史、症状和体征外，在很大程度上有赖于 X 线和内镜检查，而最后诊断需经组织病理学诊断证实。食管癌需与食管良性及其他恶性肿瘤作鉴别。

四、治疗原则

食管癌实行以手术切除及放疗为主的综合治疗原则。依据肿瘤的部位、分期、病理、生物学特点、患者全身情况等全面考虑选取手术、术前放疗、术后放疗、化疗、诱导化疗、同期放、化疗等方法。早期手术仍为可望治愈的首选方案。

（一）食管癌的手术治疗

1. 根治性切除

Ⅱ期以内的病例，除彻底切除肿瘤外，应常规清除纵隔及上腹部淋巴结，连同食管周围的淋巴脂肪组织一并切除。对于Ⅰ期食管癌患者手术切除后总的 5 年生存率为 80％～90％，甚至 90％以上。

2. 姑息性切除

肿瘤局部区域达到晚期（Ⅲ和Ⅳ期）的患者，虽难以进行根治，仍尽可能争取姑息切除，有利于术后前助放疗或药物治疗。

3. 减瘤手术

减瘤手术主要为了减轻吞咽困难，明显提高患者的生存时间和生活质量。

（二）食管癌的放疗

利用放射线在外科手术前缩减肿瘤大小，或在手术后消灭残留的癌细胞。当肿瘤的大小及位置不适于做手术切除处理时，或患者的其他因素不适于做手术时，放疗是可取代手术的另一种选择。近年引进了一些新的放疗技术，如"三度空间立体定位顺形放疗"和"强度调控放疗"等，更有针对减少放疗对心脏造成伤害的"4方向照射方式"。

（三）食管癌的化疗

可结合化疗来减小手术前肿瘤的大小，或消灭手术后残存的癌细胞。目前常用的化疗药物有DDP、5-FU、紫杉醇、伊立替康、吉西他滨等。多采用二药联合化疗或三药联合化疗。

（四）食管癌的介入治疗

主要适用于中晚期食管癌，不宜手术或不愿手术；或全身情况较差，不适于放疗者；或需要与放、化疗联合提高治疗效果，短期内快速解除吞咽困难者；伴有食管-气管瘘，需要尽快封闭瘘口，控制感染，改善生活质量者。

五、护理诊断

1. 恐惧/焦虑

与担心疾病治疗效果有关。

2. 知识缺乏

缺乏与治疗配合和康复锻炼相关知识。

3. 潜在并发症

潜在并发症有吻合口瘘、反流性食管炎、呼吸道感染、腹泻、乳糜胸。

六、临床护理

（一）手术治疗的护理

1. 术前护理

（1）心理护理：患者有进行性吞咽困难，日益消瘦，对手术的耐受能力差，对治疗缺乏信心，同时对求医存在一定程度的恐惧心理。因此，应针对患者的心理状态进行解释、安慰和鼓励，建立充分信任的护患关系，使患者了解有关手术方面的知识及各项准备工作，取得患者密切配合，使其平静迎接手术。

（2）加强营养：食管癌患者由于长期进行性吞咽困难，一般代谢呈负平衡，有低蛋白血症和水、电解质失调。术前应评估患者的营养状况，水、电解质失衡程度。尚能进食者，应给予高热量、高蛋白、高维生素的流质或半流质饮食。不能进食者，应静脉补充水分、电解质及热量。低蛋白血症的患者，应输血或血浆蛋白给予纠正。

（3）呼吸道准备及口腔卫生：术前患者戒烟 2 周以上。对于患有慢性支气管炎、肺气肿的食管癌患者，术前应用抗生素、支气管扩张剂，改善肺功能。术前学会有效咳嗽和腹式呼吸，并且每天坚持练习。同时，保持口腔清洁、指导患者漱口，减少口腔细菌。如有龋齿或牙周疾病者需要进行治疗，以预防术后吻合口瘘及呼吸道感染等并发症的发生。

（4）胃肠道准备术前安置胃管和十二指肠营养管：术前禁食，对有明显食管梗阻者，术前 3 天开始每晚用等渗盐水或 3％～5％碳酸氢钠溶液冲洗食管，有利于减轻组织水肿，降低术后感染和吻合口瘘的发生率。拟行结肠代食管者，术前 3 天进高热量无渣饮食，每晚温盐水灌肠 1 次，术前晚清洁灌肠 1 次。

（5）皮肤准备：术前一天进行皮肤准备。即将手术区的毛发、污垢去除，备皮范围原则是超出切口四周各 20 cm 以上。根据手术部位进行皮肤准备。

1）后外切口：术侧的前胸正中线至后脊柱线，包括腋下，上从锁骨水平线至剑突下。

2）正中切口：前胸左腋后线至右腋后线，包括双侧腋下。

3）食管三切口：左颈部、右胸部（同后外切口），腹部（包括脐孔、会阴部）。

4）胸腹联合切口：左胸部（同后外切口），左上腹部。

（6）术前 1～2 天，抽血送血库作交叉配血试验，操作过程中应严格执行查对制度。

2．术后护理

（1）按全身麻醉术后护理常规，密切观察生命体征。食管癌术后早期渗液多，对心肺功能影响大，应加强对血压、脉搏、心律、呼吸的监测。

（2）保持胃肠减压管通畅：食管癌术后由于迷走神经被切断，胃肠蠕动减弱，胃内容物潴留，易致胃扩张，吻合口张力增大，影响切口愈合，应保持胃肠减压引流通畅，降低吻合口的张力，促进吻合口愈合，减少吻合口瘘的发生。胃肠减压引流不通畅也可导致胸胃扩张而引发呼吸困难。手术日及次日用生理盐水冲洗胃管，每 4 小时 1 次，每次注入量不超过 20 ml，并能相应吸出，从术后 2 天起，于早、晚各冲洗 1 次。术后 24～48 小时可引流出少量血液，如引流出大量血液应立即报告医生处理。注意胃管连接准确，固定牢靠，防止脱出。一般术后 36～72 小时，患者肠蠕动恢复并能自肛门排气时，即可停止胃肠减压，拔管时动作需轻柔缓慢，避免损伤吻合口。

（3）密切观察胸腔引流量及性质：胸腔引流液如发现有异常出血、浑浊液、食物残渣或乳糜液排出，则提示胸腔内有活动性出血、食管吻合口瘘或乳糜胸，应采取相应措施，明确诊断，予以处理。如无异常。术后48～72小时拔除引流管。

（4）营养与饮食：食管缺乏浆膜层，故吻合口愈合较慢，术后应严格禁食和禁水。禁食期间，每天须静脉补液。放置有十二指肠营养管者，手术后24小时即从营养管给予电解质液试喂，一般给予5％葡萄糖氯化钠500 ml加10％的氯化钾10 ml，如无腹胀、腹痛、腹泻等不适，给予无渣流质饮食管喂，同时减少输液量。每次管喂前检查营养管有无脱出或退出，注入少量温开水证实管道无堵塞，位置正确。管喂时，抬高床头至少30°，防止管喂后营养液反流入食管或气管影响吻合口的愈合或引起误吸。管喂完毕再注入少量温开水以冲洗管道，防止食物在管道内腐败，引起胃肠道的不适。

术后第5天，如病情无特殊变化，可经口进食牛奶，每次60 ml，每2小时1次。间隔期间可给等量开水，如无不良反应，可逐天增量。术后第10～12天改无渣半流质饮食，但应注意防止进食过快及过量。

（5）管喂营养液的要求：配置营养液或管喂前操作人员应严格洗手。营养液应新鲜配制，避免被细菌、真菌污染，浓度适宜，温度38 ℃～40 ℃，温度过低刺激肠道引起腹痛、腹泻、恶心、呕吐，温度过高易导致肠道黏膜的损伤。患者如有腹痛、腹泻、恶心、呕吐症状，观察呕吐物、大便的性质、形状、次数及量，及时送检大便，根据结果采取相应的措施。

（6）饮食指导：患者能经口进食时，指导患者细嚼慢咽，少吃多餐，逐渐加量减顿，进餐时采取坐位或半坐卧位，进餐后2小时内避免平卧，睡前2小时避免进食，睡眠时采取高枕卧位，以免食物反流引起误吸。

（7）呼吸道的护理：同肺癌呼吸道护理。

（8）术后并发症的观察和护理：

1）肺不张、肺部感染：术后胃上提至胸腔使肺受压，易发生肺不张、肺部感染。特别对患有慢性肺部疾病的患者，术后加强呼吸道管理，协助患者叩背，有效咳嗽，及早应用支气管扩张剂，有效的抗生素。

2）吻合口瘘：食管吻合口瘘的临床表现为高热、脉快、呼吸困难、胸部剧痛、不能忍受；患侧呼吸音低，叩诊浊音，白细胞升高甚至发生休克；有胸腔闭式引流管者引流液中有食物残渣。

处理原则：胸膜腔引流，促使肺膨胀；选择有效的抗生素抗感染；补充足够的营养和热量；纠正低蛋白血症；保证胃管通畅避免胃排空不畅增加吻合口张力。

3）乳糜胸：乳糜胸主要表现为胸腔闭式引流液呈乳糜状、有特殊酸味，患者感胸闷、气促、心悸，脉快、血压下降甚至休克。典型的乳糜液静置后分 3 层，上面出现油层，加入乙醚后可澄清。有部分乳糜胸患者表现为胸腔闭式引流液减少后再次增加或进食后引流液增多且为乳白色，但禁食期间或饥饿状态下，乳糜液为淡红色或清亮液体，24 小时引流液量超过 1 000 ml。

处理原则：报告医生，配合处理；嘱患者禁食，必要时行胃肠减压；给予静脉高营养；做好再次开胸手术的准备。

（9）做好口腔护理：经常含漱漱口液保持口腔清洁，预防口腔黏膜糜烂。

（10）肩关节功能锻炼开胸术后，由于肋骨损伤，切口长，患者因疼痛不敢活动术侧手臂，导致肩关节活动受限，造成肩关节强直。因此，术后应指导患者进行肩关节功能锻炼，主要为上举与外展，逐渐练习术侧手扶墙抬高和拉绳运动，使肩部活动尽快恢复到术前水平。

（11）健康教育给予患者饮食指导，加强营养，多做深呼吸运动，说明适度活动的意义及注意事项，定期来院复查，坚持继续治疗。

（二）置入食管支架的护理

食管支架置入术是临床介入治疗食管腔狭窄的有效方法之一，多用于食管手术后吻合口狭窄，食管晚期肿瘤不能手术切除以及食管纵隔瘘的患者，以便解除患者进食困难，提高生存质量，配合放、化疗，延长生存时间。

1. 心理护理

患者因肿瘤病变或手术后吻合口狭窄，不能进食，疾病时间过长而消耗财力和物力，同时需面对可能出现的食管支架置入术后的不良反应等心理压力。在置入支架前，为患者及家属讲解支架的原理及相关，消除其顾虑，增强患者及家属对治疗的信心。

2. 术后不良反应的观察及护理

（1）胸骨后疼痛和低热：支架置入后，由于扩张食管、肿瘤受压及胃酸反流等原因，术后可引起不同程度的胸骨后疼痛，主要为持续性胀痛，伴烧灼感。一般情况下患者均能耐受，不需要特殊处理，少数病要止痛治疗。应观察疼痛的情况，耐心向患者解释，积极处理。发热是食管支架置入后的组织反应，测体温变化，若体温超过 38.5 ℃可给予物理或药物降温。

（2）反流性食管炎：在食管与贲门连接处以上有一段长 2～4 cm 的高压区，其内压一般比胃高 5～10 mmHg，在正常情况下阻止胃内容物反流入食管。食管支架置入此高压区，置入后可出现反酸、呕吐性食管炎的症状，故应仔细观察。出现反流性食管炎的患者应少吃多餐，进食进饮后 0.5～1 小时，给予抗酸、抑制胃酸分泌、保护食管胃黏膜和解痉的药物。反流性食管炎一般在 1 周后都能缓解。

（3）支架移位和脱落：是术后较为严重的并发症，多为食管的节律性蠕动及支架和食管嵌合不佳所致，除操作者要选择合适的支架处，护士还要向患者做好饮食指导。

1）术后饮食忌过冷过热，因支架为镍钛记忆合金制成，遇冷遇热易引起变形。一般食物温度 40 ℃～50 ℃。

2）不可进食大团、块状食物或易成团、成块的粗纤维饮食，以防食团阻塞支架。饮食过程中，需细嚼慢咽，尽可能进食易碎食物，餐后饮温开水 200～500 ml，以便冲洗支架内膜，避免食物残渣粘附支架内腔，产生异味或腐蚀支架内膜。

3）一旦发生移位或脱落应重新安置。

（4）支架置入术后的再狭窄：支架置入后可改善进食状况，使进食顺利，并不能阻止肿瘤生长，因此置入支架后应教会患者日常生活中注意进食顺利程度的变化，及早发现食管的再狭窄。必要时第二次置入支架。

3. 出院指导

出院后嘱患者少食多餐，餐后行走 30 分钟以上；睡觉时，取头高足低体位；分别于出院 1 周内、3 个月内、半年至 1 年内定期复查，以便出现异常尽早采取措施；出现梗阻或其他不适症状，尽早检查，以防管腔再次阻塞或病情复发。

●第三节　乳腺癌患者的护理

乳腺癌是女性常见的恶性肿瘤之一。在我国居全部恶性肿瘤发病的第 9 位，居女性恶性肿瘤发病的第二位，仅次于宫颈癌。在西方国家乳腺癌占女性恶性肿瘤发病的首位。乳腺癌的发病率占位偏前，而死亡率偏后，证明乳腺癌的治疗效果较好。40～59 岁是乳腺癌最多发年龄。

一、病因及危险因素

发病机制尚不清楚，研究证实与以下因素有关。

1. 卵巢功能

乳腺在生理上受卵巢激素调节，雌激素是刺激乳腺发育的基本因素，亦是致癌的先决条件之一。卵巢功能与乳腺癌发生有因果关系，曾行双卵巢切除者患乳腺癌者少。

2. 乳腺癌发病的相关因素

母亲或姐妹患过乳腺癌的月经初潮年龄小（<12 岁），闭经年龄大（55 岁）；未生育妇女或第一胎正常妊娠年龄大（>30 岁）；未行或短时间母乳喂养；长期补充外源性雌激素；经常使用含雌激素保健品、护肤品、化妆品；高脂肪与高热量饮食，不吃或少吃水果、蔬菜和豆制品；绝经后体重超重；经常抑郁压抑、悲哀忧伤或紧张焦虑、急躁恼怒；胸部经常接触放射线；缺乏体育锻炼；中度以上饮酒；长时间佩戴乳罩过紧。

二、临床症状与表现

乳房肿块，质偏硬，不光滑，多单发；两侧乳房不对称；乳房皮肤局部隆起、凹陷、水肿或橘皮样改变；乳头回缩或朝向改变，两侧乳头有高低；乳头血性分泌物；乳房显著增大、红肿，变化进展较快；腋窝肿块或腋窝内有物体挤压感等。

三、检查诊断

乳腺癌是一种常见的恶性肿瘤，其诊断需要通过多种检查方法综合评估。以下是乳腺癌的主要检查诊断方法：

1. 乳腺 B 超检查

乳腺 B 超检查是一种无创性的检查方法，通过高频超声探头直接作用于乳房组织，可以显示乳房的形态、结构以及肿瘤的位置、大小和形态。乳腺 B 超检查对于鉴别良恶性肿瘤和确定肿瘤的分期具有重要意义。

2. 乳腺 X 线摄影

乳腺 X 线摄影是诊断乳腺癌最常用的方法之一，通过拍摄乳房的正侧位片，可以观察乳房的钙化、肿块、结构扭曲等情况，从而判断是否存在乳腺癌的可能性。乳腺 X 线摄影的优点是操作简便、价格低廉，但缺点是对致密型乳腺的敏感性较低。

3. 乳腺磁共振成像（MRI）

乳腺磁共振成像可以显示乳房的形态、结构以及肿瘤的位置、大小和与周围组织的关系，对于早期发现乳腺癌具有较高的敏感性。同时，乳腺磁共振成像还可以用于制定手术方案和评估治疗效果。但是，乳腺磁共振成像的价格较高，操作时间较长。

4. 病理学检查

病理学检查是诊断乳腺癌的金标准。通过手术切除、穿刺活检等方法获取病变组织，进行病理学检查，可以明确诊断乳腺癌的类型和恶性程度。病理学检查还可以用于指导治疗方案的选择和评估治疗效果。

5. 其他检查

除了上述检查方法外，还有一些其他检查方法可以辅助诊断乳腺癌，如血液检查、肿瘤标志物检测等。这些检查方法可以提供患者的全身情况和肿瘤的生物学特征，为制订治疗方案和评估治疗效果提供依据。

综上所述，乳腺癌的检查诊断需要综合多种方法进行评估。乳腺 B 超检查、乳腺 X 线摄影、乳腺磁共振成像、病理学检查以及其他检查方法可以相互补充，提高诊断的准确性和可靠性。

四、治疗原则

采取手术、化疗、放疗、内分泌、分子靶向等多种治疗手段，个体化综合治疗是乳腺癌治疗的发展趋势。对于肿瘤局限于局部及区域淋巴结的患者，首选手术治疗。近年来，乳腺癌手术方式从根治手术、改良根治手术，逐渐进入了保乳房重建手术时代。

五、护理诊断

1. 舒适的改变

疼痛与手术有关。

2. 恐惧/焦虑

与担心疾病治疗效果有关。

3. 知识缺乏

缺乏与治疗配合和康复锻炼相关知识。

4. 潜在并发症

潜在并发症有皮瓣坏死、淋巴水肿等。

六、临床护理

乳腺癌手术方式有改良根治术、保乳手术和根治术，由于手术切除组织广泛、创伤大，易发生上肢功能障碍、上肢淋巴水肿，肌力下降，肩关节运动受限等功能障碍。放疗、化疗等治疗手段治疗疾病的同时会给患者带来生理或心理上的不同程度的功能障碍。

（一）上肢功能障碍

乳腺癌术后患肢功能障碍表现为患侧上肢肩关节僵硬、肌肉粘连、肌肉萎缩、肩关节运动幅度受限、部分区域感觉异常或丧失、肌力低下、运动后迅速出现疲劳及精细运动功能障碍等。

上肢功能障碍的评估：

（1）上肢活动协调性的测量：以九孔圆柱板手指灵活度测试为指导，以非手术人群或者患者未手术时的状态为标准进行评分，运用仪器包括尺子、量角器等对肩关节、肘关节和腕关节各方位运动包括屈、伸、展、内外旋、环转等功能进行标准化测量评估。

（2）上肢肌力评估：上肢肌力评估从 3 个方面进行测定。①肌容量的测定：用尺测量肢体周径，双侧肢体同一水平部位对比测量并记录，不仅可以确定肌肉萎缩的程度，也可以作为随访的比较；②肌张力检查：受检者肢体处于完全放松的情况下被动运动以测其肌肉阻力，受检者肢体肌肉未完全放松将影响检查结果的准确性；③肌力：主动法。受检者做主动运动时医生观察其运动的幅度、速度和力量；被动法。检查时给予阻力，受检者用力抵抗以测其肌力。检查者嘱受检者依次作各关节运动，观察肌力是否正常、减退或瘫痪。并根据肌力测定标准分级，肌力大小程度采用 0～5 度分级法分为 6 级，0 级：完全瘫痪；1 级：肌肉可收缩，但不能产生动作；2 级：肢体能在床面上移动，但不能抗地心引力的抬起；3 级：肢体能抗地心引力而抬离床面，但不能抗阻力；4 级：能作抗阻力的动作，但较正常为差；5 级：正常肌力。

（二）上肢功能障碍康复护理

1. 上肢功能锻炼

（1）术后 1～2 天：患侧肢体内收进行伸指、握拳、屈腕穴位按摩活动。

（2）术后 3～4 天：锻炼同上并练习上肢屈肘，注意患侧肢体外展不超过 15°。

（3）术后 5～7 天：胸带松开，练习用患侧手扪对侧肩及同侧耳。

（4）术后 7～10 天：逐渐抬高患肢肘部视病情指导患侧肢体有氧康复操锻炼。

（5）术后 10～14 天：练习患侧手臂越过头顶摸到对侧耳，并练习将双侧手放于颈后，开始可低头位，逐渐到抬头挺胸位，进而做手指爬墙抬高，每天记录高度。出院后锻炼上肢旋转运动，以肩关节为中心，向前向后旋转，并适度地后伸锻炼及扩胸运动，每天 1～3 次，每次 30 分钟，循序渐进。

2. 乳腺有氧康复操

乳腺癌术后康复锻炼除了常规有氧运动以及穿衣、梳头、爬墙等日常生活活动的锻炼，还可在术后麻醉清醒至拔除引流管后进行有氧运动康复操的锻炼。康复操有一定的原则，患者术后必须麻醉清醒，病情稳定，并有专职护士在旁指导下方可进行。运动强度一般选用最大心率的 50％～70％为运动适宜心率。它能强健肌肉，活动关节，改善术后患肢瘢痕挛缩，促进淋巴和血液的回流，预防及治疗患肢水肿。因每个患者存在个体差异，练习时需循序渐进，量力而行。

（1）第一节：热身运动。

1）冥想：坐卧位或站位，注意保暖，全身放松，保持愉快的心情，感觉温暖的气流由脚底蔓延到全身。时间为 1～3 分钟。

2）深呼吸：坐卧位或站位身心放松，健侧手屈肘放置在肋弓，感受胸廓的起伏。缓慢用鼻子吸气，吸气的时候胸廓扩张，再缓慢用嘴呼气，呼气的时候胸廓放松至正常。持续4～10 个深呼吸。练习深呼吸时要防止不健康的呼吸技巧，如呼吸过快或屏住呼吸，这都可能会导致疲劳和头晕；注意自然模式呼吸，不要因为深呼吸，导致呼吸紊乱。确保舒适，背部挺立，并在通风环境下，深呼吸时，最好闭上眼睛，然后放松肩膀和面部肌肉，全神贯注地去体验。

（2）第二节：手部及腕部功能锻炼。以掌指关节为主的手部及腕部功能训练可在术后麻醉清醒 4 小时后即开始，训练时注意肩关节制动内收，防范术后皮下出血，以免影响伤口恢复及造成其他不利影响。指伸展运动，可以用儿童手势"石头、剪刀、布"交替进行。也可手握弹力球，患侧拇指与示指挤压弹力球，注意用力适度。锻炼时间每次 3 分钟左右，每天3～4 次。

1）第 1 小节：握拳锻炼。取坐卧位或站位，手掌朝上，先握拳，稍停，再五指充分用力张开。节拍以握拳为第一个小节拍，手指张开为第二个小节拍，重复 4×4 个小节拍。

2）第 2 小节：手指功能锻炼。麻醉清醒 4 小时后即可做手指、腕的屈曲和伸张运动，由拇指开始，依次屈伸，术后第 1 天做 5 指同时屈伸，握拳运动，每次 3 分钟；锻炼方法有叩十宣、拔指等。叩十宣：两手自然屈曲，掌心相对，两手十指尖相互叩击。以叩一下为一个小节拍，重复 4×2 个节拍，十宣穴的位置在手指的尖端，距指甲游离缘 0.1 寸，左右共十个穴位，叩十宣时两手指尖要叩击到位。拔指：两手交叉相握，十指尽力夹紧，沿手指两侧相互按摩用力拔开。以手指相交为第一个小节拍，手指拔开为第二个小节拍，重复后两个4×2 节拍。拔指要注力度，肩关节内收，避免牵拉伤口。

3）第 3 小节：转腕锻炼。麻醉清醒 4 小时后才可开始转腕锻炼，同时也应注意肩关节制动。转腕锻炼每天做了 3～4 次，每次 3 分钟，取坐卧位或站位，手指握拳或放松，上下活动手腕，配合手腕内外旋转运动。以双手腕向外翻转为第一小节拍，以双手腕向内翻转为第二小节拍，再以双手腕向外翻转为第三小节，以双手腕向内翻转为第四小节拍，重复 4×4 个节拍。

4）第 4 小节：掌部功能锻炼。振掌根：两手交叉相握，手腕用力振掌根，感觉前臂肌肉颤动。以振掌根一次为一个小节拍，重复前 4×2 个节拍。振掌根要注意掌握力度，根据个人情况进行，以免牵拉伤口；注意保持肩关节制动，外展不超过 15°；搓手：两手重叠，将健侧手掌指关节置于术侧手心，交替按摩手心手背，刺激手掌心劳宫穴。搓手一次为一个小节拍，重复后 4×2 个节拍。劳宫穴在手掌心，在第 2、第 3 掌骨之间，偏于第 3 掌骨，握拳屈指时中指尖处。

（3）第三节：肘部功能锻炼。肘部功能锻炼同时可配合手掌及腕部功能锻炼。患者可于术后做前臂伸屈运动，坐位练习屈肘、屈腕，每次 3 分钟，每天 3 次；锻炼时胳膊要用力，有一点张力和紧张的感觉。

1）屈肘锻炼：坐卧位或站位手握拳，一手屈曲肘关节，以感觉到肌肉酸困为宜，然后再伸展，伸展的同时，屈曲另一手肘关节。以一手的伸屈为两个小节拍，两手交替为四个小节拍，重复前 4×2 个节拍。

2）肘关节锻炼：手握拳，抬臂，屈肘，肘关节内夹，停留，手指张开后，再将肘关节往外打开。以肘关节内夹为两个小节拍，以肘关节往外打开为另两个小节拍，重复后 4×2 个小节拍。

（4）第四节：颈部功能锻炼。颈部功能锻炼一般在术后 2～4 天可同时配合上肢掌、腕、肘部功能锻炼。锻炼时用健侧手拖住患侧手的手背或者肘关节，以减少伤口疼痛。患者取站位或坐位低头，下颌触胸骨。停留、缓慢地还原。抬头、眼望天、停留、还原。头向左侧转，感觉胸锁乳突肌的牵拉、停留、再还原。头向右转、停留、还原。手复原。以低头并还原为第一个 4 小拍，以抬头并还原为第二个 4 小拍，以左侧转头为第三个 4 小拍，以右侧转头为第四个 4 小拍。

（5）第五节：肩胸背部功能锻炼。肩胸背部功能锻炼常规在术后 7～10 天进行，主要是通过肩部肌群的运动带动胸背部肌群，可练习手指"爬墙"运动，直至患侧手指能高举过头，自行梳理头发。

1）开始锻炼前健侧手托住患侧手背或肘部以作支撑，减少疼痛。

2）一侧肩上提的同时另一侧肩下压，稍作停留，还原后，两肩交替上提和下压。双肩同时上提，稍作停留后还原，手放松。

3）关节上提时，幅度要适宜，感觉肩膀要碰自己的耳朵。做肩部环绕动作的时候胸部会有不适牵拉的感觉，难度较大，要反复锻炼几次才能适应。

4）双肩由前往后做肩关节环绕动作，再由后往前做肩关节环绕动作。

5）锻炼时要注意患者的个体差异，根据恢复的程度选择开始锻炼的时间，若出现腋下积液，皮瓣未充分与胸、腋壁贴合者；术后第 3 天腋窝引流液较多，大于 60 ml/24 h；近腋区的皮瓣大面积坏死或植皮近腋窝者，需根据医生医嘱适当延迟肩关节的活动时间，并减少运动量。

（6）第六节：穴位按摩。以健侧手托住患侧手背或肘关节，再以健侧手从患侧肘关节，手臂外侧往上按摩，然后胳膊伸展，由肘关节内侧开始往上按摩。从手指尖由外开始按摩至肩部，由手心从内向上按摩，到肩，到脖子，按摩肩井穴（肩井穴在每侧肩部正中），先顺时针，再逆时针；健侧手的拇指揉按患侧手的合谷六（第一个指纹对到虎口，指尖对到的位置）；屈曲患侧的手腕，用健侧手的示指和中指揉按内关穴（腕横纹上 2 寸处靠内侧）。穴位按原注意事项：要注意力度，用掌心贴着皮肤，用力按上去。

（7）第七节：放松运动。用健侧的手由下往上揉捏患侧上肢，然后屈肘，将双手放在胸前轻轻林动抖动，放松运动利于淋巴回流，减轻患侧上肢肿胀以及缓解不适，做放松运动时要将身心放松。

（三）上肢淋巴水肿

乳腺癌相关性淋巴水肿是目前常见的继发性淋巴水肿，表现为患侧上肢增粗或上臂呈橡皮样肿胀，可引起患侧上肢疼痛、肢体变形、功能障碍并可继发感染。上肢淋巴水肿发生率约为 24%～49%，发生存在两个高峰期，分别是手术时与治疗后 2 年。乳腺癌相关性淋巴水肿的危险因素有患者自身因素和治疗相关因素，患者自身因素包括高龄、就诊时临床分期差、患侧为优势侧及解剖学变异等。治疗相关因素包括手术方式，术后放疗、淋巴结清扫程度等。腋窝淋巴结清扫、放疗、术后血肿等造成淋巴管的断裂和变形是导致乳腺癌术后淋巴水肿最主要原因。

1. 上肢淋巴水肿评估

癌症相关淋巴水肿的评估现存在多种方法。现将在临床中应用较多的，准确性已得到相关研究证实的相关癌症淋巴水肿评估方法综述如下。

（1）客观测评法：

1）水置换法（water displacement，WD）：被认为是测评淋巴水肿的金标准，在试验条件下，因具有较好的灵敏度及准确性而被熟知，但因其比较麻烦，很少被应用于临床实践中。此方法的局限性还在于并不能提供肢体肿胀的部位及外形等相关数据，并且不能用于有开放性伤口的患肢。

2）臂周长测评法（circumference measurement，CM）：指的是使用卷尺测评双侧肢体不同点的周长，通过比对双侧肢体同一测评点的周长，或依据公式换算成体积，比较体积的差异。若双侧肢体任意一个测量点臂围差异＞2 cm，或体积差异＞200 ml，则考虑患侧肢体存在淋巴水肿。此种方法在乳腺癌相关淋巴水肿的测评中应用较多，具体的操作方法有：等距测量法和解剖标志定位法。其中，等距测量法推荐取 5 点测臂围，分别从尺骨茎突中点为

0 点，从此处开始，每间隔 10 cm 为一点，直到 40 cm 处，测量每一点臂围，再根据公式 $V = (C1^2 + C1 \times C2 + C2^2) \times h/12\pi$（$h$：所测某段肢体的高度；$C1$：所测某段肢体的一端周长；$C2$：所测同一段肢体的另一端周长），计算每一段体积，将各段体积相加即得肢体体积。解剖标志定位法（主要用于测评上肢淋巴水肿）指的是测评：尺骨茎突的中点、鹰嘴、前臂中点、上臂中点、鹰嘴至肩峰长度 65％ 的点等五处的臂周长，再依据上述体积公式换算成肢体体积。研究证实依据解剖点测评手臂体积较等距测评更准确。臂周长测评法的优势是简单快速、耗费低，但是同时存在测量点的位置及测量点的数量不统一、无法测评手部的体积、测评者间的信度受影响较大等问题。

3）红外线测量仪（Perometry）：是利用远红外技术识别肢体体积，是一种非侵入性光电测量设备。淋巴水肿的诊断标准是：两侧肢体体积相差异＞200 ml 或两侧肢体体积差异与健侧体积的比值＞10％。其优势是测量肢体体积快捷、精准率高；但是不足之处在于，费用昂贵，不能识别、监测早期尚未出现明显肿胀的淋巴水肿，不能区分测得的体积或臂围改变是由于肌肉或脂肪的改变还是组织间隙内淋巴液的积聚。

4）生物电阻抗（Bio-electrical impedance）：是利用置于体表的电极向人体输入低频率的电流，然后测量电压变化，从而得到相关组织或器官的电阻抗变化情况。研究证实生物电阻抗所测得患侧肢体体积变化的结果与红外线测量仪所测结果具有高度相关性（$r = 0.926$，$P < 0.05$）。生物电阻抗的结果通过 L-Dex 值反应，患肢细胞外液的增加，电阻抗就降低，最终导致 L-Dex 比率升高。界定淋巴水肿的标准是 L-Dex 比率＞10 或较基线增加 10 U。它的优势在于可监测细胞外液体积的变化，准确反应淋巴体积的变化。可用于早期并无临床症状的淋巴水肿的监测。缺点在于不适用于内置起搏器及植入式除颤器的患者。

（2）主观症状测评法：主观症状测评法即主要通过测评患者所存在的主观症状，来评估患肢是否存在淋巴水肿。现发展较成熟、在临床研究中应用较多的症状测评量表主要有：乳腺癌相关淋巴水肿问卷及妇科癌症淋巴水肿问卷。

1）乳腺癌相关淋巴水肿问卷由 Armer 等于 2002 年所研制，用于评估乳腺癌相关淋巴水肿的指征、发生频率及症状管理措施的结构式访谈工具。LBCQ 共包含 19 条症状，主要从两个方面进行评估：现在是否存在、过去一年是否存在。计算现在存在所有症状及过去一年存在所有症状，最大症状得分为 38 分。此量表表面及内容效度较好，内部一致性系数为 0.785，重测信度为 0.98。研究证实，过去一年肢体沉重及现在肢体感到肿胀对淋巴水肿（比周差值≥2 cm）的发生具有预示作用。

2）妇科癌症淋巴水肿问卷最早由 Lockwood 等在乳腺癌相关淋巴水肿问卷基础上修订

而成，后由 Carter 等进行了进一步的完善。此量表主要包括 20 个症状条目及 4 个补充条目（患者对淋巴水肿诊断的认知、患者所采用的特殊的淋巴水肿治疗方式）。此量表是患者自评问卷，评估这些症状是否现在（过去 4 周内）存在："0"分是"无"，"1"分是"存在"。研究证实，大多数患者容易理解问卷内容，且愿意完成问卷调查，此量表具有较好的灵敏性及特异性。

2. 上肢淋巴水肿的康复护理

淋巴水肿的预防：

1）将患肢使用软枕垫高，避免影响血供。

2）避免使用患肢测血压、输液、抽血以及持重物等。

3）按摩拍打患肢。应沿患肢的淋巴走向由外及内、由下及上进行按摩和轻拍，保持皮肤清洁，使用护肤霜防止皮肤干燥。

4）避免皮肤损伤，避免用患侧手臂提重物以及反复做推、举、抓等动作。

5）穿戴轻便合适的胸罩，防止太紧影响淋巴液回流。

6）已经发生淋巴水肿的患者应使用弹力手套至少 6 个月，并注意及时更换长期使用弹性已不足的手套。

7）如果发现手臂的皮肤发红、痒、痛、热及发热，应立即去医院诊治。

8）在医生的指导下进行体育锻炼如：散步、骑自行车、游泳等有利于淋巴液流动和循环的活动。避免患肢过度疲劳，一旦发生疼痛，应立即躺下，将手臂抬高。

3. 淋巴水肿的康复治疗

（1）非手术治疗：

1）手法淋巴引流（manual lymphatic drainage，MLD）：MLD 的原理为缓慢轻压肿胀部位，起到牵拉毛细淋巴管壁的作用，使组织液进入淋巴管腔，从而清除局部感染、减轻水肿。乳腺癌术后早期使用 MLD 可以预防淋巴水肿的出现，已出现淋巴水肿的患者早期采用 MLD 可明显减轻水肿。

2）压迫疗法：是复合物理疗法的一种，一般选用空气波压力治疗仪进行治疗，原理为通过对多腔气囊有序的反复充放气，形成对肢体和组织的循环压力，从而促进淤积的淋巴液回流。该方法目前常作为辅助手段参与淋巴水肿的治疗。

3）烘绑疗法：可增加局部微循环，促进患肢淋巴回流，促进淋巴水肿组织内多余蛋白质分解、重吸收，减轻组织水肿，是慢性淋巴水肿的保守疗法之一。

4）低水平激光治疗（Low-level laser therapy，LLLT）：可以刺激淋巴管生成，增加淋巴液活动，减少皮下组织纤维化，从而改善淋巴水肿。目前认为，LLLT 与各种物理治疗联合应用可取得较好的疗效。

5）复合理疗（Complex decongestive physiotherapy，CDP）：包括 4 个部分：个性化的皮肤护理、MLD、弹力绷带压迫及患肢功能锻炼，可有效减轻局部组织充血，促进淋巴液回流是目前保守治疗淋巴水肿的金标准，适用于淋巴水肿的各个时期，同时还可作为基础疗法与其他治疗方法联合应用，其绝对禁忌证为急性感染、深静脉血栓形成和充血性心力衰竭等，也有将肿瘤作为绝对禁忌证，最主要的原因是 MLD 可能导致癌细胞通过淋巴管扩散到血液，进而转移到全身。

6）药物治疗：利尿药虽可短期消肿，但长期使用会导致低血压、电解质紊乱等并发症，目前已不建议使用。苯吡喃酮类和香豆素能促进巨噬细胞分解蛋白质，逐步改善肢体水肿，一般用于肢体淋巴水肿治疗的辅助用药。

7）中医治疗：中医对淋巴水肿的治疗也有一定的效果，如梅花针叩刺、艾灸穴位联合按摩预防淋巴水肿。

（2）手术治疗：重度的淋巴水肿或者应用保守治疗无效者，需行手术治疗。常采用的手术方式包括重建淋巴管道，淋巴管-静脉吻合，显微淋巴管/静脉移植，显微淋巴结移植，传统手术切除，负压抽吸等方式，根据患者乳腺淋巴水肿的实际情况采取合适的手术方式。

（四）社会行为功能障碍评定与护理

乳腺癌患者承受着生命威胁和形体改变的双重压力，因乳房的切除，形体改变，严重影响了其社会家庭角色活动及社会活动功能，使患者的社会价值受到影响，女性尊严、自我概念和自我表达受到巨大冲击，出现社会行为退缩；同时手术和支持治疗费用给患者带来了经济负担，也影响到患者及家庭的社会功能质量。社会行为退缩常表现为行为孤立、不合群，态度冷淡、害羞，因为不能向外界表达自己的情感和思想，从而使别人无法跟具有这种行为的人沟通交流，因此会被忽视和冷落，社会地位呈现边缘化。

1. 社会功能评定

乳腺癌患者心理社会行为功能评估常采用相关的问卷及量表进行评定。

（1）患者日常活动能力测定：常采用 Karnofsky 活动状态评分，将患者的活动状态分为6 级：正常活动为 0 级；症状轻，生活自理，能从事轻体力活动为 1 级；能耐受肿瘤的症状，生活自理，但白天卧床时间不超过 50% 为 2 级；症状严重，白天卧床时间超过 50%，但还能起床站立，部分生活能够自理为 3 级；病重卧床不起为 4 级；死亡为 5 级。

（2）生活质量评估：生活质量是在新的医学模式下产生的全面评估患者的生理、心理和社会适应三方面总体健康状态的一个综合指标。常采用欧洲癌症研究与治疗组织的癌症患者生活质量核心问卷（EORTCQLQ‑C30）进行评估，该量表共 30 个项目，包括患者躯体功能、角色功能、情感功能、认知功能和社会功能 5 个维度以及整体健康状况，5 个维度得分值越高表明功能状态越低，症状越明显。

2. 社会行为功能康复护理

医务人员根据患者的年龄、文化程度、职业、性格、社会背景等情况，采取个体化的康复措施。如尽可能地减轻患者躯体症状，促进功能最大限度地恢复，减少并发症带来的生理心理压力；给患者搭建各种支持平台，帮助她们接受自身形象的改变，采取积极的方法重塑自我、建立自尊、自信。

（1）建立社会支持网络：社会支持是指建立在社会网络结构上的各种社会关系对个体的主观和/或客观的影响力，良好的社会支持对于健康非常有利。社会支持既起到缓冲应激的作用，而且在良好情绪体验的维持方面具有重要的意义。

（2）评估患者的社会支持网络：医务人员评估患者的生活环境、工作情况、经济状况等，了解患者可利用的社会资源及其社会支持网络，帮助患者获得这些社会支持系统的帮助，有效地利用这些支持系统。

（3）家庭支持：通过家庭护理来促进患者社会功能康复，形成一个以医院-家庭为核心、以社会支持为导向的全面支持体系。家庭干预可以明显改善家庭成员的沟通模式，护理人员应该在治疗及康复过程中引导患者的家属参与，与患者共同制订将来的生活计划，建议患者治疗后继续参加工作及社会活动，使其恢复生活的信念。

（4）乳腺癌康复组织的支持：乳腺癌患者渴望诉说自己的病情、内心感受，参加乳腺病友康复组织，与有同样经历的病友交流更能得到理解，能够促进术后心理、生理重塑。医护人员除着眼于乳腺癌临床诊疗外，也要关注患者的心理感受，为其提供加入社会康复组织的途径。社会康复组织的活动有网上交流、电话联系、形式多样的团体活动等形式。网上交流包括网站、QQ 群等，团体活动的形式有旅游、做手工、茶话会、团体讲座等，医务人员鼓励患者选择参加自己感兴趣的活动。

（5）医护人员的支持：医护人员运用自己的专业知识，帮助患者能更好地运用科学知识增强自我护理和自我康复的能力，提高患者的生活质量。

1）健康教育：护理人员应针对不同文化层次、家庭环境及不同术式患者进行多种形式多渠道的健康教育，包括对其回归社会的引导和支持系统感悟能力的提升。

2）举办形式多样的活动以转移其注意力。如组织乳腺癌康复操锻炼，预防术后患肢肿胀及促进功能恢复，进行假发及义乳佩戴方法指导。

3）医疗服务技术：采用减少乳房外观破坏的手术方式及乳房皮肤切口的美学选择，将美学和治病有机地结合起来提高患者生活质量和幸福美观指数，减少由于创伤给患者自身带来的影响。

（五）性功能障碍评估与护理

乳腺癌患者由于癌症的压力，乳房的缺失、观念的影响及药物的因素等对性功能造成影响，出现不同程度的性功能障碍，主要表现为：性欲低下、性生活次数减少、性交痛，或无法进行正常的性生活。主要原因有以下几方面：①乳房作为女性的性敏感区，手术切除后该部位敏感度下降，导致女性性欲下降；②术后患者认为失去了女性形体特征的重要一部分，自尊心下降，对性生活缺乏自信，回避配偶的性要求，导致性生活主动性差；③患者担心性生活会影响康复而停止性生活。化疗和内分泌治疗，导致患者卵巢功能减弱，出现绝经和阴道萎缩，使患者的性欲和性唤起质量降低。

1. 性功能障碍评估

目前对乳腺癌患者术后性生活质量的评定通常采用问卷调查表进行评估，包括对性生活水平、频度、性功能障碍类型、原因以及对当前性生活评级等。常用的量表是女性性功能指数（female sexual function index，FSFI），由 19 个条目组成，包含了性功能评估的 6 个方面：性需求、性唤起、阴道湿润程度、性高潮情况、性满意程度以及是否存在性交疼痛。总分 2～36 分，分数越高，表明性生活质量越高，FSFI 总分＜26.55 分，可判断女性性功能障碍。

2. 性功能障碍护理

（1）手术方式的选择：保乳手术、前哨淋巴结活检的基础上保留腋窝和乳腺癌根治术后一期重建等有利于保持患者良好的身体外形，保持患者的自信，对改善患者性功能有利。

（2）生育康复指导：乳腺癌术后妊娠是一个十分复杂的问题，特别是年轻的乳腺癌患者比例日渐增多，而且我国二孩政策开放以后，有些乳腺癌患者治疗后仍有生育需求。乳腺癌术后 2～3 年是第一个复发高峰，同时患者接受治疗后常出现卵巢功能损害，医务人员在充分了解患者意愿后，指导有生育需求者术后 2～3 年再考虑生育；选择对患者卵巢功能影响大的化疗与内分泌治疗药物之前，采取卵巢功能的保护等措施，有条件的可以建议患者采取生育保留策略，如胚胎低温保存、卵母细胞低温保存、卵巢组织低温保存。

（3）性生活知识宣教：信息缺乏和错误观念是导致性生活质量下降的重要因素之一。乳腺癌患者担心性生活会对疾病产生不利影响，或者对性生活没有引起足够的重视，这些都会导致术后性生活不和谐。加强对患者性生活相关知识的宣传和教育，解释性活动在疾病恢复过程中的重要性和必要性，给予医学专业知识的支持和指导，如使用避孕工具合理避孕，不能使用药物避孕等。鼓励相同疾病患者的相互支持，可以通过举行座谈会、乳腺癌患者俱乐部等方式，使患者之间加强沟通，相互鼓励。

（4）配偶的支持：患者在患病期间，对爱的渴望更为强烈，配偶应在生活中给予患者更多的关心和爱护。与此同时，配偶也经历着生活和心理适应性改变带来的应激。医护人员应对患者配偶进行疾病的知识以及性康复知识教育，纠正其错误的性观念。指导患者与配偶回忆以前的美好生活达到性生活和谐，或通过抚摸、亲吻、拥抱等肌肤接触达到性心理方面的满足，必要时辅助使用阴道润滑剂，提高其性生活质量。

（六）心理功能障碍评估与护理

1. 心理功能评估

通过心理评估了解患者在诊断、治疗、致残、恢复、终末期各阶段心理变化和损害的程度，为制订心理康复计划提供依据，判断康复效果。心理评估可以通过直接观察形式或心理评估量表测验，获取患者的心理状况，根据患者的具体情况选择恰当的评定工具，如患者入院后，对患者进行初次心理状况的评估，通过心理痛苦筛查工具、自评焦虑量表和自评抑郁量表对患者的痛苦程度、焦虑和抑郁程度进行评估。心理痛苦管理筛查工具（distress management screening measurement，DMSM）用于评估患者心理痛苦度及相关因素，包括两个部分，心理痛苦温度计（distress thermometer，DT）和心理痛苦相关因素调查表（详见第四章第二节）。

2. 心理功能障碍康复护理

（1）个性化心理护理：评估对患者的心理状态，依照患者的心理特点，找准与患者沟通交流的切入点，指导患者运用合适的心理暗示和心理技巧调整情绪，缓解心理压力，如转移法：通过读书、听音乐、看电视、散步等方法使患者的注意力从不良的心理状态转移到其他方面，借以获得情绪上的稳定。吐露法：为了减轻患者的各种不良情绪负担，可以找患者的朋友或亲戚探访，引导患者吐露不良情绪，减轻患者心理负担。忘却法：让患者暂时忘却疾病带来痛苦，给予积极鼓励，减少负性情绪对患者的刺激。

（2）运用恰当的沟通语言：由于很多女性本身比较敏感，加之乳腺癌手术后一侧或者双侧乳房被切除，自身的敏感性往往增强。护理人员应注意态度和蔼温柔，语言上要注意推敲，避免因直言不讳，导致不能有效疏通患者的心理，反而加重其心理负担。

（3）增强患者的自信心和安全感：乳房被切除后往往使患者失去自信，由于外观上的缺陷以及自身存在的过多担忧，使得患者往往难以接受现状，出现消极、低落、自卑等不良的心理情绪。及时与患者进行沟通，帮助患者尽量从外观上进行弥补，如指导患者选择假发、义乳等，以逐步提高其自信。另外，由于术后自身形体上不再完整，患者往往有失落和不安全感，寡言、孤僻等情况比较常见，应为患者提供各种支持，进行换位思考，让患者充分感受到温暖，从而克服不良的心理情绪。

（4）增强患者的幸福感：应积极与患者的配偶及其他家庭成员进行沟通交流，通过患者亲属的力量改善患者的心理状态。应让患者配偶给予其充分的理解和关心，减少其自卑及失落情绪，使其逐步适应当前的身体状态。另外，要让患者的其他亲属理解患者的心理，给予患者足够的关怀，让患者充分感受到家的温暖，逐渐树立起新的自信。

6

Chapter Six ● 第六章

腹部肿瘤的护理

● 第一节　胃癌患者的护理

胃癌是人类最常见的恶性肿瘤之一。不同人种、不同国家和地区胃癌的发病率与死亡率有明显的区别。在我国，胃癌是威胁人们身体健康的主要肿瘤。2000 年全国有 40 万胃癌新发病例，同年有 30 万人死于胃癌。胃癌发病男性多于女性，男女之比为（2.2～3.6）∶1，好发年龄为 41～60 岁。

一、病因及危险因素

胃癌的发生与多种因素有关，包括饮食习惯、职业特性家族遗传史以及一些基础病史。胃癌的发生部位多见于肠上皮化生的幽门区。

1. 胃的良性慢性疾病

（1）胃溃疡：虽可癌变，但恶变率不高。溃疡周围的黏膜上皮在反复炎性刺激和修复过程中，再生上皮易受致癌因素的作用而发生恶变。

（2）胃息肉：炎性增生性息肉，多与发生于胃窦的慢性胃炎或溃疡并存。多发性息肉的癌变率高于单发性息肉，腺瘤性息肉高于增生性息肉。息肉直径＞2 cm，基底范围大，无蒂者，易于癌变，应积极予以手术切除。

（3）萎缩性胃炎：与胃癌发生有密切关系。由于壁细胞萎缩而导致泌酸量减少，患者常有胃酸低下或缺乏，促进胃内亚硝胺类化合物的合成，增加了胃内致癌物质的浓度。

（4）胃切除术后残胃：常见于胃大部切除胃空肠吻合术后，残胃黏膜慢性炎性病变，术后 5～10 年有残胃癌发生的可能，但术后 20～25 年发生者最多。

2. 胃黏膜上皮异型性增生

大部分良性、慢性胃病患者的胃黏膜上皮，可以产生异型性增生，是主要的癌前病变，分轻、中、重三级。重度异型性增生易与分化较高的早期癌混淆。有重度异型性增生者 75％～80％的患者有可能发展成胃癌。

3. 胃幽门螺杆菌

流行病学调查表明，胃癌发病率与当地幽门螺杆菌（HP）感染率呈正相关。HP 感染后发生胃癌的危险性较非感染者高 6 倍以上。研究提示感染 HP 可使胃黏膜产生急性、慢性炎症，黏膜上皮损伤，细胞增殖增加；HP 使胃液中氨浓度增高，中和胃酸，便于细菌生长，并促使硝酸盐降解为亚硝酸盐及亚硝胺而致癌。这提示 HP 感染可能协同致胃癌。

4. 环境、饮食因素

高发区常聚集在火山岩地带，饮用水中镍、硒、钴含量高。胃远端腺癌与饮食有关，烟熏、盐腌食品在胃内转化为亚硝酸盐与胃癌发生有关。真菌污染食品的危害也不容忽视。

二、临床症状与表现

胃癌早期可以完全没有症状，或有跟胃炎、胃溃疡相似的非特异性症状。最常见为上腹部不适、疼痛和消化不良。

1. 胃脘痛

胃脘痛是胃癌的最常见症状，常易被忽视。多数患者发病初期都在胃部疼痛，开始仅感胃部不适，膨胀压迫感，有时剑突下部隐隐作痛，易误诊为胃炎、胃溃疡。

2. 食欲减退、消瘦、乏力

食欲减退、消瘦、乏力颇为常见，仅次于胃脘痛。多数患者首先出现食后饱胀嗳气，患者常自动限制饮食，出现消瘦和乏力。

3. 恶心、呕吐

随肿瘤生长患者可出现呕吐。胃窦部癌增长到一定程度可出现幽门梗阻，呕吐出隔夜的食物，气味恶臭。

4. 出血和黑便

出血和黑便可在胃癌早期出现，少数大便隐血阳性，出血量多时可呕血、黑便。

5. 晚期症状

腹部可触及肿块，质地坚硬，呈结节状。还可出现转移灶，锁骨上淋巴结转移最常见。病情严重者常见贫血、下肢水肿、发热、恶液质等，腹水多为血性。当肿瘤侵犯胰腺或腹壁腹膜神经丛时，可有上腹部持续剧痛，并放射至腰背部。

三、检查诊断

1. 病史

胃癌早期诊断困难，因此仅占胃癌住院患者的 15％ 左右。①原因不明的食欲不振，上腹不适，消瘦。②原因不明的呕吐，黑便或大便潜血阳性。③有长期胃病史，近期症状加重，或既往无胃病史，短期出现胃部症状。④胃溃疡、息肉、萎缩性胃炎者，应有计划地随访。多年胃良性疾病作胃大部切除，近期出现消化道症状。

2. X 线钡餐检查

X 线钡餐检查是胃癌的首选检查方法之一，该项检查无痛苦，易为患者接受。X 线钡餐双重对比造影检查不仅能对胃癌做出定性诊断（是否为胃癌），还能作定量诊断（胃癌病灶的大小、柔软程度、黏膜皱襞改变），确诊率达 86.2%。

3. 纤维胃镜检查

纤维胃镜检查是诊断早期胃癌的有效方法，与细胞学检查、病理检查联合应用，可大大提高诊断阳性率。还可对良恶性溃疡进行鉴别，确定胃癌类型、病灶浸润范围。

4. 超声诊断

（1）腹部 B 超：对胃外肿块可在其表面见到增厚的胃壁，对黏膜下肿块则在其表面见到 2～3 层胃壁结构；可鉴别胃平滑肌瘤或肉瘤，可判断胃癌对胃壁浸润深度和广度，判断胃癌的胃外侵犯及肝、淋巴结的转移情况。

（2）超声胃镜检查：在观察胃内原像的同时，又能观察到胃黏膜以下各层和胃周围邻近脏器的超声图像。有助于在术前判断胃癌的分期及恶性度。

5. CT 检查

可显示胃癌累及胃壁向腔内、外生长的范围，邻近的解剖关系以及有无转移灶。

四、治疗原则

手术是胃癌的主要治疗手段。应按照胃癌的分期及个体化原则制订治疗方案，早期及早手术；对于中晚期胃癌，因有较高的复发率和转移率，必须积极地辅以术前、术后的化疗等综合治疗以提高疗效。

1. 外科手术方法

（1）根治性切除：彻底清除原发灶、转移淋巴结和受累邻近器官，依据肿瘤的部位及大小应取根治性全胃切除术和根治性远端大部切除术（胃下区及部分病灶较小的胃体小弯侧癌）、胃近端大部切除术（胃底贲门部癌）。胃大部切除术后，残胃与十二指肠残端吻合为毕式（Billroth）；残胃与上段空肠吻合，将十二指肠残端缝合为毕Ⅱ式。

（2）姑息切除：胃癌常因局部浸润、腹膜播散、远处淋巴结转移或血行转移而失去根治性手术机会。而原发肿瘤尚可切除，只能做姑息性手术（行包括原发肿瘤在内的胃部分切除术）以减少出血、穿孔、梗阻等严重并发症，有利于提高术后化疗、免疫治疗等综合治疗的疗效。

（3）减状手术原发肿瘤已无法切除，并造成幽门梗阻，可作胃空肠吻合术，起到解除梗阻，缓解症状，提高生活质量的作用。

2. 胃癌术后的辅助治疗

（1）胃癌术后同步放化疗：随着同步放化疗在胃肠道其他肿瘤中的成功应用，20 世纪 60 年代人们开始尝试胃癌术后的同步放化疗。最初的尝试在局部进展期胃癌患者中进行的，随机分组结果表明同步放化疗与单纯放疗相比，可以延长中位生存期。

（2）胃癌的新辅助治疗：胃癌的术前放疗、胃癌新辅助化疗、胃癌术前同步放化疗。常用化疗药物有 5 - 氟尿嘧啶（5-FU）、丝裂霉素（MMC）、呋喃氟尿嘧啶（FT-207）、阿霉素（ADM）等，临床一般联合用药。

（3）胃癌的姑息放疗：如果患者一般状况良好，肿瘤术后镜下残存而不是肉眼残存，可以通过放疗加同步化疗而得到良好的治疗疗效。

3. 其他治疗

其他治疗包括生物疗法（生物反应调节剂、免疫治疗、基因治疗）、中医药治疗等。

五、护理诊断

1. 恐惧/焦虑

与担心疾病治疗效果有关。

2. 知识缺乏

缺乏与治疗配合和康复锻炼相关知识。

3. 营养失调

低于机体需要量，与手术治疗有关。

4. 潜在并发症

潜在并发症有胃出血、十二指肠残端破裂、吻合口破裂或吻合口瘘、梗阻、倾倒综合征、碱性反流性胃炎。

六、临床护理

（一）手术前护理

1. 护理评估

（1）病情及主要症状：有无上腹疼痛、反酸、吸气、食欲减退等，是否影响日常生活；有无营养不良的表现如体重下降、消瘦、贫血、低蛋白血症等；有无大便隐血阳性，有无呕血等；有无肝大、淋巴结肿大、腹水、恶病质等晚期症状。

（2）既往有无胃溃疡、慢性胃炎、胃息肉等病史；既往是否做过手术及手术名称和麻醉情况；患者家族中有无消化性溃疡、胃癌史；是否长期使用非类固醇类抗炎药物和皮质类固醇等。

（3）患者是否喝酒、吸烟、饮食习惯、饮食嗜好、生活习惯等；患者的性格特征、职业、工作情况。

（4）患者对手术的耐受力，如营养状态、重要脏器功能，有无伴发疾病及纠正情况。

（5）患者及家属对疾病、手术的心理反应，有何要求、最关心的问题。

2. 护理措施

（1）消除患者恐惧心理，讲解肿瘤知识及治疗方法，增强对疾病的信心，与医护密切配合。

（2）改善营养状况，给予高蛋白、高热量、高维生素、少渣饮食、半流质饮食或流质饮食。纠正电解质紊乱。对重度营养不良、低蛋白血症及贫血者，术前静脉补充白蛋白、输血，必要时给予静脉营养支持治疗。

（3）有幽门梗阻者，术前3天每晚用温生理盐水洗胃，清除胃内容物，减轻胃黏膜水肿。严重幽门梗阻者术前1～3天进行持续胃肠减压及生理盐水洗胃，使胃体积缩小。

（二）手术后护理

1. 护理评估

（1）手术方式、麻醉方式、术中输液输血情况。

（2）生命体征是否平稳，麻醉是否清醒，输液是否通畅，输液速度是否合适，腹腔引流是否通畅，引流液的量、性状，胃肠减压是否通畅，胃液量、性状，伤口有无渗血。

（3）有无伤口疼痛及程度，止痛方法。

（4）有无紧张、恐惧心理，能否配合治疗护理操作，能否安静入睡。

（5）患者允许进食后是否按要求配合，对出院后的治疗是否清楚。

2. 护理措施

（1）严密观察生命体征变化：尤其要注意脉搏及血压变化，以预防早期出血，血容量不足可引起脉率及血压下降。

（2）术后体位：全身麻醉清醒后生命体征平稳应采用半卧位，以保持腹肌松弛，减轻疼痛，也利于呼吸、循环及腹腔引流。

（3）预防肺部并发症：鼓励深呼吸，协助正确排痰，定时翻身拍背和鼓励早期下床活动。

（4）保持腹腔引流通畅：①腹腔引流管接无菌瓶，引流瓶应隔天更换一次，以防逆行感染。②引流管不宜过长，妥善固定，注意观察有无扭曲、受压、脱落等现象。③观察引流瓶的颜色、性质及量，并认真记录。一般 24 小时引流液量在 200 ml 左右，且脉速、血压下降、面色苍白，应考虑有出血倾向，需及时报告医生。

（5）禁食，持续胃肠减压：保持胃管通畅，减少胃内容物对吻合口的刺激，减轻胃内张力，预防吻合口水肿及吻合口瘘。①每 2 小时用生理盐水冲洗胃管，每次不得超过 20 ml，并相应抽出。②冲洗时避免压力过大、冲洗液过多，以免引起吻合口出血。③注意胃液颜色、性质、量，详细记录，如有鲜红色血性液体流出，及时报告医生。④胃管要固定好，注意有无脱落或侧孔吸住胃壁，及时纠正以免影响减压效果。嘱患者不要擅自拔除胃管，尤其是睡眠状态下，意识不清醒时。⑤禁食期间注意口腔护理。

（6）输液护理：①禁食期间应静脉补充液体，正确记录 24 小时出入量，为合理输液提供依据，避免水电解质失衡。②必要时给予血浆、全血，以改善患者营养状况，有利于切口营养状况，促进患者更好地恢复。

（7）术后饮食：术后 3 天内禁食，静脉补液 3 000 ml 左右，包括静脉营养的量。停止胃肠减压后，可饮少量水，术后饮食常规见下表：

胃癌术后饮食常规

术后天数	胃次全切除	全胃切除
术后第 4 天	清流 200 ml/2h，两餐给水 200 ml 共 7 次	禁食
术后第 5 天	清流全量	禁食
术后第 6 天	流质饮食全量	清流 50m/h
术后第 7 天	流质饮食全量	清流 100 ml/h
术后第 8 天	流质饮食全量	清流 200 ml/2h
术后第 9 天	半流质饮食	清流全量
术后第 10 天	半流质饮食	清流全量
术后第 11 天	半流质饮食	流质饮食全量
术后第 12 天	普食	流质饮食全量
术后第 13 天	普食	半流质饮食
术后第 14 天	普食	半流质饮食
术后第 15 天	出院	半流质饮食
术后第 16 天	—	普食
术后第 17 天	—	普食
术后第 18 天	—	普食
术后第 19 天	—	出院

（8）鼓励患者早期活动，除年老体弱或病情较重者；术后第 1 天坐起轻微活动，第 2 天协助患者下床，进行床边活动，第 3 天可在病室内活动。患者活动量根据个体差异而定，早期活动可增强肠蠕动，预防术后肠粘连，减少并发症。

（三）胃大部切除术后并发症的观察和护理

1. 术后胃出血

手术后 24 小时内因术中残留或缝合创面少量渗血，可从胃管内流出少量暗红色或咖啡色胃液，一般手术后 24 小时内可自行停止，属正常现象。胃内大出血是指胃肠减压中吸出大量鲜血，甚至呕血或黑便，持续不止，脉快、血压下降，趋向休克情况。如果仅胃肠减压有鲜血，可采取保守治疗，禁食、给予止血药，输新鲜血等。若仍不见效，血压逐渐下降，应及时再次行手术止血。呕血时患者应平卧，头偏向一侧防止窒息。

2. 十二指肠残端破裂

多发生在术后 24～48 小时，表现胃右上腹突发剧痛和局部明显压痛，腹肌紧张等急性弥漫性腹膜炎症状，同时伴有发热、白细胞升高。应立即禁食，胃肠减压，作好急诊手术准备。术后持续胃肠减压，纠正水电解质失衡，给予静脉营养或空肠造瘘置管补充营养，给予抗生素抗感染。

3. 胃肠吻合口破裂或吻合口瘘

少见，多发生在术后 5～7 天。组织愈合不良如缝合不够紧密，吻合处张力过大或因低蛋白血症、组织水肿等均可引起。发生较早的吻合口破裂有明显腹膜炎的症状；如发生较晚，多产生局部脓肿或形成外瘘。诊断确定时，须立即手术进行修补。局部脓肿或外瘘患者，除引流处，还应胃肠减压和积极支持疗法，促使吻合口瘘自愈；若经久不闭合，须再次性胃切除术。

4. 术后梗阻

术后梗阻分为输入段梗阻、吻合口梗阻和输出段梗阻 3 类。共同症状是大量呕吐，禁食。

（1）输入段梗阻：

1）急性完全性输入段梗阻：这类梗阻属急性闭祥性梗阻，容易发展至绞窄、肠段坏死和穿孔，病情极为严重。典型症状是：上腹部突发性剧烈疼痛，频繁呕吐，不含胆汁，量也少。上腹偏右有压痛，甚至扣及包块，血清淀粉酶升高，有时出现黄疸，可有休克症状。应紧急手术治疗。

2）慢性不完全性输入段梗阻：表现为食后 15～30 分钟，上腹突感胀痛或绞窄，一阵恶心后，大量喷射状呕吐胆汁，而不含食物，呕吐后症状消失。具备上述典型症状者，又称"输入段综合征"。不全梗阻者，如在数周或数月内不能缓解，亦需手术治疗。

（2）吻合口梗阻：分为机械性梗阻和胃排空障碍两种。

1）机械性梗阻表现为食后上腹饱胀，呕吐，呕吐物为食物，不含胆汁，X线吞钡检查可见钡剂完全停留在胃内，须再次手术。

2）胃吻合口排空障碍，多因自主神经功能紊乱而使残胃处无张力状态。临床较多见，在术后7～10天后，已服流质饮食情况良好的患者，在改进半流质饮食或不消化食物后突然发生呕吐，经禁食后，轻者3～4天自愈，严重者呕吐频繁，可持续20～30天。5％高渗盐水洗胃，有助于吻合口水肿的消退。

3）输出段梗阻：表现为上腹饱胀，呕吐食物和胆汁。X线钡餐检查可确认梗阻部位。如不能自行缓解，应立即手术加以解除。

5. 倾倒综合征与低血糖综合征

（1）倾倒综合征：表现为甜流质食饮食后10～20分钟，出现剑突下不适、心悸、乏力、出汗、头晕、恶心、呕吐甚至虚脱，常伴有肠鸣及腹泻，餐后平卧十几分钟，症状多可缓解。倾倒综合征产生原因一般认为是由于胃大部切除后丧失了幽门括约肌，食物过快地大量排入上段空肠，又未经胃肠液混合稀释而呈高渗性，将大量的细胞外液吸入肠腔，以致循环血容量骤然减低。也和肠腔突然膨胀，释放5-羟色胺，肠蠕动剧增，刺激腹腔神经丛有关。预防应告知患者术后早期应少量多餐，避免进甜的过热流食，进餐后平卧10～20分钟。多数患者在半年到1年内能逐渐自愈。

（2）低血糖综合征：多发生在进食后2～4小时，表现为心慌、无力、眩晕、出汗、手颤、嗜睡，也可导致虚脱。原因为食物过快进入空肠，葡萄糖过快地吸收，血糖呈一时性增高，刺激胰腺分泌过多的胰岛素，而发生反应性低血糖所致。出现症状时稍进饮食，尤其是糖类即可缓解。少食多餐可防止其发生。

（四）出院指导

1. 普及宣传定时、定量、细嚼慢咽的伙食卫生习惯，少吃过冷、过烫、过辣及油煎炸食物，切勿酗酒、吸烟。注意劳逸结合，行为规律的健康生活方式。加强自我情绪调整，保持乐观进取的心境。

2. 胃大部切除术后1年内胃容量受限，宜少量多次进食高营养饮食，以后可逐步过渡至正常人饮食。

3. 胃癌手术后化疗患者应注意饮食，定期门诊随访检查血常规、肝功能等，并注意预防感染。

4. 坚持治疗，定期复查，按时服药。

●第二节 大肠癌患者的护理

大肠癌是世界范围内主要的恶性肿瘤，在我国大肠癌发病率位居第三，仅次于肺癌、胃癌，尽管早期检测和治疗取得了一些进展，但淋巴转移和远处转移仍然是大肠癌患者的主要死亡原因，晚期大肠癌的总体生存期仍然不理想。

一、病因及危险因素

大肠癌的病因目前尚不清楚，已知与环境因素关系密切，主要是受生活方式的影响。

1. 环境因素

根据调查资料发现，各种环境因素，发现饮食因素最重要。高发病率国家及地区的食具有高脂肪、高动物蛋白、少纤维素及精致碳水化合物的特点。其中高脂肪饮食影响最为明显。高脂肪饮食可明显增加大肠内中性胆固醇及胆酸浓度，这两种物质具有与致癌的多环芳香烃相似的结构，其代谢产物也可致癌或辅助致癌。

2. 遗传因素

有 6%～10% 的大肠癌与遗传有关，许多文献都曾报道同一家族中有多个大肠癌患者。文献报道大肠癌家族史的人群做纤维结肠镜检查，腺瘤的检出率为 21%～40%，高于无症状的一般人群。目前已有两种遗传性易患大肠癌的综合征被确定。一种为家族性腺瘤性息肉病，大肠癌中约 1% 系发生于本病患者中。

3. 肠慢性炎症

以溃疡性结肠炎与大肠癌关系最为密切，其发生大肠癌的危险性比同年龄组高 5～11 倍，癌变随年龄而增加。

4. 大肠腺瘤

大肠腺瘤属癌前病变，多数的研究认为 80% 以上的大肠癌系由大肠腺瘤演变而来。其中家族性大肠腺瘤病是常染色体显性遗传性疾病，如不治疗，以后均将癌变而成大肠癌。

5. 其他因素

长期患有 Crohn's 病且起病年龄不满 30 岁的患者；血吸虫病流行病区亦为大肠癌高发区，大肠癌的死亡率及分布与血吸虫病的死亡率及分布显著相关；盆腔受过放疗者患大肠癌的危险性比一般人高 4 倍。

二、临床症状与表现

大肠癌生长相对缓慢，早期无明显症状，常被患者忽视。临床表现与肿瘤部位、肿瘤大小及继发变化有关。

1. 结肠癌的临床表现

（1）排便习惯的改变与便血：多数表现为排便次数增多，粪便不成形或稀便，排便前可有轻度腹痛。粪便带血是常见的症状，血色可红或暗红。常误诊为内痔、痢疾或肠炎而延误诊断。

（2）腹痛：常为隐痛，早期症状不明显，右半结肠癌疼痛可放射到脐上，左半结肠癌疼痛可放射到脐下。

（3）腹部肿块：多为瘤体本身，肿块大多坚硬，呈结节状，如为横结肠癌和乙状结肠癌，可有一定的活动度，当癌肿穿透并发感染时，肿块固定且有明显的压痛。

（4）肠梗阻症状：一般属于结肠晚期的症状。多表现为慢性低位不完全肠梗阻，主要表现为腹胀和便秘，腹部胀痛或阵发性绞痛，当发生完全梗阻时，症状加剧。左侧结肠癌有时以急性完全性结肠梗阻为首发症状。

（5）全身症状：由于慢性失血，癌肿破裂、感染毒素吸收，患者可出现贫血、消瘦、乏力、低热等。病情晚期可出现肝大、黄疸、水肿、腹水、锁骨上淋巴结肿大及恶液质等。

2. 直肠癌的临床表现

排便习惯改变，如排便增多，便秘、排便性状的改变，不尽感、便前肛门下坠感、腹泻、里急后重、晚期有下腹痛。排便时大便带血及黏液，感染严重时出现脓血便，大便次数增多。直肠癌晚期，癌肿侵犯前列腺、膀胱，可发生尿频、尿痛，侵犯骶前神经则发生剧烈持续性疼痛，有肝转移者，则出现肝大、腹水、黄疸、贫血、消瘦、水肿等恶病质表现。后期可发生肠梗阻，如癌肿穿破肠壁，可引起急性弥漫性腹膜炎等。

三、检查诊断

1. 诊断要点

结肠、直肠癌早期症状不明显，易被忽视而漏诊，故对中年以上患者出现以下情况，均应提高警惕，作进一步检查。

（1）近期内出现排便习惯由正常变为腹泻或便秘，或腹泻便秘交替出现，持续性腹部不适、隐痛或腹胀。

（2）粪便带血、脓或黏液便。

（3）不明原因的贫血、乏力，为明确诊断，应进一步检查。

2. 特殊检查

（1）直肠指诊：简便易行，不需要任何设备，比较准确可靠，是诊断直肠癌最可靠的方法。通过指诊可以查出癌肿的部位、大小、范围、固定程度、与周围组织的关系。

（2）内镜检查：直肠镜或乙状结肠镜检查，也是手术前必须做的常规检查。可以取组织行病理检查。

（3）钡剂灌肠检查：应常规进行钡灌肠或钡气双重造影检查。可确定病变范围。

（4）其他检查：包括 B 超和 CT 的检查，了解腹部肿块、肿大淋巴结及肝内有无转移。

3. 实验室检查

血清癌胚抗原（carcino-cmbryonic antigen，CEA）的测定，对评估癌肿患者预后、监测疗效和复发有一定的帮助。

四、治疗原则

原则上以手术切除为主，综合治疗为辅。

1. 结肠癌治疗

（1）结肠癌根治性手术：切除范围必须包括癌肿所在的肠样及其系膜和区域淋巴结。

1）右半结肠切除术：是用于盲肠、升结肠、结肠肝区的癌肿，对于盲肠和升结肠，切除范围包括右半横结肠、升结肠、盲肠。包括长 15～20 cm 的回肠末段。做回肠与横结肠端端吻合或端侧吻合。对于结肠肝区的癌肿，除上述范围外，须切除横结肠和胃网膜右动脉组的淋巴结。

2）横结肠切除术：切除包括肝区和脾区的整个横结肠，包括胃结肠韧带的淋巴组，行升结肠和横结肠端端吻合。倘若因两端张力而不能吻合，对偏右侧的横结肠癌可切除升结肠、直肠，然后做回肠与降结肠的吻合。对偏左侧的横结肠癌，则可切除降结肠，行升结肠、乙状结肠吻合术。

3）左半结肠切除术：适用于结肠脾区的降结肠癌。切除范围包括横结肠左半，降结肠，并根据降结肠癌位置的高低切除部分或全部乙状结肠。然后做结肠间或结肠与直肠端端吻合术。

4）乙状结肠的根治切除术：要根据乙状结肠癌的长度和癌肿所在的部位，分别采用切除整个乙状结肠和全部降结肠，或切除整个乙状结肠、部分降结肠和部分直肠，做结肠直肠吻合术。

（2）结肠癌并发急性肠梗阻：应当在进行胃肠减压、纠正水和电解质紊乱以及酸碱失衡等适当的准备后，早期施行手术。右侧结肠癌，可做右半结肠切除一期回肠结肠吻合术。如患者情况不许可，则先做盲肠造口解除梗阻，二期手术行根治性切除。如癌肿已不能切除，可切断末端回肠，行近切端回肠横结肠端侧吻合，远切端回肠断端造口。左侧结肠癌并发急性肠梗阻时，一般应在梗阻部位的近侧做横结肠造口，在肠道充分准备的条件下，再行二期手术根治切除。对癌肿已不能切除者，则行姑息性结肠造口。

（3）化疗：常用的有 5-氟尿嘧啶、丝裂氟尿嘧啶、呋喃氟尿嘧啶、丝裂霉素等。也可多种药物联合应用，具有提高疗效、降低毒性、减少或延缓耐药性的出现。

2. 直肠癌的治疗

（1）直肠癌根治性手术：

1）腹会阴联合直肠癌根治术（Miles 手术）：用于距肛门 7 cm 以内的直肠癌。切除范围包括乙状结肠下部及其系膜和直肠全部、肠系膜下动脉和固围淋巴结、提肛肌、坐骨直肠窝内脂肪、肛管和肛门周围皮肤约 5 cm 直径以及全部肛管括约肌。乙状直肠近端在左下腹壁做永久性人工肛门。此法切除范围较广，彻底，治愈率高。缺点是手术损伤较大，分腹、会阴两个手术组，先后或同时进行手术，必须做永久性肛门，术后终生要用人工肛门袋。

2）经腹腔直癌切除术（直肠前切除 Dion 手术）：适用于直肠癌下缘距肛门 10 cm 以上的，手术时尚能留下足够的直肠，可在腹腔内与乙状结肠行对端吻合者。此手术损伤不大，只需在腹部进行，并保留正常肛门，是各种直肠癌切除术后控制排便功能最为满意的手术。缺点是术后有一定的并发症，如吻合口瘘、出血、狭窄和复发。

3）经腹直肠切除、人工肛门、远端封闭手术（Harmann 手术）：适用于年老体弱等原因不能行 Miles 手术或一期切除吻合者，可行经腹直肠癌切除，远端直肠缝合封闭，近端结肠做人工肛门。此法手术操作出血及并发症少，缺点是根治性差。

4）拉下式直肠癌切除术：适用于直肠癌下缘距肛门在 7～10 cm 之间的患者。腹部手术操作与上述手术基本相同。会阴部分可保留，经肛门在齿状线上切断直肠，将乙状结肠从肛门拉下，固定于肛门。10～14 天后切去肛门外多余的结肠。对于晚期直肠癌，已不能行根治性手术。当患者发生肠梗阻时，可以行乙状结肠造口以解除梗阻。

（2）局部治疗：适用于癌肿较小（直径＜3 cm），部位低，患者不能接受根治性手术切除，也适用于低位癌肿造成肠管狭窄者，作为姑息性治疗。

（3）化疗和放疗：化疗配合根治性切除手术，可提高 5 年生存率。较晚期的直肠癌可先在手术前进行放疗，使一部分原本不能手术的患者，能因此而行根治性切除。

（4）新化疗药物在直肠癌同步化放疗中的作用：最近几年，新的化疗药物的出现如奥沙利铂、开普拓和希罗达等使大肠癌的化疗取得了长足的进步。有多项随机对照研究证明，奥沙利铂或开普拓联合 5-FU 提高了转移性结直肠癌的疗效，而口服单药希罗达可以取得和 5-FU 方案同样的疗效。另外，靶向治疗（抗表皮生长因子受体的抗体 C225 和抗血管内皮生长因子受体的抗体 avastin）与上述新一代化疗方案结合，也显示出初步的可喜成果。

五、护理诊断

1. 恐惧/焦虑

与担心疾病治疗效果和行人工造口有关。

2. 知识缺乏

缺乏与治疗配合和造口护理相关的知识。

3. 潜在并发症

潜在并发症有吻合口瘘、造口狭窄/坏死/感染、尿潴留、肠梗阻等。

六、临床护理

手术是结直肠癌的主要治疗手段，手术部位、手术方式等对周围神经的损伤易导致患者出现胃肠功能紊乱、排尿功能障碍和术后性功能障碍，肠造口使排便方式改变容易导致患者出现心理社会功能障碍和皮肤护理问题。良好的术后康复可以减少功能障碍的发生，有效提高患者的生存质量。

（一）胃肠功能紊乱

胃肠手术后恶心、呕吐的发生率高达 70%～80%，超过 90% 的腹腔手术患者都会发生一定程度的腹腔粘连。主要表现为与排便相关的腹痛或腹部不适，排便习惯改变（便秘或腹泻）。低位直肠前切除可能造成排便控制问题和其他肠道功能紊乱，术后炎症反应、吻合口狭窄、感觉减退和去神经作用都可能造成排便控制功能的损伤和排便习惯不规律。但是只要保留肛管和括约肌解剖结构没有破坏，上述症状在较短时间内就可以恢复。

1. 胃肠功能紊乱的评估

（1）一般情况评估：评估患者的年龄、职业、文化程度、婚姻状况、生命体征、睡眠、皮肤、疾病史、家族史、遗传史；此外还要了解患者肿瘤的位置、大小、检查结果、手术的过程、大小便的频率、性状、量等。

（2）肛门指检：是一个基本而简单的检查，可以了解肛门括约肌的功能，协助诊断大便失禁。

（3）直肠肛管测压法：是利用压力测定装置置入直肠内，令肛门收缩与放松，检查内外括约肌、盆底、直肠功能与协调情况，可以评估肛门括约肌的长度、静息压、收缩压和直肠的感觉功能。肛门直肠测压对于诊断不协调排便和选择可接受生物反馈的患者是首选的检查，同时对于肛肠疾病患者肛门直肠功能的评价、手术方式的选择有着重要的意义。

（4）大便失禁评估：通过对大便失禁的类型、频率等进行评估，判断大便失禁的程度，临床常用 Jorge 和 Wexner 研制的大便失禁的评分表。最高分为 20 分，最低分为 0 分。分数越高，大便失禁越严重。0 分为完全正常；20 分为完全大便失禁。"从不"指从来没有"很少"指＜1 次/月；"有时"指＞1 次/月而≤1 次/周；"经常"指＞1 次/周而≤1 次/d；"一直"指＞1 次/d。

2. 胃肠功能紊乱的护理

（1）促进肠蠕动功能恢复：

1）早期进食：早期进食可以刺激肠道蠕动，降低肠黏膜通透性，引起胃肠道激素分泌从而促进肠道运动。补充膳食纤维可以改善便秘或者腹泻的症状，同时建议患者多喝水、避免咖啡因和豆类食品，益生菌可以抑制肠道中引起症状的菌群，或作用于患者的免疫系统抑制肠道炎症，常见的益生菌是乳酸杆菌和双歧杆菌。

2）嚼口香糖：嚼口香糖可减少术后肠梗阻的发生，咀嚼运动可刺激消化道的头段，同时作为虚拟的一种形式刺激神经、体液通路。咀嚼及唾液分泌增加了对迷走胆碱能神经的刺激，促进了对胃肠道刺激的释放，诸如促胃激素、神经降压肽及胰腺多肽。在没有经口进食的情况下完成了对消化道头段的刺激，避免了进食不耐受的并发症。

3）早期离床活动：早期离床活动不仅可以促进肠蠕动，而且与减少术后呼吸系统、血液系统并发症相关，理想的情况下，患者应在手术当晚离床活动，为了适应早期离床活动，术后导线、置管应尽可能减少。留置导尿管应在腹腔镜手术后 1 天、开腹手术后 2 天拔出，引流管在手术中也应尽少放置。

（2）盆底肌功能训练：

1）盆底肌训练：盆府肌训练又称凯格尔运动，通过反复收缩骶尾骨肌肉可以增强盆底肌肉组织的张力，减轻或防止大小便失禁。患者可取平卧、坐位或站立位三种姿势进行训练，训练时下肢、腹部及臀部肌肉放松，自主收缩耻骨、会阴及肛门括约肌。以平卧位为例，方法如下：患者将双腿分开，平静呼吸，进行肛门会阴收缩并上提盆底肌肉，收缩 10秒，放松 10 秒，每次 10 组，每天 5～10 次。持续坚持训练 3 个月至半年，长期坚持的运动训练效果更佳。注意锻炼前后排突膀胱。运动时不要收缩双腿、腹部、臀部肌肉。评估盆底肌锻炼方法是否正确：护士藏一次性手套，指涂液体石蜡，让患者平卧，护士用食指轻轻插入患者肛门中，嘱患者进行肛肌训练，以手指在肛门内感到有紧缩感为方法正确。盆底肌训练在结直肠术后 2 周左右开始，造口术后及回纳术后 2 周后都需要坚持锻炼。

2）生物反馈治疗：利用生物刺激反馈仪进行盆底肌功能评估，测量盆底肌最大肌电压及盆底肌持续收缩 60 秒的平均肌电压，根据评估结果进行生物反馈电刺激治疗结合盆底肌功能训练。生物反馈电刺激治疗方法如下：取 30°仰卧位（上半身抬高，与水平位呈 30°角），将电极置于阴道、肛门或皮肤，刺激电流强度由 0 mA 开始逐渐增加至自觉盆底肌有收缩但无不舒适感为限（30～60 mA）。在生物反馈模式下，根据生物刺激反馈仪反馈的结果，指导患者主动收缩盆底肌的方法及强度，持续治疗时间 15 分钟。生物反馈电刺激治疗每疗程 10 次，预定疗程每周至少 5 次，共 3 个疗程，并嘱其回家后辅以盆底肌训练。

（二）日常生活、心理社会功能障碍

肠造口患者身体外形上的改变，影响了患者的社交、日常生活、心理等，有研究发现带有肠造口的患者抑郁征兆更明显、群居能力更差、空虚问题更大，尤其是男性患者。有的人甚至对生活感到悲观失望，对前途失去信心，导致患者日常生活、社会交往行为障碍。

1. 心理、社会功能障碍评估

评估患者对疾病的了解程度。评估患者的心理状态、人际关系与环境适应能力，了解有无抑郁、焦虑、恐惧等心理障碍。评估患者的社会支持系统是否健全有效。

2. 心理社会功能障碍的护理

（1）心理康复护理：由于肠造口术引起排便方式的改变，对患者的心理和自尊有明显的影响，很多患者不愿接受。因此要主动介绍术后适应过程，使其认识到造口术只是将正常的排便渠道由肛门移至腹部，对消化功能影响不大。术后学会自我护理及正确选用造口器材，可以正常地生活和工作。同时向患者介绍经历相同手术，术后恢复好的造口病友与其交谈，开展造口探访，让患者亲眼看到造口患者能重返社会健康的生活，增强患者对手术的信心，从而积极主动地面对现实。

（2）日常生活指导：

1）衣着：肠造口者出于心理上以及造口护理上需要，通常穿柔软、宽松、颜色稍深的衣服较适宜，所用腰带不宜太紧，弹性腰带不应压迫造口，背带裤可使用。避免穿紧身衣裤（裙），以免摩擦或压迫造口，影响造口的血液循环。

2）沐浴：当手术的切口已愈合，无论是粘贴着造口袋还是脱下造口袋均能像正常人一样沐浴，不会影响造口袋的使用时间和身体的康复。

3）工作：肠造口不是一种疾病，不会影响患者的工作。一般术后需要一段时间来康复。当身体体力完全恢复，便可以恢复以前的工作，但应避免重体力劳动、举重或提重物，如从事搬运工作应更换。

4）饮食：正常饮食即可，使粪便硬度适当，气体最少。尽量避免易产气的食物和易引起臭味的食物如：大葱、韭菜、大白菜、萝卜、胡瓜、汽水、豆类、洋葱、大蒜、巧克力、咖喱、姜、啤酒等。平时可多食用一些乳酪，及富含叶绿素的蔬菜等。

（3）社交活动：肠造口患者身体体力恢复、掌握造口的护理方法后，可以正常地进行社交活动，同时应鼓励患者多参加造口联谊会，在这个组织中可以互相了解、互相鼓励，交流造口护理的经验和体会，减轻孤独感，激发重新走向新生活的勇气，对促进其心理康复有着积极的作用。

（三）排尿功能障碍和术后性功能障碍

排尿功能障碍和性功能障碍是直肠癌术后常见并发症。结直肠癌患者术后膀胱位置改变、肌肉、盆腔神经的损伤导致排尿功能障碍主要表现为尿潴留，同时切口疼痛、不适应平卧排尿等也可导致暂时性的排尿困难。随着直肠癌根治性手术淋巴结清扫范围的扩大，使进展期直肠癌患者的术后生存率明显提高，但同时也增加了盆腔自主神经不同程度的损伤，在腹会阴联合切除术后患者中导致排尿功能障碍和性功能障碍的发生率高达 $30\%\sim60\%$，严重影响患者的生活质量。

1. 排尿功能障碍和术后性功能障碍评估

（1）排尿功能障碍评估：评估患者出现排尿功能障碍的时间、性质、频率，加重或减轻的因素，是否有泌尿道感染史，留置导尿时间等。术后 2 周不能排尿为近期排尿功能障碍，术后 6 周不能恢复排尿功能为远期排尿功能障碍。排尿功能障碍主要包括尿潴留、尿失禁和排尿困难。可以通过测量尿流率、残余尿量及尿流动力学检查诊断。应用尿流动力学检查可以显示膀胱容量、顺应性、逼尿肌收缩功能、膀胱颈括约肌功能等。

（2）性功能障碍评估：直肠癌手术后 1 个月，具有勃起和射精功能障碍两者之一视为性功能障碍。目前国内评价男性性功能指标参照汪建平制定的以勃起和射精功能的分级指标为标准。勃起功能评估：Ⅰ级是能够完全勃起，与术前无差别，为勃起功能正常；Ⅱ级是不同程度的勃起功能下降，但是能够部分勃起，与术前比较勃起硬度下降；Ⅲ级是完全无勃起，勃起功能丧失；Ⅱ级和Ⅲ级为勃起功能障碍。射精功能评估：Ⅰ级有射精，射精量正常或减少；Ⅱ级有射精功能障碍，可能出现逆射精；Ⅲ级完全无射精；Ⅱ级和Ⅲ级为射精功能障碍。

2. 排尿功能障碍和术后性功能障碍护理

（1）排尿功能训练患者早期采用留置导尿的方法处理，当患者进入恢复期，应尽早拔除导尿管，进行膀胱功能训练、间歇性导尿，促进膀胱功能恢复。

（2）性生活针对性功能障碍患者应实施心理、药物和行为治疗，器质性阳痿的老年人可以考虑行阴茎假体植入，常可使患者及其伴侣感到满意；造口者性生活前应检查造口袋的密封性，排空或更换造口袋，也可以行造口灌洗后，使用迷你袋、造口栓、有色造口袋可以显著提高患者信心。

（四）肠造口的评估与护理

1. 肠造口评估

（1）造口分类：根据造口的方式可分为端式造口和襻式造口。端式造口大多是永久性造口，用于直肠以及全段或部分结肠切除术，肠道的延续性不能恢复，造口用于替代肠道将内容物输出。结肠端式造口常用来治疗直肠癌或肛管癌及无法恢复的直肠损伤，而回肠端式造口主要用于治疗感染性肠炎，家族性息肉及结直肠癌；襻式造口主要用于缓解由于原发肿瘤或放射治疗所致肠炎、肠腔狭窄、肠梗阻或保护远端吻合口，暂时通过造口将肠内容物排出体外，通过肠内容物的暂时性转流以使"下游"或远端的肠管得以休息，而达到促进其延续性恢复的目的。临床常见的襻式造口是横结肠襻式造口、回肠襻式造口，随着手术的改进和造口产品的更新，目前临床医生逐渐趋向选择回肠襻式造口手术。

（2）造口颜色：正常为砖红色或红色，如苍白、灰色、黑色均为异常现象，需及时处理。

（3）造口排泄物性状及量：依造口种类而不同，回肠、升结肠造口为液状水便且量多，横结肠造口为粥状稀便；降结肠、乙状结肠造口于手术 2 周后逐渐为条状。排泄量与食物质地及进食量有关，如腹泻、无粪便排出为异常现象，需及时就医处理。

（4）造口周围皮肤：正常为皮肤平整，如皮肤发红、疹子、破皮或发炎反应（红、肿、热、痛）为异常现象，需及时就医。

2. 肠造口的护理

（1）造口定位：为了减少造口术后并发症，便于患者术后能自行护理，造口袋粘贴稳固，提高生活质量，帮助患者克服心理障碍，在患者造口术前一天进行造口定位。定位的原则为患者在不同体位都能看清楚造口；位于腹部平整皮肤的中央，皮肤健康；位于腹直肌内；造口不影响日常生活。对于急诊、剖腹探查术、肠梗阻等非择期手术，造口位置比较难定，可同时定 2 个或者 2 个以上的位置，手术者视术中的具体情况选择，避免术中盲目定位。肠梗阻时腹胀严重，不易摸到腹直肌，此时就按理想造口位置进行定位，选择足够平坦的位置，避开腰带等位置。造口定位的方法：患者平卧，抬头看脚尖；操作者位于拟行造口一侧，触摸患者腹部，找到腹直肌的边缘并做好标记；在患者脐和髂前上棘的内三分之一的位置选择一个点作为造口位置；让患者采取坐、立、卧、弯腰等不同体位来仔细观察腹部轮廓，放一个手指在选好的位置问患者可否看到指甲，患者自己能够看到，并有足够平坦的腹部皮肤可以贴袋子，此位置即可选定；肠造口位置确定后，患者可以试戴造口袋，根据试戴效果，将造口位置优化调整。

（2）造口护理流程：护理人员要培训造口患者正确更换造口用品，以保证良好的粘贴效果，同时保持皮肤的健康。标准的造口用品更换流程包括 R-C-A 三个基本步骤，即移除-检查-佩戴。移除（Remove）：正确的移除技巧将确保移除造口产品时不损伤皮肤，保护造口周围的皮肤。检查（Check）：每次更换造口底盘需要检查排泄物的颜色、性状、量，造口的大小、颜色、有无溃疡，检查黏胶及黏胶覆盖下的皮肤，如需要可使用镜子查看。底盘粘胶被腐蚀，造口周围皮肤上有排泄物或皮肤浸渍时需要更换产品或频率。佩戴（Apply）：合理地选择造口用品、正确的产品佩戴将确保造口底盘紧密地粘贴在造口周围，保护皮肤，防止排泄物渗漏到皮肤上而引起的皮肤浸渍。

（3）造口术后注意事项：造口术后避免可使腹内压增高的一切运动和活动，如长期咳嗽应及时治疗，长期便秘、前列腺肥大引起的排小便困难或长期腹痛导致腹肌紧张者易形成疝气或脱垂，需及时处理。

（4）造口灌洗：结肠造口灌洗是一种在适当的时间定期将适量的温水，由结肠造口慢慢灌入肠内，促进结肠蠕动，将大肠内的粪便一次性排出体外，在 24～48 小时内没有粪便排出或仅有少量的黏液排出的操作。可以促进肠造口的排便规律，它的优点有：减少臭味、减少皮肤刺激、减轻经济负担、增强社交信心和自尊，适应于永久性降结肠或乙状结肠造口的患者。

● 第三节　肝癌患者的护理

原发性肝癌是我国常见的恶性肿瘤之一，也是人类最常见最难治疗的疾病之一。然而随着科学技术的进步，肝癌的诊断技术已日趋完善，亚临床期癌已可被诊断。早期发现，尽快切除，也给早、中期肝癌患者带来了生机。但是，尽管我国肝脏外科发展迅速，可仍未达到成熟的水平。肝癌被称为"癌中之癌"，因为其发展迅速，治疗棘手，疗效欠佳，病死率相当高。所以，及早发现是相当重要的。尤其是小肝癌的及早发现，可以说就是挽救了一条生命。所谓小肝癌是指单个癌结节最大直径不超过 3 cm 或两个癌结节直径相加不超过 3 cm 的肝癌。

一、病因及危险因素

肝癌分原发性和继发性（即转移性）两种。原发性肝癌是严重危害人们健康的常见恶性肿瘤。

1. 原发性肝癌

原发性肝癌包括肝细胞癌、胆管细胞癌、混合性肝癌及一些少见类型，其中以肝细胞癌占绝大多数。原发性肝癌的病因和发病原理尚未确定。目前认为可能与下列因素有关：

（1）病毒性肝炎：原发性肝癌患者中约 1/3 患过慢性肝炎，流行病学调查发现肝癌高发区人群 HBsAg 阳性率高，而且肝癌患者血清 HBsAg 阳性率明显高于健康人群，提示乙型肝炎病毒（HBV）与肝癌有关。近年发现丙型肝炎病毒（HCV）感染与肝癌的发病亦密切相关。我国肝癌患者 HBV 标记阳性者达 90％左右，抗 HCV 阳性者为 10％左右。

（2）肝硬化：原发性肝癌合并肝硬化的发生率占原发性肝癌的 $50\%\sim90\%$，病理检查多为大结节性肝硬化，一般认为癌变可能发生在肝细胞再生的过程中。

（3）黄曲霉毒素：黄曲霉毒素 B_1（AFB_1）致癌性较强。世界卫生组织国际癌症研究所（LARC）认为黄曲霉毒素尤其是 AFB_1 是人类致癌剂。某些食品如玉米、花生发霉后，很可能有黄曲霉毒素污染。已证实黄曲霉毒素在实验动物可诱发肝癌；AFB_1 与 HBV 有协同致肝癌作用。流行病学调查发现食物易被黄曲霉毒素污染的区域，肝癌的发病率高。

（4）长期酗酒：长期酗酒与肝癌的发生密切相关，一般认为仅次于 HBV，特别在无 HBV 感染的人群中占有重要地位，酗酒除可改变免疫应答功能外，还能诱导微粒体酶活化和影响 DNA 的代谢和修复，这些都是肝癌发生的重要因素。

（5）饮水污染：肝癌高发与饮水污染有密切关系，饮用污染严重的沟塘水或宅沟水者肝癌死亡率高，而饮用深井水者死亡率低。塘水中或宅沟水中的水藻毒素是一种强的促癌因素，另外被污染的塘水中有不少有机物为致癌、促癌或致突变物。

（6）其他因素：微量元素的缺乏（如硒）、吸烟、遗传易感性等均为肝癌的可疑病因。

2. 继发性肝癌

继发性肝癌又称转移性肝癌。许多脏器的癌肿均可转移到肝，尤以腹部内脏的癌肿如胃癌、结肠病胆囊癌、胰腺癌、子宫癌和卵巢癌等较为多见。此外，乳腺、肺、肾、鼻咽等部位的癌肿也可转移到肝。

二、临床症状与表现

原发性肝癌缺乏特征性的早期表现。大多数患者在普查或体检时发现。早期可无任何不适，部分患者表现为肝区不适、乏力、食欲减退、乏力、消瘦、腹胀等全身和消化道症状以及肝大。

继发性肝癌临床表现有消瘦、乏力、食欲不振、肝大、肝区疼痛、腹水及黄疸等。在血清学检查方面甲胎蛋白（AFP）检测多为阴性。多数为多发结节，病理组织形态与原发性肝癌相似，部分患者在出现肝的转移性癌征象后，原发癌灶仍未被发现。因此诊断的重点是查清肝外原发癌灶。

1. 肝癌常见的临床表现

肝癌常见的临床表现有肝区疼痛、食欲减退、乏力、消瘦、腹胀等全身和消化道症状以及肝大。

（1）肝区疼痛：有半数以上患者以此为首发症状，多为持续性钝痛、刺痛或胀痛。主要由于癌肿迅速增长，使肝包膜张力增加所致。位于肝右叶顶部的癌肿累及横膈，则疼痛可涉及右肩部。当肝癌结节发生坏死、破裂，引起腹腔内出血时，则表现为突发右上腹剧痛和压痛，出现腹膜刺激征等急腹症表现。

（2）肝大和肝区肿块：为中晚期肝癌最常见的主要体征，约占 95％。肝大呈进行性，质地坚硬，边缘不规则，表面凹凸不平呈大小结节或巨块。晚期患者上腹部明显隆起，如癌肿位于肝右叶顶部，可使横膈抬高，肝浊音界上升。肝大到一定程度，患者自觉或偶然发现扪及右上腹肿块而就诊。

（3）发热：常见持续性低热或中度不规则发热，由于肿瘤细胞或肝组织坏死后产生和释放致热物质作用于体温调节中枢而引起。

（4）全身和消化道症状：食欲减退，恶心、呕吐、腹胀、腹泻或便秘，继之可出现贫血、腹水、下肢水肿等。

（5）黄疸：多为晚期表现或由重度肝硬化引起，可为梗阻性、肝细胞性或混合性黄疸，肝门区胆管细胞癌早期出现黄疸或胆管炎表现。

（6）肝外转移及并发症状：如骨痛，肝性脑病，上消化道出血，多发性肺转移，肝硬化体征等。

2. 肝癌的体征

肝脾大、黄疸、腹水、下肢水肿、扪及腹部肿块和肝掌、蜘蛛痣、腹壁静脉曲张等肝硬化表现均为常见体征，少数尚有左锁骨上淋巴结肿大、肝区叩痛，但多为晚期表现。腹水多因肝功能障碍、门静脉或肝静脉癌栓、门脉高压引起，也可表现为肿瘤破裂或肿瘤浸润所致的血性腹水。如为门静脉或肝静脉癌栓所致者，其腹水常在早期出现且增长迅速，多为顽固性腹水，一般应用利尿药疗效不明显，可伴下肢水肿，严重者可出现呼吸困难、痔疮脱落或腹股沟疝。而肝转移癌可伴或不伴相应体征。

三、检查诊断

目前，肝癌的诊断已因甲胎蛋白（AFP）、B 超、CT 等实验室和影像学检查技术的发展，由尸检诊断、临床诊断发展至亚临床期诊断，改善了肝癌的预后。有以下诊断要点：

1. 定性诊断

（1）甲胎蛋白（alpha-fetoprotein，AFP）的测定：是目前公认的简便而确诊率高的原发性肝癌定性诊断方法。如 AFP 持续阳性或定量＞500 μg/L，同时能排除妊娠、胚胎性肿瘤等，应考虑为肝细胞癌。

（2）血清碱性磷酸酶、乳酸脱氢酶同工酶和 γ-谷氨酰转肽酶（γ-GT）均可增高，但缺乏特异性，属辅助性检查。

2. 定位诊断

（1）B 超检查：可显示肿瘤的部位、大小及肝静脉或门静脉内有无癌栓等，可反复检查，其诊断符合率达 80％以上。

（2）CT 检查分辨率高，可检出直径约 1.0 cm 的早期肝癌，诊断符合率达 90％以上。

（3）肝穿刺针吸细胞学检查：诊断困难时，可在 B 超或 CT 引导下对于肝肿瘤行细针穿刺、肝组织切片检查，但有出血、感染等危险。

（4）选择腹腔动脉和肝动脉造影：经皮穿刺股动脉，沿血管插管至腹腔动脉或肝动脉，是显示直径＜1 cm 的小肝癌的定位诊断的最佳选择方法，诊断正确率达 90％左右。

3. 其他

癌胚抗原（CEA）可作为转移性肝癌的辅助诊断指标。

4. 肝癌的诊断标准

（1）病理诊断：组织学证实为原发性肝癌。

（2）临床诊断：虽无肝癌其他证据，AFP≥500 ng/ml 持续 1 个月以上或 AFP≥200 ng/ml 持续 2 个月以上，并能排除妊娠、生殖腺胚胎性肿瘤、活动性肝病（如 ALT、胆红素、凝血酶原时间、γ-GT 异常）等；有肝癌临床表现，同位素扫描、超声显像、CT、肝动脉造影、X 线横膈征、酶学检查（主要为 ALP 和 γ-GT）等有 3 项肯定阳性并能排除继发性肝癌和肝良性肿瘤者；有肝癌临床表现，有肯定的远处转移灶（如肺、骨、锁骨上淋巴结等）或血性腹水中找到癌细胞，并能排除继发性肝癌者。

四、治疗原则

原发性肝癌的常见治疗方法包括手术、放疗、化疗、生物学治疗和肿瘤局部治疗。对不能手术切除原发性肝癌的治疗方法包括：肝动脉插管栓塞化疗、病灶局部注射无水乙醇、冷冻治疗、瘤体内射频高温治疗和体外超声波聚焦治疗。

随着早期诊断，早期治疗和肝外科的进展，对早期发现的病例及时手术切除及综合治疗，部分病例可延长生存期及有被治愈的可能。

1. 手术治疗

手术治疗是原发性肝癌最有效的治疗方法，尤其是对普查时发现的无症状小肝癌（肿瘤＜3 cm）。

（1）手术探查：临床诊断明确，符合下列条件的原发性肝癌者应争取及早进行。①全身情况尚好，心、肝、肺、肾功能无严重损害，估计能耐受手术；②无明显黄疸、腹水、下肢水肿，远处转移；③病变局限于肝叶或半叶，而未侵及肝门区或下腔静脉。

（2）手术方式：可做肝部分切除、肝段叶切除，已累及一叶肝及邻近者做半肝切除术。

（3）手术探查不能切除的肝癌，可做液氮冷冻、激光气化或做肝动脉结扎、动脉插管，以备术后做局部化疗。

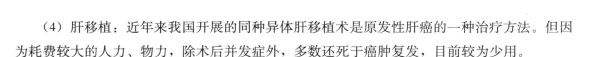

（4）肝移植：近年来我国开展的同种异体肝移植术是原发性肝癌的一种治疗方法。但因为耗费较大的人力、物力，除术后并发症外，多数还死于癌肿复发，目前较为少用。

2. 化疗

（1）导管化疗：可经肝动脉和腹腔插管对瘤体灌入化疗药物，常用5-氟尿嘧啶，丝裂霉素、阿霉素、顺铂、噻替哌等联合用药，也可采用皮下埋藏式灌入泵长期保留导管，有利于提高疗效，减少药物与血浆蛋白结合，降低毒副反应。

（2）全身化疗：口服或静脉给药疗效一般不满意。

3. 肝动脉栓塞

用栓塞物如明胶海绵、碘油、不锈钢圈微胶囊等亦可加化疗药物，做肝动脉栓塞。

4. 放疗

适于一般情况较好，肝功能尚佳，无严重肝硬化、黄疸、腹水，亦无肝外转移，肿瘤相对局限而不能手术者。常用深度X射线、60钴、加速器等。

5. 经皮瘤内无水乙醇注射（PEI）

在B型超声引导下经皮穿刺向肿瘤内注射无水乙醇，可引起肿瘤凝固、坏死，适用于瘤体较小而又不能或不宜手术切除者，是一种简便、安全的局部治疗方法。一般需重复注射数次。

6. 中医中药治疗

根据辨证论治采用攻补兼施的方法，有一定的疗效。常与其他方法配合应用，以提高机体抗病能力，改善全身状况和症状，减轻放疗、化疗不良反应等。

7. 免疫治疗

采用非特异性主动免疫，以增强机体免疫机制，即加强免疫细胞的活性，或诱惑吞噬细胞产生细胞因子以杀伤或抑制癌细胞的生长，延长患者的生命。常用药物有卡介苗、自体或异体瘤苗，免疫核糖核酸、转移因子、干扰素、白细胞介素-2、左旋咪唑、胸腺肽、肿瘤坏死因子等，可与化疗等联合应用。

8. 局部物理治疗

此类技术包括激光、射频、聚焦超声、电化学疗法（直流电离作用，肿瘤细胞内代谢发生紊乱，导致肿瘤细胞分解、破坏），微波（高频电磁波，细胞内的极性分子高频震荡产热组织凝固、坏死，常用于肝癌手术）。

继发性肝癌是晚期癌肿的一种表现。虽病程缓慢，但预后较差。如肝外原发灶不能切除，则继发性肝癌不论单发、多发结节均不宜手术切除。应根据患者具体情况及原发癌肿的病理性质，采取化疗、放疗和中西医结合等治疗。有时能使癌灶缩小，症状改善，延长生存期等。

五、护理诊断

1. 知识缺乏

缺乏与治疗配合和康复锻炼相关知识。

2. 潜在并发症

潜在并发症有出血、膈下积液及脓肿、胆汁瘘。

六、临床护理

1. 护理评估

（1）评估肝癌发生的相关因素，如病毒性肝炎、肝硬化、肝大、致癌物质接触史及饮食习惯，是否常进食黄曲霉毒素污染及亚硝胺类食物及酗酒史，居住环境及饮用水情况。

（2）了解家族中有无肝癌及其癌肿发病史，是否来自肝癌高发区。

（3）了解患者右季肋区疼痛性质、部位、程度、食欲减退、腹胀、乏力、消瘦（体重变化）、贫血等情况。

（4）右上腹肿块、黄疸等出现的时间及发展情况，是否有腹泻、发热等。

（5）肝功能受损程度，血小板计数，出凝血时间，凝血酶原等检查结果。

（6）评估患者情绪，由于疼痛、化疗反应等身体不适和对治疗预后的担心而出现各种情绪反应；如心理上拒绝承认现实，暴躁易怒或认为肝癌是不治之症，不可能治愈等悲观失望表现。

（7）营养状况，当肝合成蛋白减少，无法维持正常血浆渗透压时可造成水钠潴留、腹水及下肢水肿，恶液质等。

2. 护理措施

（1）术前护理：

1）做心、肺、肝、肾功能及电解质检查及一般术前准备。

2）给予高蛋白、高碳水化合物和高维生素饮食，每天热量达 $10.46 \sim 12.55$ kJ。

3）口服维生素 B_1、维生素 C、维生素 K 等，进食少可给予静脉输液。血浆蛋白过低者，输新鲜血或白蛋白、血浆等。

4）充分做好患者的心理准备，向患者讲解手术的意义、过程、术前术后注意事项，告知患者术后放置引流管的重要性及注意事项。

5）术前 2 天口服广谱抗生素，以减少肠道菌群。术前日晚给予洗肠。

6）术前劝导患者戒烟，床上练习大小便，学会有效咳痰，预防术后肺部感染。

（2）术后护理：

1）密切观察生命体征，预防术后出血和休克。

2）引流管的护理：肝癌术后患者可有腹腔引流管、胸腔引流管、胃管、尿管等，注意无菌操作，保持通畅，固定防脱出，观察记录引流液的量、颜色、性质等。肝叶和肝局部切除术后会放置双腔引流管，胸腹联合切口者，同时放置胸腔引流管，应注意保持引流通畅，如血性渗液逐日增加，疑有内出血时须及时与医生联系，必要时行手术探查止血。

3）卧位与活动：术后第 2 天可予患者半坐卧位，避免剧烈咳嗽，过早活动可导致肝断面出血，半肝以上切除者，需间断给氧 3～4 天。各种引流管拔除后，协助患者下床活动，避免血栓形成，增加肠蠕动，预防肠粘连和肠胀气。

4）安排较安静舒适的环境，减轻疼痛与其他不适。遵医嘱适时给予止痛药，可使用自控止痛泵。

5）术后并发症的观察与护理：如肝性脑病、肝肾综合征等。肝性脑病表现为意识障碍和昏迷，意识障碍可有适宜模糊、行为失常、昏睡、神经错乱等。肝肾综合征可有如下表现：肝性脑病、突然发生少尿或无尿；肾功能受损，血尿素氮升高；低血钠、低尿钠、尿肌酐/血肌酐之比＞20∶1；腹水。

6）术后饮食：排气后应给予少量清流，逐渐改为流质饮食、少渣半流质饮食、半流质饮食及普食。鼓励患者进食高蛋白、高维生素易消化饮食。如果食欲减退，恶心呕吐，应给予止吐药，及时清理呕吐物及口腔护理后，采用少量多餐。尽量使患者随时能吃到喜爱的食物。适量补充白蛋白、维生素 B、维生素 C、维生素 K 以及葡萄糖、胰岛素氯化钾溶液静脉点滴及凝血功能药物。患者应卧床休息，减少体力消耗。

（3）全身或肝动脉插管化学抗肿瘤药治疗患者的护理：

1）严格无菌操作原则，每次注药前管端消毒，注后须更换消毒纱布，覆盖并扎紧管端，防止细菌循导管向肝内逆行感染。

2）防止导管堵塞，注药后以 2～3 ml 肝素溶液（50 U/ml）冲洗导管，保持导管内血液不凝固。

3）如用微量注射泵，可将导管连接于该泵上，便于持续注射抗肿瘤药。

4）给药期间患者可出现食欲不振、恶心呕吐及不同程度的白细胞减少，一般疗程结束后能恢复，如果症状严重，应减少药量，延长用药时间。当白细胞＜4×10^9/L 时应暂停治疗。此外，还可出现肝区疼痛，严重者可表现为剧烈刺痛、面色苍白、脉搏快、血压下降等情况，可能预示有肝破裂的情况发生；还可能出现因胃、胆、胰、脾等动脉栓塞而并发上消化道出血及胆囊坏死等并发症，应加强观察。

5）拔管后局部加压 15 分钟，患者卧床 24 小时，防腹压增高。

6）营养：肝癌患者宜采用高蛋白、高热量多种维生素饮食，安排舒适安静的环境，以促进食欲。

7）维持水和电解质平衡：肝癌患者通常有腹水和水肿，应注意检测电解质和血蛋白水平。观察记录体重、出入液量、腹围及水肿程度。

8）减轻患者以及家属的压力与焦虑：①通过与患者的接触、交谈及观察，护士应尝试了解患者的情绪和心态，收集患者对肝癌和治疗所掌握情况的资料，加以分析，给予适当的心理支持和指导。②护士应熟悉肝癌治疗进展，明确手术切除的意义；早期肝癌者应争取手术切除，不因惧怕或不了解手术而放弃根治的机会。此外，肝癌的综合治疗有可能使以前不能切除的大肝癌转变为可以手术治疗，使不治之症转变为可治之症。患者有望获得较长的生存时间。③以诚恳温和的态度，耐心细致的护理，使患者（家属）能了解病情，降低焦虑，增加安全感和应对症状的能力，配合治疗。④鼓励患者说出自己的想法和要求。⑤在患者以及家属悲痛时应尊重患者表示同情和理解。

（4）放疗患者的护理：放疗在肝癌治疗中地位初步得到肯定，不过由于各家使用射线种类、剂量不同，肝癌分化程度不一，总体疗效评价尚未定论，姑息剂量，根治剂量尚无统一标准，一般多在姑息治疗原则下尽可能提高放射剂量。放疗患者的护理应注意以下几点：

1）嘱患者卧床休息，给予高蛋白、高热量、清淡、易消化饮食。

2）全肝照射量一般不超过 30 Gy/4 周，而肾则要求在 25 Gy 以下，要密切观察患者尿常规、尿蛋白、肾功能。

3）放疗 2 周后每天给患者做腹部检查，触肝脏大小，叩腹部有无转移浊音，测量腹围大小并记录。

七、预防与健康教育

1. 针对肝癌的可能病因，我国目前采取的一级预防措施仍主要为改水、防霉和预防肝炎，肝癌高发区如启东等地区通过饮用清洁水或深井水，保持食物干燥，不吃霉变食物等措施，肝癌死亡率已呈下降趋势。但基于我国 HBV 流行情况及 HBV 与肝癌的关系，预防肝炎可能是我国肝癌一级预防的较重要内容。目前我国已在婴幼儿中大规模开展乙肝疫苗接种，有望若干年后降低肝癌发病率。

2. 乙型肝炎肝硬化病史者或肝癌高发区人群应定期体格检查，做 AFP 测定、B 超检查，以早期诊断。

3. 肝癌是严重的疾病，但不是无法治疗的疾病。目前有不少患者被治愈，所以患者应树立战胜疾病的信心配合治疗，不要随便用秘方土方，以免贻误病情。

4. 注意营养，多食用含蛋白质丰富的食物和新鲜蔬菜、水果。食物以清淡、易消化为宜。如有腹水、水肿，应避免食用过多的盐。

5. 避免便秘，为预防血氨升高，可用适量缓泻剂，保持大便通畅。

6. 患者应注意休息，如体力许可，可做适当运动。

7. 嘱患者及其家属注意有无水肿、体重减轻、出血倾向、黄疸、疲倦等症状，如有应及时就诊。

8. 对晚期患者给予情绪上的支持，鼓励患者及其家属共同面对疾病。相互扶持，尽可能平静舒适地度过生命的最后历程。

第四节　胰腺癌患者的护理

胰腺癌是一种病情凶险，致愈率低、预后极差的消化道恶性肿瘤。因胰腺的特殊解剖学位置、生理特点及生物学行为。其病程短、进展快、预后差、死率高，手术切除率仅10%。世界范围的综合资料显示，胰腺癌的 5 年生存率仅为 5.0% 或更低，是预后最差的肿瘤。对于胰腺癌患者，微创性介入治疗已成为提高生存质量、延长生存期的重点研究方向之一。

一、病因及危险因素

1. 不良生活习惯

吸烟、嗜酒、高脂肪和高蛋白饮食与胰腺癌的发生有一定关系。

2. 疾病因素

近年来发现糖尿病患者的胰腺癌发病率明显高于普通人。另外，慢性胰腺炎与胰腺癌的发生也有一定的关系。

二、临床症状与表现

1. 上腹部饱胀不适、疼痛

上腹部饱胀不适是胰腺癌患者最早出现、最多见的症状，疼痛常向肩背部或腰部放射。

2. 黄疸

黄疸是胰头癌最主要的临床表现，是由于胆总管下端受侵犯或被压引起的，呈进行性，可有轻微波动，但不可能完全消退。常伴有小便深黄及陶土样大便，部分患者可出现皮肤瘙痒。

3. 消化道症状

以食欲不振最为常见，其次为恶心、呕吐，可伴有腹泻或便秘甚至黑便，常常为脂肪泻，腹泻后上腹部饱胀感并不会消失。

4. 消瘦、乏力

常在疾病初期就出现。

5. 腹部包块

胰腺位于后腹部，难以触及，多在进行期或晚期才能触摸到腹部包块。

6. 其他

胰腺癌患者可出现发热、糖尿病、腹水、游走性血栓性静脉炎等。

三、检查诊断

1. 血液检查

血液检查是胰腺癌的常见检查方法之一。通过检测患者的血液中肿瘤标志物、肝功能、血糖、血脂等指标，可以初步判断是否存在胰腺癌的可能性。例如，糖类抗原 19 - 9（CA19-9）是一种常见的肿瘤标志物，其水平升高常提示存在胰腺癌的可能性。

2. 影像学检查

影像学检查是诊断胰腺癌的重要手段之一。通过 B 超、CT、磁共振成像（MRI）等影像学检查方法，可以观察胰腺的形态、大小、位置以及与周围器官的关系，从而判断是否存在胰腺癌的可能性。其中，CT 是最常用的影像学检查方法，可以清晰地显示胰腺的形态和周围组织的情况。

3. 内镜检查

内镜检查是一种直接观察胰腺病变的方法。通过内镜深入到胰管和胆管中，可以直接观察到胰腺的病变情况，同时可以获取病变组织进行病理学检查。这种方法对于诊断胰腺癌具有较高的准确性。

4. 病理学检查

病理学检查是诊断胰腺癌的金标准。通过手术切除、穿刺活检、内镜等方法获取病变组织，进行病理学检查，可以明确诊断胰腺癌的类型和恶性程度。

5. 基因检测

近年来，随着分子生物学技术的发展，基因检测已经成为胰腺癌诊断的重要手段之一。通过检测基因突变、甲基化、融合基因等变化，可以预测胰腺癌的发生、发展以及预后，为制定个体化治疗方案提供依据。例如，BRCA1 和 BRCA2 基因突变与家族性胰腺癌的发生密切相关，通过基因检测可以早期发现并预防疾病的发生。

四、治疗方法及药物

早期胰腺癌以手术治疗为主，包括胰头癌的胰十二指肠切除术、胰体尾癌的胰体尾切除等。晚期胰腺癌采用手术结合化疗、放疗等综合治疗手段。

区域性动脉灌注化疗的原理是通过在瘤段动脉，局部注入一定剂量的高浓度药物到达肿瘤靶器官，通过增加胰腺肿瘤局部的抗肿瘤药物浓度和作用时间，提高对肿瘤组织的毒性作用，克服肿瘤的耐药性，诱导胰腺癌细胞的凋亡和坏死，从而抑制肿瘤的生长和转移；局部供血缓和及栓塞剂的使用可造成肿瘤内低氧环境，增强化疗药物的细胞毒作用，促进肿瘤细胞的坏死。常用化疗药物有 5 -氟尿嘧啶、丝裂霉素、表柔化星、白细胞介素、健择等。

五、护理诊断

1. 恐惧/焦虑

与担心疾病治疗效果有关。

2. 舒适的改变

疼痛与疾病本身有关。

3. 知识缺乏

缺乏与治疗配合和康复相关的知识。

4. 潜在并发症

潜在并发症有出血、胰瘘、胆瘘、胃排空延迟等。

六、临床护理

1. 术前观察与护理

（1）心理护理：此类患者思想上顾虑重重，尤其是经历了胰体尾切除术后，存在恐惧绝望心理，对介入化疗又了解太少，故对治疗信心不足。因此，临床护理人员应注意患者的心理问题，为患者提供充分的心理支持和信息支持，应经常与患者及家属交流，准确评估其心理状态，以温柔的态度、亲切的语言给予关怀和指导。耐心细致地给其讲解动脉插管介入化疗的优点、操作步骤、可能出现的不良反应和术中术后注意事项，使患者做好心理准备，消除恐惧、忧虑等不良心理，树立战胜疾病的信心，积极主动配合治疗。同时，对不了解病情者则与家属及医生共同做好保护性医疗措施。

（2）术前准备：术前做好常规检查如血常规等，做碘过敏试验，腹股沟及会阴部备皮，术前 12 小时禁食、禁水，术前 30 分钟肌内注射地西泮 10 mg。

2. 术后观察与护理

（1）密切观察生命体征：定时测量 T、P、R、BP。发热一般在术后 2 天出现，多为中度发热，持续 1 周左右。发热主要是由于化疗药物或栓塞剂注入肿瘤组织使肿瘤组织缺血坏死，机体吸收坏死组织所致。护理上给予物理降温，必要时遵医嘱应用药物降温。保持病室空气流通，患者多饮水，出汗时及时更换衣服，防止受凉。如持续数天高热，应注意观察，有感染者给予相应抗感染治疗。

（2）股动脉穿刺部位的护理：患者回病室后平卧，患肢制动 24 小时（应用血管缝合器者制动 4 小时）。穿刺部位加压包扎，并用 1～1.5 kg 沙袋压迫 6 小时。保持敷料清洁干燥，注意观察穿刺部位有无出血，如有活动性出血先行压迫止血，然后立即报告医生，协助医生处理。

（3）穿刺部位下肢循环的观察：注意观察术侧下肢足背动脉的搏动情况，皮肤温度、色泽、感觉的变化。如果出现搏动明显减弱、皮温下降、趾端苍白等情况时，首先检查是否由于加压包扎过紧、血流不畅所致，可稍松解包扎压力。其次，注意观察有无下肢血管栓塞的可能，及时报告医生。同时做好皮肤护理，防止皮肤受压，尽量减轻患者痛苦。

（4）对胃肠道反应的观察与护理：由于化疗药物进入循环，导致大部分患者出现不同程度的胃肠道反应，如食欲减退、恶心、呕吐、腹泻、便秘等。对于这些患者应给予耐心地讲解，鼓励患者吃清淡、易消化、高热量、高维生素、低脂肪食物，少食多餐。对恶心、呕吐严重者按医嘱给予药物对症治疗，如给予昂丹司琼（欧贝）4～8 mg 或甲氧氯普胺（胃复安）10 mg，肌内注射。及时清理呕吐物，为患者创造舒适的环境。

（5）腹痛的观察与护理：由于栓塞或化疗药物使肿瘤组织缺血、水肿和坏死，可引起不同程度的腹痛，造成患者紧张和焦虑。护士应严密观察患者疼痛的部位、性质、程度、持续的时间，做好解释工作，教给患者减轻疼痛的方法，如听音乐等转移患者的注意力，必要时遵医嘱给予止痛药。

（6）肝、肾功能监测：化疗药物可导致不同程度的骨髓抑制和对肝、肾组织的损害，因此应注意监测肝、肾功能的变化。可应用保肝药物如易善复、美能等。大剂量化疗药物并栓塞后，癌细胞崩解，释放大量酸性物质，使得尿酸排出增多，严重时可在肾实质、肾小管、肾盂内结晶沉积，导致尿闭、尿毒症。水化可加速化疗药物从肾脏的排泄，降低化疗药物的毒性。术后 3 天内鼓励患者多饮水，保证每天的入液量在 3 000 ml 以上，观察并记录尿量，保证 24 小时尿量在 2 000 ml 以上。必要时静脉输液，并按医嘱应用利尿药、碱性药物，以碱化尿液，降低毒性作用，保护肾功能。

3. 出院指导

（1）休息与活动：指导患者注意休息，每天保证充足的睡眠，进行有氧活动如快走、散步等。患者化疗后免疫力有所下降，应尽量避免到人多的公共场所。

（2）定期复查血常规及肝、肾功能：术后 1 周及下次介入化疗前各复查 1 次，如结果异常应及时就诊，给予相应处理。

（3）饮食指导：合理搭配膳食，选择易消化、清淡、高营养、低脂饮食，少食多餐，保证营养的摄入。

介入化疗法已成为胰腺癌患者的一种重要的治疗方法。所以护理人员需掌握相关知识，给患者提供优质的护理，减轻患者的病痛，预防并发症发生，提高患者的生存质量。

7

Chapter Seven ● 第七章

泌尿生殖系统肿瘤的护理

● 第一节　肾癌患者的护理

肾癌是起源于肾实质泌尿小管上皮系统的恶性肿瘤，学术名词全称为肾细胞癌，又称肾腺癌，简称为肾癌。包括起源于泌尿小管不同部位的各种肾细胞癌亚型，但不包括来源于肾间质的肿瘤和肾盂肿瘤。早在 1883 年德国的病理学家 Grawitz 根据显微镜下看癌细胞形态类似于肾上腺细胞，提出肾癌是残存于肾脏内的肾上腺组织起源学说，故肾癌曾称为 Grawitz 瘤或肾上腺样瘤。直到 1960 年才由 Oberling 根据电子显微镜的观察结果，提出肾癌起源于肾的近曲小管，才纠正了这个错误。

一、病因及危险因素

病因及危险因素包括：①吸烟；②肥胖和高血压；③饮食摄入过多动物蛋白、脂肪、咖啡或茶，过少摄入水果和蔬菜；④家族遗传因素。

二、临床症状与表现

1. 血尿

肾癌引起的血尿常为无痛性。

2. 腰痛

肿瘤组织长大牵扯肾被膜可引起腰部疼痛，多为钝痛，是肾癌患者最常见的症状。

3. 腹部肿块。

4. 肾癌肾外表现

肾癌肾外表现又称副瘤综合征，表现为高血压、贫血、体重减轻、恶病质、发热、红细胞增多症、肝功能异常、高钙血症、高血糖、红细胞沉降率增快，神经肌肉病变、淀粉样变性、溢乳症、凝血机制异常等改变。

5. 骨痛、骨折、咳嗽、咯血

由于肿瘤转移所致。

三、检查诊断

诊断肾癌需要进行实验室检查、影像学检查和病理学检查。实验室检查的目的是作为对患者术前一般状况、肝肾功能以及预后判定的评价指标，主要包括尿素氮、肌酐、肝功能、全血细胞计数、血红蛋白、血钙、血糖、红细胞沉降率、碱性磷酸酶和乳酸脱氢酶等。目前，尚无公认的可用于临床诊断肾癌的肿瘤标志物。肾癌的临床诊断主要依靠影像学检查，确诊则需病理学检查。

常用影像学检查项目包括：胸部 X 线片（正、侧位）、腹部超声、腹部 CT、腹部 MRI 检查，PET 或 PET-CT 检查一般很少用于诊断肾癌，多是用于晚期肾癌患者以便能发现远处转移病灶或用于对进行化疗、分子靶向治疗或放疗患者的疗效评定。对未行 CT 增强扫描，无法评价对侧肾功能者应行核素肾血流图或静脉尿路造影检查。有下列三项内容之一的肾癌者应该进行核素骨显像检查：

1. 有相应骨症状。

2. 碱性磷酸酶高。

3. 临床分期≥Ⅲ期。

对胸部 X 线片上显示肺部有可疑结节或临床分期≥Ⅲ期的肾癌患者应进行胸部 CT 扫描检查。对有头痛或相应神经系统症状的肾癌患者还应该进行头部 MRI、CT 扫描检查。

由于影像学检查诊断肾癌的符合率高达 90% 以上，而肾穿刺活检病理检查诊断肾癌的价值有限，所以通常不做肾穿刺活检检查。但对影像学诊断难以判定性质的小肿瘤患者，可以选择行保留肾单位手术或定期（1～3 个月）随诊检查。对年老体弱或有手术禁忌证的肾癌患者或不能手术的晚期肾癌且需能量消融治疗（如射频消融、冷冻消融等）或化疗的患者，治疗前为明确诊断，可选择肾穿刺活检获取病理诊断。

四、治疗原则

对局限性或局部进展性（早期或中期）肾癌患者采用以外科手术为主的治疗方式，对转移性肾癌（晚期）应采用以内科为主的综合治疗方式。

外科手术治疗肾癌通常是首选治疗方法，也是目前被公认可治愈肾癌的手段。对早期肾癌患者可采用保留肾单位手术（保留肾脏的手术）或根治性肾切除术。这些手术可以采用腹腔镜手术或传统的开放性手术进行。对中期肾癌患者通常采用根治性肾切除术，这类手术通常采用开放性手术进行。

对年老体弱或有手术禁忌证的小肾癌（肿瘤直径≤4 cm）患者可选用能量消融（射频消融、冷冻消融、高强度聚焦超声）治疗。

对于不能耐受手术治疗的肾癌患者通过介入治疗的方法进行肾动脉栓塞可起到缓解血尿症状的作用，这是一种姑息性治疗方法。

目前，早期和中期肾癌患者手术后尚无可推荐的辅助治疗方案用来有效预防复发或转移。

晚期肾癌应采用以内科治疗为主的综合治疗。外科手术切除患侧肾脏可以起到明确肾癌的类型和减少肿瘤负荷的作用，可以提高免疫治疗（如干扰素-α）或靶向治疗的有效率。

2005 年 12 月美国 FDA 先后批准了推荐了索拉非尼、舒尼替尼、替西罗莫司、贝伐株单抗联合 IFN-α、依维莫司、帕唑帕尼、阿昔替尼以及厄洛替尼 8 种靶向方案用于转移性肾癌患者的一线或二线治疗。

五、护理诊断

1. 恐惧/焦虑

与担心疾病治疗效果有关。

2. 知识缺乏

缺乏与治疗配合和康复相关的知识。

3. 潜在并发症

潜在并发症有出血、急性肾衰竭、尿漏等。

六、临床护理

1. 心理护理

肾癌的确诊会给患者和家属带来较大的心理压力。如果适应不良，患者易产生恐惧、焦虑等心理。因此，应该注意评估者的心理状况，主动关心患者，多倾听，多交流，对患者的心情和感觉表示理解和认可，使患者得到安慰，适时向患者介绍成功的案例，增加患者战胜疾病的信心。鼓励家属多陪伴患者，给予社会情感支持。

2. 健康教育

（1）指导患者术后采取合适的体位：肾切除患者术后意识清醒且生命体征平稳后采取半坐卧位。肾部分切除的患者应绝对卧床 2 周，防止吻合口出血和肾下垂。

（2）出院指导：嘱患者出院后 3 个月内禁止提取重物、进行重体力劳动等增加腹压的活动，防止肾出血。如出现血压升高、血尿、尿量减少或腰酸等情况，应及时到医院就诊。告知患者按时随访的重要性。

3. 并发症的观察与护理

（1）出血的观察和护理：①术后密切观察患者心率和血压等变化，注意观察伤口敷料是否有渗血及引流液的颜色、性质、量。若患者心率增快、血压降低，或引流液颜色鲜红，引流量＞100 ml/h，持续 3 小时，提示有腹腔出血的可能，应立即报告医生。②加快补液速度，遵医嘱使用止血药、输血，必要时再次手术。

（2）急性肾衰竭的观察和护理：①严密监测肾功能，若每小时尿量＜30 ml/h，提示肾功能恢复不良，应立即报告医生。②控制输液量和速度，遵医嘱用药和肾透析。

（3）尿漏的观察和护理：主要与集合系统重建不良有关，表现为患者尿量减少，腹腔引流液增多。一般采用保守治疗，保持腹腔引流通畅，直到每天尿漏量＜50 ml。

●第二节 肾母细胞瘤患者的护理

肾母细胞瘤是一种主要影响儿童的罕见肾癌。它也被称为肾胚细胞瘤，是儿童中最常见的肾癌，在所有儿童恶性肿瘤中约占 6％。肾母细胞瘤最常累及 3～4 岁的儿童。5 岁以后不常见，但仍可能见于年龄较大的儿童甚至成人。肾母细胞瘤大多数情况下只出现在一侧肾脏，但有时也会同时在两个肾脏中发现。大约 10％ 的肾母细胞瘤伴有先天发育畸形。随着化疗、手术、放疗等多种治疗手段的综合应用，总体生存率已经达到 85％ 以上。

一、病因及危险因素

1. 病因

目前尚不清楚导致肾母细胞瘤的病因。这种癌症出现于细胞的 DNA 发生变化时。细胞的 DNA 含有指示细胞工作的指令，DNA 的变化指示细胞快速生长和增殖。当健康细胞按照其自然生命周期正常死亡时，癌细胞会继续存活。而对于肾母细胞瘤，这些变化会在肾脏中产生额外的细胞，从而形成肿瘤。极少数情况下，由父母遗传给孩子的 DNA 变化可能增加患肾母细胞瘤的风险。

2. 可能会增加患肾母细胞瘤风险的因素

（1）种族：在北美和欧洲，黑人儿童患肾母细胞瘤的风险略高于其他种族的儿童。亚裔美国儿童似乎比其他种族儿童的风险低。

（2）有肾母细胞瘤家族史：家族中有人患有肾母细胞瘤会增加患此病的风险。

（3）肾母细胞瘤更常见于患有以下先天状况的儿童：①无虹膜症。无虹膜症患者眼睛的有色部分（即虹膜）仅部分形成或完全未形成。②偏侧肥大。偏侧肥大是指身体一侧或身体某一部分大于对侧。

（4）肾母细胞瘤可能作为罕见综合征的一部分出现，这些罕见综合征包括：①WAGR综合征。该综合征包括肾母细胞瘤、无虹膜病、生殖器和泌尿系统问题以及智力障碍。②德尼－德拉什综合征。该综合征包括肾母细胞瘤、肾脏疾病和男性假两性畸形。患有男性假两性畸形的男孩，其生殖器不具备明显的男性特征。③贝－维综合征。这种综合征的患儿往往体型远大于一般儿童，被称为巨大儿。该综合征可能导致腹部器官在脐带底部突出、舌头大、内脏体积大和耳朵形状异常。

二、临床症状与表现

常见临床表现为无症状的腹部包块、腹痛和腹胀，约 40％患儿伴有腹痛表现；肾母细胞瘤患儿中，约有 18％表现为肉眼血尿，24％为镜下血尿；大约有 25％患儿有高血压表现。在 10％的患儿中可能会伴有发热、厌食、体重减轻；肺转移患儿可出现呼吸系统症状、肝转移可引起上腹部疼痛，下腔静脉梗阻可表现为腹壁静脉曲张或精索静脉曲张。肺栓塞罕见。

三、检查诊断

临床诊断该病的主要依据是影像学检查，包括腹部平片、排泄性尿路造影、腹部超声、腹部 CT 或 MRI 检查。其中最简单的检查方法是腹部超声检查，腹部 CT 平扫和增强扫描是最重要的检查项目，诊断肾母细胞瘤的准确性高达 95％以上。但对伴有肾功能不全、下腔静脉瘤栓患者应做腹部 MRI 扫描检查。对不能手术切除的患者应考虑做肿瘤穿刺活检进行病理检查，以明确诊断，根据病理检查结果指导治疗方案。

四、治疗原则

目前主张手术治疗和化疗联合应用。如果可以完整切除肿瘤一般建议先手术；对于手术切除困难者，可以先化疗再手术；如果术前怀疑非肾母细胞瘤，建议先取活检，病理学检查确诊后再化疗。

五、护理诊断

1. 恐惧/焦虑

与担心疾病治疗效果有关。

2. 营养不足

与化疗引起胃肠道反应加重相关。

3. 知识缺乏

缺乏与疾病治疗相关的知识。

六、临床护理

1. 心理护理

向家长详细介绍有关肾母细胞瘤的常识、手术计划与关注内容。患儿由于身处医院，可能出现紧张、焦躁等不良情绪，护理人员要亲切、温和与患儿交谈；在疏导患儿心理时，要家长配合，结合患儿特点予以心理干预。

2. 饮食护理

围术期重视加强营养，鼓励患儿摄取高热量、高蛋白、容易吸收的食物，少食多餐，做到营养全面、平衡。家人尽可能同患儿一起用餐，需要时可借助口服营养补充剂，加强患儿身体抵抗力。

3. 健康教育

（1）术后护理：帮助患儿采用恰当的体位，维持呼吸道畅通。密切关注患儿表情、神志、脸色、四肢体温的变化。当患儿神智不清、暴躁不宁时，护士要采取合理的限制措施，以免患儿无意中拔掉管道。

（2）对于完成肾母细胞瘤治疗的患儿，术后第 1～第 2 年，每 3 个月复诊 1 次；术后第 3 年每 4 个月复诊 1 次；术后第 4 年每半年复诊 1 次；术后第 5 年每年复诊 1 次。复诊内容包括肾脏及肝胆脾 B 超和胸部 X 线正侧位片。术后第 5 年后复诊不做硬性要求。

●第三节　膀胱癌患者的护理

膀胱癌（bladder cancer，BC）是指发生在膀胱黏膜上的恶性肿瘤，通常所说的膀胱癌就是指膀胱尿路上皮癌，既往被称为膀胱移行细胞癌，是泌尿系统最常见的恶性肿瘤，男性发病率高于女性。

一、病因及危险因素

1. 吸烟

吸烟可使膀胱癌危险率增加 2～4 倍，其危险率与吸烟数量和时间成正比。

2. 职业因素

长期从事接触工业化学产品的职业易增加膀胱癌的发生危险，包括从事纺织、染料制造、橡胶、化学、药物制剂、杀虫剂、油漆、皮革及铝、铁和钢等生产。

3. 饮食习惯

长期饮用砷含量或氯含量高的水、咖啡、人造甜味剂等。

4. 药物滥用

含有非那西丁的镇痛药 10 年以上或应用环磷酰胺化疗后，都可能增加膀胱癌的发生危险性。

5. 遗传

有膀胱癌家族史的患者发生膀胱癌的危险性明显增加，遗传性视网膜母细胞瘤患者的膀胱癌发生率也明显高于一般人群。

二、临床症状与表现

1. 血尿

血尿是膀胱癌最常见的症状，尤其是间歇全程无痛性血尿，可表现为肉眼血尿或镜下血尿。

2. 膀胱刺激征

表现为尿频、尿急、尿痛。

3. 排尿困难

当肿瘤较大或发生在膀胱经部，或血块阻塞，可引起排尿困难、尿潴留等。

4. 全身症状

表现为食欲不振、贫血、水肿、发热、消瘦等。

5. 转移症状

当肿瘤组织侵犯后尿道、前列腺等，可引起会阴部和下腹部疼痛。

三、检查诊断

1. 膀胱镜检查

目前，膀胱镜检查结合病理活检仍是诊断 BC 的金标准。当前应用最广泛的为普通白光膀胱镜检查（white light cystoscopy，WLC），但随着科技的发展，窄带光成像膀胱镜、荧光膀胱镜检查（fluorescence cystoscopy，FC）已逐渐应用于临床。

2. 尿液细胞学检查

尿液细胞学检查是临床上一种非侵入性的诊断方法，主要检查患者尿液中是否存在脱落的癌细胞或相关标志物。尿液细胞学检查对高级别肿瘤具有高敏感性，但对低级别肿瘤的敏感性较低。尿液细胞学检查的作用是肯定的，尤其是当患者存在高级别恶性肿瘤时，可作为膀胱镜检查的辅助手段。

3. 影像学检查

BC 常见的影像学检查包括 CT 检查、MRI 检查、静脉肾盂造影、超声检查等。临床上对于疑似 BC 患者，建议进行腹部和骨盆 CT 检查，以评估膀胱、淋巴结、潜在转移和任何并发的上尿路疾病。CT 尿路造影的敏感度、特异度均较高，而 MRI 可在出现造影剂过敏或存在禁忌证的情况下作其替代方法。

四、治疗原则

膀胱癌的治疗采取综合治疗手段，以手术治疗为主，辅以化疗和放疗等。手术方式包括经尿道膀胱肿瘤切除术、根治性膀胱切除术、回肠代膀胱造口术及全尿道切除术。

五、护理诊断

1. 恐惧/焦虑

与担心疾病治疗效果有关。

2. 知识缺乏

缺乏与治疗配合和康复锻炼相关的知识。

3. 潜在并发症

潜在并发症有感染。

六、临床护理

1. 心理护理

膀胱癌的确诊和治疗会给患者和家属带来较大的心理压力，易引起恐惧、焦虑等心理。因此，应该注意评估患者的心理状况，主动关心患者，多与之交流，多倾听并对患者的心情和感觉表示理解和认可，使患者得到安慰。适时向患者介绍治疗可能出现的不良反应和成功的案例，增加患者的心理准备和战胜疾病的信心。鼓励家属多陪伴和支持患者，帮助患者正确面对现实。

2. 健康教育

（1）导尿管拔除后指导患者多饮水，每天饮水量＞2 000 ml。

（2）指导行回肠代膀胱造口手术的患者观察学会观察回肠造口黏膜的颜色、弹性，学会正确使用和更换造口袋。

（3）告知患者术后禁用促进肠蠕动恢复的药物，以防输尿管吻合口瘘。

（4）告知患者化疗注意事项。

（5）告知患者放疗注意事项。

（6）告知患者出院后休息3个月，避免重体力劳动。养成及时排尿的习惯，减少尿液对膀胱刺激。

（7）指导患者按时随访。

3. 并发症的观察及护理

（1）加强尿管和尿道口护理，保持尿管引流通畅和会阴部清洁，注意观察尿的颜色、性质和量。

（2）指导患者多饮水，多食蔬菜水果等以碱化尿液，预防感染。

（3）注意观察患者体温，若体温＞38 ℃，提示有感染，报告医生处理。

● 第四节　前列腺癌患者的护理

前列腺癌是指发生在前列腺的上皮性恶性肿瘤，病理分型以腺癌为主，以骨转移最为常见，多见于老年男性。

一、病因及危险因素

1. 遗传

直系亲属（父亲或兄弟）中有人患前列腺癌，那么本人患前列腺癌的危险性会大大增加。

2. 吸烟

吸烟可增加血液循环中雄激素的水平，雄激素可影响肾上腺上皮的增殖和分化，从而影响前列腺的发育和成熟，增加前列腺癌发生的危险性。

3. 饮食

高动物脂肪饮食和摄入维生素 E、硒、木脂素类等过少，可能与前列腺癌发生有关。

二、临床症状与表现

1. 早期前列腺癌通常没有症状。

2. 排尿困难

当肿瘤组织向前列腺的前中部浸润或侵犯尿道时，可引起尿道梗阻压迫和下尿路梗阻，表现为尿频、尿急、尿痛、尿不尽、尿流分叉、变细或外偏等。

3. 全身症状

可出现乏力、贫血、消瘦等。

4. 转移症状

骨转移时会引起骨骼疼痛、病理性骨折、贫血、出血等。

三、检查诊断

临床诊断前列腺癌主要依靠直肠指诊、血清 PSA、经直肠前列腺超声和盆腔 MRI 检查，CT 对诊断早期前列腺癌的敏感性低于 MRI。因前列腺癌骨转移率较高，在确定治疗方案前通常还要进行核素骨扫描检查。确诊前列腺癌需要通过前列腺穿刺活检进行病理检查。

前列腺癌的恶性程度可通过组织学分级进行评估，最常用的是 Gleason 评分系统，依据前列腺癌组织中主要结构区和次要结构区的评分之和将前列腺癌的恶性程度划分为 $2 \sim 10$ 分，分化最好的是 $1 + 1 = 2$ 分，最差的是 $5 + 5 = 10$ 分。

四、治疗原则

前列腺癌的治疗以手术治疗为主，辅以放疗和内分泌治疗。手术方式包括开放性经会阴，经耻骨后前列腺根治性切除术及腹腔镜下前列腺根治术。

五、护理诊断

1. 恐惧/焦虑

与担心疾病治疗效果有关。

2. 知识缺乏

缺乏与治疗配合和康复锻炼相关的知识。

3. 潜在并发症

潜在并发症有经尿道前列腺切除术（TURP）综合征、阴茎物起功能障碍等。

六、临床护理

1. 心理护理

前列腺癌的治疗可能引起性功能障碍，给患者和配偶带来较大的心理压力，患者易产生恐惧、焦虑等心理。因此，应该注意评估患者的心理状况，主动关心患者，多倾听，多交流，对患者的心情和感觉表示理解和认可，使患者得到安慰，适时向患者介绍成功的案例，增加患者战胜疾病的信心，并加强对配偶的心理疏导，鼓励其多给患者情感支持，帮助患者接受现实。

2. 健康教育

（1）指导患者术后保持会阴部皮肤清洁，保持引流管通畅。

（2）告知患者为了防止膀胱出血形成血凝块后堵塞尿管，术后行膀胱持续冲洗是十分重要的。

（3）告知患者术后可能会有膀胱痉挛的症状，表现为尿液外溢、尿频、尿急、会阴部和膀胱区出现胀痛或痉挛性疼痛，不要过分紧张，应及时告知医护人员。护士应加快膀胱冲洗速度，遵医嘱给予镇痛解痉药，以缓解症状。

（4）指导患者行盆底肌锻炼和膀胱训练。

（5）告知患者按时随访。

3. 并发症的观察和预防

（1）TURP综合征：经尿道前列腺切除的患者，可因术中前列腺被膜穿孔或术后膀胱冲洗液穿过被膜被大量吸收引起患者腹部膨隆、血压升高、烦躁不安、恶心、呕吐，甚至谵妄等。护士应密切观察病情，保持尿管引流通畅，准确记录出入量，遵医嘱给予利尿药或静脉快速输注20％甘露醇。

（2）阴茎勃起功能障碍：一般出现在术后3～12个月，患者是否能恢复性功能主要取决于手术是否保留海绵体神经、术前性功能等。阴茎勃起功能障碍的患者常出现自卑等心理，护士应多倾听，表示理解患者的感受，表达关心，给予及时有效的心理疏导。

8

Chapter Eight ● 第八章

女性生殖系统肿瘤的护理

●第一节　宫颈癌患者的护理

宫颈癌又称子宫颈癌（Cervical cancer），为发生在宫颈的癌症，源自于不正常细胞的生长，甚至能侵袭或转移至身体其他部位。早期通常并不会有症状，而晚期时可能有不正常的阴道出血、骨盆腔疼痛，或性交疼痛。宫颈癌是最常见的女性生殖系统恶性肿瘤，其发病率在女性恶性肿瘤中居第二位，仅次于乳腺癌。多为鳞状上皮癌，以直接蔓延为最常见的转移途径，多向宫旁组织、盆腔脏器转移。

一、病因及危险因素

1. 生物学因素

（1）人乳头瘤病毒（HPV）感染：目前世界上发现的人乳头瘤病毒有 110 余种，尤其是 HPV-16 和 HPV-18 型与宫颈癌的发生最为相关。

（2）其他微生物感染：如单纯疱疹病毒Ⅱ型、沙眼衣原体、淋球菌、真菌、滴虫等，除本身对生殖道相关器官的损害外，还可增加生殖道对人乳头瘤病毒的易感性。

2. 行为因素

（1）婚姻及性行为：与宫颈癌最为密切的相关行为因素是性行为、多个性伴侣、性混乱及流产等。包括：①过早有性生活，16 岁前已有性生活；②性伴侣数量＞3 个；③与高危男子有性接触的妇女，易患宫颈癌，包括配偶有阴茎癌、前列腺癌或其前妻曾患宫颈癌等。

（2）口服避孕药：研究表明口服避孕药可增强人乳头瘤病毒的活性，促进宫颈癌的进展。

（3）多孕多产。

二、临床症状与表现

1. 阴道流血

常表现为接触性出血，即性生活后或妇科检查后出血。出血量可多可少，与病灶大小、侵及间质内血管的情况有关。早期流血量少，晚期病灶较大流血量多，一旦肿瘤侵蚀较大血管可能引起致命性大出血。年轻患者可有经期延长、周期缩短、经量增多等月经紊乱的表现。老年患者常表现为绝经后阴道不规则流血。

2. 阴道排液

阴道排出白色或血性、稀薄如水样或米泔状、带腥臭的液体。晚期因肿瘤组织破溃，组织坏死，继发感染有大量脓性或米汤样恶臭白带。

3. 晚期症状

根据肿瘤侵犯范围出现相应的继发性症状。肿瘤侵犯盆腔结缔组织、骨盆壁、压迫输尿管或直肠、坐骨神经时，表现为尿频、尿急、肛门坠胀、大便秘结、里急后重、下肢肿痛等，严重时可引起输尿管梗阻、肾盂积水，最后引起尿毒症。

三、检查诊断

宫颈癌以宫颈抹片作为筛检工具，宫颈抹片异常再进一步做其他的检查或是追踪。宫颈切片通常先以宫颈镜检查，目视或是靠醋酸辨识病变处，再予以切片，也常配合子宫内颈刮搔。

宫颈的癌前病变有一些分类系统。①异生：轻微、中等、严重。②宫颈上皮内瘤变：CIN1、CIN2、CIN3。③鳞状上皮内病变：高度、低度。

通常低度鳞状上皮内病变以追踪为主。高度鳞状上皮内病变由于与宫颈癌的相关度高，通常需要手术切除。LEEP 或是圆锥形切除法是常用的方式，但仍需综合患者的临床状况而决定。

四、治疗原则

宫颈癌治疗主要有手术治疗、放疗和化疗，手术适于ⅠA、ⅠB$_1$、ⅠB$_2$、ⅡA$_1$ 分期的宫颈癌，对未绝经患者，特别是年龄小于 40 岁，放疗可引起盆腔纤维化和阴道萎缩狭窄，早于ⅡB 期、无手术禁忌证者可选择手术治疗。手术入路推荐开腹手术或经阴道手术，对ⅠA$_1$ 期无脉管侵犯可选腹腔镜微创手术。ⅠB$_3$ 期及ⅡA$_2$ 期首选同步放化疗，放疗资源缺乏地区可选择手术，术后根据病理危险因素及时补充放疗或化疗，无放疗条件及时转诊。

放疗适于所有分期的宫颈癌，外照射可采用前后对穿野、盆腔四野、三维适形、调强放疗。适形放疗和调强放疗已广泛用于临床，由于后装腔内放疗的剂量学特点，具有不可替代性。

化疗广泛用于与手术、放疗配合的整合治疗和晚期复发性宫颈癌的全身治疗。靶向治疗、免疫治疗及其整合治疗可用于复发或转移宫颈癌的全身系统性整合治疗。

宫颈癌整合治疗是有计划地分步骤实施，根据患者一般状况、分期治疗推荐及患者治疗意愿选择。手术治疗根据病理诊断结果和病理危险因素及时补充治疗，减少肿瘤未控或复发，放疗应根据肿瘤消退情况及时予以调整治疗计划。早期宫颈癌以手术治疗为主，局部晚期宫颈癌以同步放疗为主。

五、护理诊断

1. 恐惧/焦虑

与担心疾病治疗效果有关。

2. 知识缺乏

缺乏与治疗配合和康复锻炼相关的知识。

3. 潜在并发症

潜在并发症有尿潴留、出血、淋巴囊肿、静脉血栓形成等。

六、临床护理

1. 心理护理

宫颈癌手术涉及生殖器官的摘除和生育功能的丧失，对患者打击较大，因此心理护理是十分重要的。加强患者沟通交流，向患者详细解释手术的目的、过程，并列举成功案例，增加患者战胜疾病的信心，做好迎接手术的心理准备。

2. 健康教育

（1）术前指导：①指导患者进食高蛋白、高热量、高维生素、低脂肪饮食，以改善患者营养状态，提高对手术的耐受力。②指导患者术前一天口服导泻药，术前 6 小时禁食，术前 2 小时禁饮。③指导患者保持外阴清洁，每天清洗外阴 1～2 次。术前 3 天用 1∶5 000 高锰酸钾稀释液进行阴道冲洗。④指导患者深呼吸，有效咳嗽，预防术后肺部并发症。指导患者行床上肢体活动，包括踝关节的屈伸、旋转和下肢的屈伸、抬高等动作。术前 2 天指导患者行盆底肌肉功能锻炼。

（2）术后指导：①预防感染。术后禁食期间，协助患者漱口，保持口腔清洁、湿润，预防口腔感染。鼓励患者深呼吸，指导有效咳嗽、咳痰，预防肺部感染。保持外阴清洁，预防泌尿道感染。②预防伤口裂开。指导患者和家属按压伤口的方法，嘱患者在咳嗽及呕吐时，用手保护伤口，以减轻伤口疼痛和预防伤口裂开。③指导患者行盆底肌肉锻炼，术后第 3 天开始进行缩肛运动及会阴和肛门括约肌的收缩运动，每次持续 6～10 秒，连续做 30～50 次，共 5 分钟。再行快速一缩一舒 200 次，3～4 次/d。

（3）出院指导：①阴道冲洗。继续阴道冲洗 6～12 个月，防止阴道感染和粘连。②性生活。经过一定时间的放疗，阴道黏膜和肌肉可出现不同程度的萎缩，引起阴道狭窄，此时可用阴道扩张器逐渐扩张阴道。一般性生活在放疗后 3 个月开始，如性交困难、干燥或疼痛，可用润滑剂，也可用雌激素替代疗法，增加阴道的弹性。③指导患者定期随访，治疗后第 1 年内的最初 3 个月每月随访一次，以后每 3 个月随访一次；第 2 年每 4 个月随访一次，第 3～5 年每 6 个月随访一次。

3. 并发症的观察和护理

（1）尿潴留：广泛性子宫切除术中如果伤及盆腔血运及自主神经纤维，术后可出现不同程度的膀胱逼尿肌功能性障碍，引起尿潴留。遵医嘱留置尿管，指导患者多饮食，加强膀胱功能锻炼。

（2）出血：密切观察患者生命体征及阴道引流液的颜色、性质和量，如阴道引流量颜色鲜红，每小时超过 200 ml 时，应及时报告医生处理。

（3）淋巴囊肿：盆腔淋巴结清扫术后，盆底积液引流不畅可形成腹膜后淋巴囊肿。因此，术后保持阴道引流的通畅是预防淋巴囊肿的重要措施。

（4）静脉血栓形成：手术时间长、下肢静脉长时间阻滞、术中静脉壁创伤及凝血机制异常可导致下肢静脉血栓形成。因此，应鼓励患者床上活动双下肢及早期下床活动。

●第二节 卵巢癌患者的护理

卵巢癌是发源自女性卵巢的癌症，会产生会入侵以及转移到其他部位的异常细胞。卵巢癌是女性生殖系统三大恶性肿瘤之一，其病死率居首位，预后较差。其中，以卵巢上皮腺癌最为常见，多发生于中老年女性。

一、病因及危险因素

1. 家族遗传史

卵巢癌家族史是卵巢癌最重要的危险因素之一。

2. 月经史

月经期≤4 天是卵巢癌发生的危险因素。

3. 生育史

由于不孕、未产等促使成熟女性持续排卵可增加卵巢癌的风险。

4. 哺乳

哺乳可降低卵巢癌风险。

5. 避孕

口服避孕药、宫内放置节育器的管结扎缝育术等与卵巢癌的发生有一定的关系。

6. 高脂饮食

高脂饮食是卵巢癌的危险因素，而多进食蔬菜及水果等可降低危险性。

二、临床症状与表现

早期卵巢癌常无自觉症状，有时可有一些非特异性症状。如食欲减退、消化不良、腹胀等。中晚期卵巢癌可有以下症状：

1. 下腹不适或盆腔下坠感

可伴有胃纳差、恶心、胃部不适等胃肠道症状。

2. 腹部膨胀感

肿瘤生长超出盆腔时，可在腹部触摸到肿块。

3. 压迫症状

卵巢癌伴腹水可引起相关压迫症状。包括横膈抬高，引起呼吸困难、心悸等；腹内压增加，影响下肢静脉回流，引起腹壁及下肢水肿；肿瘤压迫膀胱、直肠，引起排便困难、肛门坠胀等。

4. 疼痛

如肿瘤发生破裂、出血和感染或浸润、压迫邻近器官，可引起局部和腰部疼痛等。

5. 月经紊乱

可出现性早熟、闭经、阴道异常出血。

6. 全身症状

晚期可出现贫血、消瘦等恶病质现象。

三、检查诊断

1. 细胞学检查

通过腹腔穿刺获得腹水或生理盐水冲洗腹腔冲洗液行细胞学检查。术前腹腔穿刺做腹水细胞学检查，阳性结果可为术前化疗提供依据。

2. 影像学检查

（1）超声波诊断：超声波检查是诊断卵巢肿瘤必要的检查手段，能测定卵巢的外形、大小及囊实性，与子宫的关系，以及有无腹水等。

（2）CT 与 MRI（磁共振）影像学检查：必时做做 CT 或磁共振，可提供肿瘤的部位、大小和周围组织的关系，肿瘤的性质和范围。

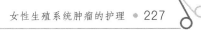

3. 腹腔镜检查

可在直视下对可疑部位进行活检，立即明确诊断。还可了解盆腔肿块的大小与性质，确定卵巢癌的转移范围，观察腹部与脏器表面，特别是横隔部位有无转移，吸取腹腔体液做细胞学检查。

4. 肿瘤标志物测定

（1）癌抗原 125（CA125）：现临床上作为检测卵巢上皮癌的肿瘤标志物。

（2）癌胚抗原（CEA）：可区分卵巢原发癌和转移癌。

（3）甲胎蛋白（AFP）：对内胚窦瘤有特异性诊断价值。

四、治疗原则

卵巢癌的治疗以手术治疗为主，辅以化疗，放疗应用较少。手术方式包括全子宫、双附件切除术，保留生育功能手术等。常采用紫杉醇类联合铂类药物化疗。

五、护理诊断

1. 恐惧/焦虑

与担心疾病治疗效果有关。

2. 知识缺乏

缺乏与治疗配合和康复锻炼相关的知识。

3. 潜在并发症

潜在并发症有尿潴留、出血、淋巴囊肿、静脉血栓形成等。

六、临床护理

1. 心理护理

根据患者的家庭以及相关因素进行心理疏导，首先通过聆听的方式了解患者的性格和目前主要的心理状态，结合患者的患病史、家庭、工作和教育等背景分析产生心理障碍的原因，从而做到有的放矢地针对性疏导，树立患者治疗的信心，提醒家属多对其进行陪伴的同时，多以聊天的形式来转移患者的注意力，以此降低化疗给患者所带来的痛苦，提高患者的治疗依从性等。

2. 健康教育

（1）术前准备：实施手术前，护理人员应协助患者做好一系列术前检查和术前准备，准备内容包括阴道准备、肠道准备、皮肤准备、配血等，并告知患者术前禁食、禁水，使其能够做好心理准备，保证良好的睡眠质量，促进手术能够顺利进行。

（2）手术后健康教育：①完成手术后，就患者生命体征展开认真细致观察，并合理安排其补液情况，同时需保证其水电解质能够维持平衡状态，并对其腹部引流管进行妥善固定，做好导尿管的护理工作，促进其能够保持通畅状态，并对引流管的颜色、剂量和性质进行认真观察，并做好相关护理记录。②术后第 1 天：需对患者病情情况进行密切观察，并在饮食方面给予其半流质或流质饮食为主，取其半卧位实施操作，并对其血压水平和体温变化进行观察，将其导尿管拔出，协助其进行大小便，根据患者恢复情况指导其进行床上活动和功能训练。③出院教育：在患者出院前 1 周，护理人员应对患者及家属进行相关健康教育，告知其术后应保持饮食清淡，恢复期间禁止性生活和盆浴 1 个月，告知其在家若发生任何异常情况，应立即回院治疗，并告知其复诊时间。

3. 并发症的观察和护理

（1）切口愈合不良：切口愈合不良是卵巢癌术后的主要并发症，尤其是卵巢癌Ⅲ、Ⅳ期合并胸腔积液、腹水的患者。术中减少电刀在脂肪层的停留时间以减少脂肪液化；采用减张缝合切口；术后严密观察切口有无渗血、渗液，敷料有潮湿及时更换；腹部脂肪较厚的患者每天采用大黄加芒硝进行切口换药，以保持切口干燥，严格无菌技术操作；协助患者术后早期床上被动活动或下床活动，肠道功能恢复后加强营养，高蛋白饮食，不能进食者静脉补充营养；适当延迟切口拆线或间断拆线；防止呼吸道感染，避免咳嗽，对全麻手术患者由于气管插管引起咳嗽的，给予溴己新（必嗽平）和复方甘草片口服；肠造瘘的患者，保持造瘘口周围皮肤的清洁干燥；观察切口时勿随意挤压。

（2）肠梗阻：低位肠梗阻予以肛管排气或低压盐水灌肠，24 小时后症状可缓解。高位肠梗阻予持续胃肠减压，胃管内注入液体石蜡 30 ml，3 次/d，待肛门排气后继续观察 24 小时，腹部症状缓解、无腹胀后拔除胃肠减压管。不能进食者警惕低钾血症加重肠胀气；术后生命体征稳定者，即术后 6 小时就可以协助患者床上活动肢体及翻身；早期在病情及身体条件许可的情况下协助患者离床活动，每天早、中、晚至少 3 次沿病区走廊来回走动 2 圈；加强生活护理，每天坚持用 39 ℃～42 ℃的温水泡脚 2～3 次，每次 5～10 分钟，并指导足底按摩，促进肠蠕动。

（3）电解质紊乱：肿瘤细胞减灭术常规切除阑尾，部分患者行部分肠切除，术后早期需禁食、禁水至肛门排气，术中大量放腹水，术后患者极易出现水电解质紊乱、营养失衡。术后加强营养支持治疗，加强监护，发现患者不能进食及时补充钾；定时复查电解质，及时发现，及时纠正；合理安排术后含钾液体的输液顺序，观察尿量及引流量并准确记录。

（4）应激性溃疡：发生后立即持续胃肠减压，给予冰盐水（0 ℃～4 ℃）或加入去甲肾上腺素的冰盐水或云南白药胃管注入，静脉滴注奥美拉唑或泮托拉唑，少量多次输新鲜血纠正患者的全身情况，严密观察胃肠减压管引出物的颜色、量等，早期静脉给予肠外营养，病情稳定后先进温凉流汁饮食，消除患者紧张、恐惧心理。

（5）静脉血栓：患肢制动并抬高 20～30 cm，局部禁止揉捏按摩；可用 50% 硫酸镁湿热敷或金黄散外敷 2 次/d；低分子肝素钙皮下注射、口服阿司匹林肠溶片、静脉注射丹参、低分子右旋糖酐或川芎嗪等抗凝药；嘱患者多饮水；严密观察病情变化，预防血栓脱落并发肺栓塞危及生命。

（6）上呼吸道感染：卵巢癌术后患者身体差，抵抗力弱，应减少探视及陪护人员，病室每天早、中、晚开窗通风换气，每次 20～30 分钟，避免交叉感染；术后 6 小时取半坐卧位以利于呼吸、咳嗽、排痰及盆腹腔引流；大手术后患者出汗多，及时予以擦干并更换病号服及床单位，以免感冒；高热患者及时降温、擦浴、更衣，多饮水；冬季下床活动时注意保暖。上呼吸道感染者要及时用药，以免感染加重并发下呼吸道感染，严重影响切口愈合。

（7）直肠阴道瘘：给予 1∶5 000 高锰酸钾坐浴 20～30 分钟，2 次/d，保持外阴清洁、干燥，出院随访 3 个月直至症状消失。

（8）化疗药物的不良反应：卵巢癌不能早发现，不能根治，故术后辅以化疗是治疗卵巢癌的一项基本治疗原则，术后化疗对卵巢癌的长期生存有一定影响。现在临床对上皮性卵巢癌最常用、最有效的化疗方案是紫杉醇或多西他赛联合顺铂。化疗药物都有许多不良反应，如胃肠道反应、骨髓抑制、脱发、肝肾功能损害、静脉炎、过敏等。护士必须具备专科疾病的理论知识，掌握化疗药物的剂量、用法、用药顺序、用药执行时间、用药持续时间、滴注速度及用药前后的注意事项和特殊要求。

● 第三节 子宫内膜癌患者的护理

子宫内膜癌是发生于子宫内膜的一组上皮性恶性肿瘤，好发于围绝经期和绝经后女性。子宫内膜癌又称子宫体癌，和子宫颈癌、卵巢癌一起并列为最常见的三种妇科肿瘤。最常见的组织学分型为腺癌，约占 90%。

子宫内膜癌是最常见的女性生殖系统肿瘤之一，每年有接近 20 万的新发病例，并是导致死亡的第三位常见妇科恶性肿瘤（仅次于卵巢癌和宫颈癌）。其发病与生活方式密切相关，发病率在各地区有差异，在北美和欧洲其发生率仅次于乳腺癌、肺癌、结直肠肿瘤，高居女性生殖系统癌症的首位。在我国，随着社会的发展和经济条件的改善，子宫内膜癌的发病率亦逐年升高，目前仅次于宫颈癌，居女性生殖系统恶性肿瘤的第二位。

一、病因及危险因素

1. 孕产史

未孕、未产、不孕。

2. 肥胖。

3. 雌激素

雌激素包括内源性雌激素过剩和长期服用外源性雌激素等。研究表明，长期服用雌激素的妇女子宫内膜癌发生的危险性可增加 4～14 倍，与雌激素应用时间的长短及剂量有关。

4. 疾病因素

糖尿病、高血压与子宫内膜癌的发生有一定关系。

5. 社会经济因素

子宫内膜癌多发生于生活环境较好的妇女。

二、临床症状与表现

1. 阴道流血

阴道流血是子宫内膜癌最常见的症状，表现为阴道有血性分泌物或不规则出血，多发生于绝经期及绝经后出血。

2. 阴道排液

约 10% 患者在阴道流血前有浆液性阴道排液。当肿瘤坏死合并感染时，排液则为恶臭。

3. 疼痛

晚期肿瘤浸润周围组织，压迫神经引起腹部和腰骶部疼痛，并向下肢及足部放射。当肿瘤堵塞宫颈管形成宫腔积脓时，可引起下腹部胀痛和痉挛性疼痛。

4. 腹部包块

早期内膜癌一般不能触及腹部包块。如内膜癌合并较大子宫肌瘤，或晚期发生宫腔积脓、转移到盆腹腔形成巨大包块（如卵巢转移时）时可能在腹部触及包块，一般为实性，活动度欠佳，有时有触痛。

5. 全身症状

晚期患者可出现贫血、消瘦、发热、衰竭等恶病质表现。

三、检查诊断

1. B 超检查

B 超检查可以了解子宫大小、子宫内膜厚度、有无回声不均或宫腔内赘生物，有无肌层浸润及其程度等，其诊断符合率达 80% 以上。由于子宫内膜癌患者肥胖者甚多，因此经阴道超声比经腹部超声更具优势。由于 B 超检查方便且无创，因此成为诊断子宫内膜癌最常规的检查，也是初步筛查的方法。

2. 分段诊刮

分段诊刮是确诊子宫内膜癌最常用、最有价值的方法。不仅可以明确是否为癌，子宫内膜癌是否累及宫颈管，还可鉴别子宫内膜癌和子宫颈腺癌，从而指导临床治疗。对于围绝经期阴道大量出血或出血淋漓不断的患者，分段诊刮还可以起到止血的作用。分段诊刮的标本需要分别标记送病理学检查，以便确诊或排除子宫内膜癌。

3. 宫腔镜检查

宫腔镜下可直接观察宫腔及宫颈管有无癌灶存在，癌灶部位、大小、病变范围，及宫颈管有否受累等；直视下对可疑病变取材活检，有助于发现较小的或较早期的病变，减少了对子宫内膜癌的漏诊率。宫腔镜直视下活检准确率接近 100%。宫腔镜检查和分段诊刮均有发生出血、感染、子宫穿孔、宫颈裂伤、人流综合反应等并发症，宫腔镜检查尚有发生水中毒等风险。对于宫腔镜检查是否可导致子宫内膜癌播散尚有争议，目前大部分研究认为宫腔镜检查不会影响子宫内膜癌的预后。

4. 细胞学检查

可通过宫腔刷、宫腔吸引涂片等方法获取子宫内膜标本，诊断子宫内膜癌，但其阳性率低，不推荐常规应用。

5. 磁共振成像（MRI）

MRI 可较清晰地显示子宫内膜癌的病灶大小、范围，肌层浸润以及盆腔与腹主动脉旁淋巴结转移情况等，从而较准确估计肿瘤分期。CT 对于软组织的分辨率略低于 MRI，因此在具有条件的医院，应用 MRI 术前评估者较多。

6. 肿瘤标志物 CA125

在早期内膜癌患者中一般无升高，有子宫外转移者，CA125 可明显升高，并可作为该患者的肿瘤标志物，检测病情进展和治疗效果。

四、治疗原则

子宫内膜癌的治疗原则，应根据患者的年龄、身体状况、病变范围和组织学类型，选择适当的治疗方式。因内膜癌绝大多数为腺癌，对放射治疗不甚敏感，故治疗以手术为主，其他尚有放疗、化疗等综合治疗。早期患者以手术为主，按照手术-病理分期的结果及复发高危因素选择辅助治疗；晚期患者采用手术、放疗与化疗综合治疗。

1. 手术

手术是子宫内膜癌最主要的治疗方法。对于早期患者，手术目的为手术-病理分期，准确判断病变范围及预后相关，切除病变的子宫和可能存在的转移病灶，决定术后辅助治疗的选择。手术步骤一般包括腹腔冲洗液检查、筋膜外全子宫切除、双侧卵巢和输卵管切除、盆腔淋巴结清扫＋／－腹主动脉旁淋巴结切除术。对于低危组（Ⅰa期，G1～G2）的患者是否需行淋巴结清扫术尚有争议，支持者认为术前、术后病理类型和分化程度可能不一致，且术中冰冻对肌层浸润判断也可能有误差；反对者认为早期癌淋巴结转移率低，不行淋巴结清扫可以避免更多手术并发症。手术可采用开腹或腹腔镜来完成。对Ⅱ期患者，术式应为改良子宫广泛切除（宫颈癌子宫切除术Ⅱ类术式），应行盆腔淋巴结和腹主动脉旁淋巴结清扫术。术后根据复发因素再选择放疗。Ⅲ期或Ⅳ期亦应尽量缩瘤，为术后放化疗创造条件。相当一部分早期子宫内膜癌患者可仅通过规范的手术即得以治愈，但对经手术-病理分期具有复发高危因素的或者晚期患者，术后需要给予一定的辅助治疗。由于子宫内膜癌患者常年纪较大，且有较多合并症，如高血压、糖尿病、肥胖以及其他心脑血管疾病等，因此对于具体患者需要详细评估其身体耐受情况，给予个体化治疗。

2. 放疗

放疗是治疗子宫内膜癌有效的方法之一。单纯放疗仅适用于年老体弱及有严重内科合并症不能耐受手术或禁忌手术者，以及Ⅲ期以上不宜手术者，包括腔内及体外照射。术前放疗很少采用，但对于阴道大量出血，一般情况差、合并症多、短期内无法耐受手术的患者可以先行放疗止血并控制疾病进展。待患者一般情况好转后可行全子宫＋双附件切除术。术前放疗以腔内放疗为主。术后辅助放疗在临床应用较多，术后放疗指征：手术探查有淋巴结转移或可疑淋巴结转移；子宫肌层浸润大于1/2或G2，G3；特殊组织学类型，如浆液性癌、透明细胞癌等；阴道切缘癌残留等。上述前三种情况给予全盆腔照射，最后一种情况需补充腔内放疗。目前放疗多合并化疗增敏，又称放化疗。

3. 化疗

化疗很少单独应用于子宫内膜癌的治疗，多用于特殊类型的子宫内膜癌，如浆液性、透明细胞癌等；或是复发病例；或是具有复发高危因素的手术后患者，如 G3，ER/PR 阴性者。化疗中主要应用的药物有铂类、紫杉醇以及阿霉素类药物，如多柔比星等。目前多采用联合化疗，化疗方案有 AP、TP、TAP 等。

4. 激素治疗

适应证：晚期或复发患者；保留生育能力的子宫内膜癌患者；保守性手术联合大剂量孕激素保留卵巢功能；具有高危因素患者的术后辅助治疗。禁忌证：肝肾功能不全；严重心功能不全；有血栓病史；糖尿病患者；精神抑郁者；对孕激素过敏者；脑膜瘤患者。目前尚无公认的孕激素治疗方案，一般主张单独应用大剂量孕激素，如醋酸甲羟孕酮、醋酸甲地孕酮、17-羟已酸孕酮和18-甲基炔诺酮等。一般认为应用时间不应少于1～2年。大剂量孕激素在病理标本免疫组化孕激素受体阳性者中效果较好，对保留生育功能者有效率可达80%，对治疗晚期或复发患者总反应率为15%～25%。对于孕激素受体阴性者可加用三苯氧胺，逆转受体阴性情况，提高治疗效果。孕激素类药物常见的副反应有轻度水钠潴留和消化道反应，其他可有高血压、痤疮、乳腺痛等。

5. 中医药治疗

手术和放化疗后可给予患者中医中药治疗，固本扶正，提高患者的机体免疫力。

五、护理诊断

1. 恐惧/焦虑

与担心疾病治疗效果有关。

2. 知识缺乏

缺乏与治疗配合和康复锻炼相关的知识。

3. 潜在并发症

潜在并发症有尿潴留、出血、淋巴囊肿、静脉血栓形成等。

六、临床护理

1. 心理护理

手术前后需要对患者的心理状态进行评估，确定患者是否存在心理问题，一旦有问题存在马上采取合适的干预措施加以干预，帮助患者摆脱不良的心理状态，树立战胜疾病的信心。

2. 健康教育

（1）术前护理：患者会顾虑手术会丧失某些重要功能甚至夺去生命，生活质量会下降。护理人员要主动关心、安慰患者消除顾虑，稳定患者情绪，教给患者一些放松心情的方法。如听听音乐。护士可以根据患者不同的文化水平及生活背景，采取不同的宣教模式比如我院特有的信息化健康宣教屏，原创手绘漫画图册，护理模具进行有效宣教，促进沟通，为患者提供安静、舒适的睡眠环境，减少夜间不必要的治疗程序，进而全面提升患者满意度。

（2）术后护理：术后监测患者生命体征，观察伤口敷料有无渗出，保持引流管通畅，准确记录引流液的性质和量。精准护理，同时也要考虑患者的舒适感。护理人员要密切观察生命体征变化。定时巡视患者，注意观察患者下肢皮肤温度、颜色、足背动脉搏动，询问患者下肢有无疼痛、酸胀不适和肿胀等不适。如有异常不适立即报告医生及时给予处理。

（3）出院指导：患者出院后要定期复查，留有科室热心电话方便咨询。复查时间为术后2～3年内每3个月1次，3年后每6个月1次，5年后每年1次。

3. 并发症的观察和护理

（1）恶心、呕吐护理：术前引导患者了解手术要点，为手术做准备，术后尽量保持室内安静，减少各种刺激，术后及早进行下床活动；恶心、呕吐患者指导其呕吐时将头部偏向一侧，以防出现误吸事件；必要时按压内关与合谷穴等。

（2）下肢静脉血栓护理：术前指导患者进行肌肉收缩锻炼，术后家属给予辅助按摩，24小时后患者坐起后给予被动式训练，密切观察患者双下肢皮温、肤色及压痛症状等，必要时给予循环治疗仪治疗。

（3）下肢淋巴水肿护理：在手术前知情同意、治疗后随访过程中，均要告知患者有出现淋巴水肿可能。出现下肢水肿时要注意完善检查，排除静脉血栓形成、肿瘤复发压迫、心源性水肿等其他原因导致的下肢水肿。如考虑手术和/或放疗引起的下肢淋巴水肿，应督促患者及早就诊专科进行淋巴水肿管理，治疗的方法包括手法淋巴引流、压力绷带或者压力袜、功能锻炼、皮肤护理等。

第四节　外阴癌患者的护理

外阴癌是外阴的恶性肿瘤，约占女性生殖道恶性肿瘤的5％。其中以原发性鳞状上皮癌为主，继发性恶性肿瘤少见。最常发生在大阴唇，其次是小阴唇、阴道前庭及阴蒂等处。首先出现局部结节或肿块，并逐渐增大、坏死、破溃及感染，分泌物增多，伴有瘙痒疼痛感。肿物可呈乳头状或菜花样，并可迅速扩大，累及肛门、直肠和膀胱等。多见于老年女性，发生率随着年龄的增长而增加。外阴癌的主要转移途径是淋巴转移和直接浸润，具有转移早、发展快的特点。

一、病因及危险因素

1. 人乳头瘤病毒（HPV）感染

约40％的外阴癌患者可检测出HPV-DNA，其中以HPV 16型多见。

2. 性传播疾病史

50％以上的外阴癌患者曾患有梅毒和淋巴肉芽肿。

3. 疾病因素

外阴硬化性苔藓、外阴增生性营养障碍、外阴上皮内瘤变等与外阴癌的发生有一定关系。

二、临床症状及表现

1. 外阴皮肤瘙痒。

2. 外阴不规则包块

形状如菜花状，质脆，搔抓后易出血。

3. 其他症状

肿瘤组织侵犯直肠或尿道时，可引起尿频、尿急、尿痛、血尿、便血等。

三、检查诊断

2014 年世界卫生组织（World Health Organization，WHO）将外阴肿瘤组织学分类详细分类近 60 余种：上皮性肿瘤包括外阴鳞状细胞癌、腺癌、汗腺癌、基底细胞癌、前庭大腺癌、恶性黑色素瘤及佩吉特病（Paget disease）等；间叶性肿瘤包括平滑肌肉瘤、血管性肉瘤和淋巴管肉瘤以及脂肪肉瘤等；外阴转移性肿瘤包括宫颈癌的外阴转移、肛门直肠癌的外阴会阴转移以及原处原发灶的外阴转移等。而外阴恶性肿瘤患者中近 90% 是鳞状细胞癌（squamous cell carcinoma，SCC），其中鳞状细胞癌可分为角化型、非角化型、基底细胞样、疣状、湿疣状等。外阴鳞状细胞癌主要是分布在大阴唇及小阴唇，大约占 80%，而阴蒂和阴道前庭分别占约 10%。大多数肿瘤分布在单侧，也可分布在双侧甚至多灶性浸润。临床症状通常与病变的溃疡有关。临床上由于对外生殖器检查不够仔细，以及激素类、抗真菌药物的滥用，从初始症状到明确诊断的时间可延误平均 12～18 个月。所以应对具有高危因素的患者进行阴道镜检查和活检。如果发现可疑区域，可使用皮肤活检打孔器进行组织学检查，尽量取至表皮基底层，而不仅仅是表皮外层皮肤。多灶性病变中，可能需要进行多次穿刺活检。

四、治疗原则

外阴鳞状细胞癌对放射线敏感，但由于外阴正常组织对放射线耐受性差，而限制了外阴癌的照射剂量，因此除少数早期、范围小的病例可行单纯放疗外，其余外阴癌放疗仅属辅助治疗。黑色素瘤对放疗不敏感，应相对禁忌。

1. 放疗适应证

（1）原发肿瘤巨大，浸润较深，接近或累及尿道、阴道及肛门，手术切除困难之鳞癌患者，术前放疗可使肿瘤缩小，以提高切除率，并保留邻近器官功能。

（2）手术切缘距肿瘤太近，不容易切除的患者。

（3）老年患者或其他原因不宜手术者。

（4）年轻患者阴蒂附近小的原发癌，要求保留阴蒂者。

（5）晚期外阴癌采用放疗和手术综合治疗以代替创伤大，患者不愿接受的盆腔脏器切除术。

（6）术后复发而难以再切除的外阴癌。

2. 手术治疗外阴癌

一般而言，治疗此病可用手术切除法，其手术方式与手术范围包括以下几点：

（1）单纯外阴切除包括部分阴蒂，双侧大小阴唇会阴后联合，切缘达大阴唇皱襞外缘。深度达皮下脂肪 2 cm，保留会阴部和阴道。

（2）外阴根治切除上界自阴阜，下界至会阴后联合，两侧大阴唇皱襞皮肤切缘距肿瘤 3 cm，内切口包括切除 1 cm 的阴道壁。两侧达内收肌筋膜，基底达耻骨筋膜（上部），皮片厚度＜0.8 cm。

（3）局部外阴根治切除切除范围包括癌灶外周边 3 cm 正常皮肤和皮下脂肪组织，内周边至少切除 1 cm 以上正常组织的原则下不损伤尿道或肛门。部分外阴根治术可以是单侧外阴切除，前半部外阴切除或后半部外阴切除。但部分外阴切除必须保证局部癌灶彻底切除，切除深度和癌灶外周边距同根治性切除。

（4）腹股沟淋巴结清扫自髂前上棘内 3 cm，经腹股沟韧带中点腹动脉搏动点，至股三角尖部垂直纵形切口，皮片厚度 0.5 cm，切除范围为外界髂前上棘和缝匠肌表面，内侧耻骨结节和内收肌表面打开股管，切除股静脉表面和内侧内收肌表面软组织淋巴结，包括股管内 Cloguet 淋巴结，高位结扎大隐静脉。

（5）盆腔腹膜后淋巴结清扫如不需盆腔脏器切除时，该手术应经腹膜外进行，其切除范围同宫颈癌根治术。

（6）部分尿道切除继外阴广泛切除标本从耻骨联合，耻骨弓向下解离，处理阴蒂脚，尿道自耻骨弓游离 2 cm 后，在金属导尿支撑下切除部分尿道。

（7）全尿道切除膀胱肌瓣尿道成形术。

（8）前盆腔脏器切除外阴累及膀胱三角区者，行全膀胱切除，常同时行全宫加阴道前壁切除，尿流转向术。

（9）后盆脏器切除外阴癌累及肛管、直肠或直肠阴道膈，行腹会阴联合切除直肠或部分阴道后壁。乙状结肠造瘘。有时需同时行全宫和阴道后壁切除。

3. 生物治疗

手术及放化疗都存在着不能根治外阴癌的缺点，手术只能切除局部病灶，易转移复发；

放化疗毒副作用大，易使患者产生恶心、呕吐等症状，造成人体免疫功能损伤，严重挫伤患者的抗癌信心。

针对手术、放疗、化疗的弊端，临床上在外阴癌术后进行生物免疫治疗，能改善机体功能状态，防止转移复发；与放疗、化疗相结合，提高总的疗效，减轻毒副作用，有利于早日恢复手术损伤。对于不适合手术及放化疗的外阴癌晚期患者，生物免疫治疗可作为主要的治疗手段，通过增强机体免疫细胞数量，往往可以达到减轻症状，提高生存质量，延长生命的目的。

五、护理诊断

1. 恐惧/焦虑

与担心疾病治疗效果有关。

2. 知识缺乏

缺乏与治疗配合和康复锻炼相关的知识。

3. 舒适的改变

疼痛与手术伤口有关。

4. 潜在并发症

潜在并发症有伤口感染。

六、临床护理

1. 心理护理

外阴癌患者由于对手术安全性、术后性能力、肿瘤复发等担忧，心理压力较大，易产生负面的情绪。因此，应根据患者的年龄、心理特点，有针对性地缓解患者的心理障碍，使其正确面对现实，树立战胜疾病的信心。

2. 健康教育

（1）术前指导：①外阴和阴道准备。为了预防手术感染，指导患者保持外阴清洁。术前3天开始消毒外阴和阴道，消毒时动作宜轻柔，避免损伤组织引起出血。②肠道准备。指导患者术前3天进食无渣半流质饮食，术前1天进食流质饮食，口服导泻药，做好肠道准备。③术前康复训练。为了适应术后体位、生活习惯的改变，术前指导患者行床上翻身、大小便及咳嗽、咳痰等训练。

（2）术后指导：①体位。患者麻醉清醒后手术当天，取低半坐卧位，术后1周取平卧位，双腿外展屈膝，膝下垫软枕，减少腹股沟及外阴部的张力，促进伤口的愈合。②排便护理指导。术后过早及用力排便，易引起术后切口张开和感染，因此，术后早期指导患者多饮水，进食高营养流质饮食，保持大便通畅，避免便秘，便后用温开水清洗肛门，保持会明部清洁。③功能锻炼。由于手术创面较大，外阴癌术后易发生伤口瘢痕痉挛，引起下肢功能障碍及阴道口狭窄。因此，指导患者术后1周开始行双腿合拢、分开、前屈、后伸、内收等功能锻炼，锻炼时动作缓慢，活动范围由小到大。同时指导患者先屏气收缩尿道、直肠和阴道括约肌，然后放松，以锻炼盆底肌肉功能。

（3）出院指导：①术后休息6个月，避免体力劳动。②术后禁盆浴和性生活3个月。③注意保持会阴部清洁，忌用肥皂水清洗或水温过高，切忌搔抓，伤口愈合后，用0.5％高锰酸钾稀释液坐浴，以软化瘢痕组织，增加皮肤弹性，④坚持按时随访。遵循妇科恶性肿瘤治疗后随访原则。治疗后前2年每3～6个月随访1次，第3～5年每6～12个月随访1次，以后每年随访1次。建议行宫颈/阴道细胞学筛查（可包括HPV检测）以早期发现下生殖道上皮内病变。若症状或临床检查怀疑复发，需行影像学及肿瘤标志物检查，必要时行活检病理学检查明确。

3. 疼痛护理

会阴部神经末梢丰富，对疼痛特别敏感。护理人员应充分理解患者，在正确评估患者疼痛的基础上，针对患者的个体差异，采取不同的方法缓解疼痛。指导患者更换体位，以减轻伤口张力，遵医嘱给予镇痛药。

4. 伤口护理

伤口护理包括：①伤口加压包扎，包扎时要用棉垫衬托于髂骨、耻骨、骶骨等处。用1 kg的沙袋压迫双侧腹股沟处24～48小时，注意每隔4小时取下沙袋20分钟，再压迫，防止局部组织和皮肤持续受压而坏死。②加强伤口敷料的观察，发现浸湿及时更换，以保持会阴部创面敷料清洁干燥，预防感染。③伤口敷料去除后，注意评估伤口情况，观察阴道分泌物的量、性质、颜色及有无异味，有异常情况及时通知医生。④有引流的患者要保持引流管通畅。做好引流管护理，定时更换引流袋。

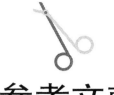

参考文献
BIBLIOGRAPHY

[1] 保罗维奇，惠特福德，奥尔森. 化学治疗与生物治疗实践指南及建议［M］. 丁玥，徐波，译. 北京：北京大学医学出版社，2013.

[2] 国家癌症中心，原卫生部疾病预防控制局. 中国癌症发病与死亡 2003—2007［M］. 北京：军事医学科学出版社，2012.

[3] 胡必杰，刘荣辉，陈玉平. 中央导管相关血流感染预防控制［M］. 上海：上海科学技术出版社，2012.

[4] 李宝生，张福全，罗京伟. 临床肿瘤放射治疗学［M］. 济南：山东科学技术出版社，2009.

[5] 卢根娣，杨亚娟. 静脉输液质量控制指南［M］. 上海：第二军医大学出版社，2015.

[6] 全国肿瘤防治研究办公室，全国肿瘤登记中心，原卫生部疾病预防控制局. 中国肿瘤死亡报告：全国第三次死因回顾抽样调查［M］. 北京：人民卫生出版社，2010.

[7] 原中华人民共和国国家卫生和计划生育委员会. 2019 中国卫生统计年鉴［M］. 北京：中国协和医科大学出版社，2019.

[8] 石远凯，孙燕. 临床肿瘤内科手册（第 6 版）［M］. 北京：人民卫生出版社，2015.

[9] 闻曲，成芳，鲍爱琴. PICC 临床应用及安全管理［M］. 北京：人民军医出版社，2013.

[10] 徐波，耿翠芝. 肿瘤治疗血管通道安全指南［M］. 北京：中国协和医科大学出版社，2015.

[11] 徐波. 化学治疗所致恶心呕吐的护理指导［M］. 北京：人民卫生出版社，2015.

[12] 周彩存，吴一龙. 肺癌生物靶向治疗［M］. 北京：人民卫生出版社，2014.

[13] 陈万青，郑荣寿，张思维，等. 2013 年中国恶性肿瘤发病和死亡分析［J］. 中国肿瘤，2017（01）：1－7.

[14] 李琳，刘晓丹，任静，等. 经外周静脉置入中心静脉导管异位相关因素的 Meta 分析［J］. 中国实用护理，2014，30（30）：14－19.

[15] 李全磊，颜美琼，张晓菊，等. PICC 超声引导下肘上置管的穿刺置管效果及并发症的系统评价［J］. 中国循证医学，2013，13（7）：816－826.

[16] 王宝明，潘鑫. 恶性肿瘤所致的上腔静脉综合征的介入治疗［J］. 现代肿瘤医学，2014，22（1）：173－175.

[17] 王芳，唐旭华，周晖. 分子靶向抗肿瘤药物的皮肤不良反应及处理［J］. 中华皮肤科，2016，49（7）：519－523.

[18] 王丽英，薛嵋，戴宏琴. PICC 非单纯滑脱性导管异位回顾性分析与探讨［J］. 中国实用护理，

2016，32（28）：2178-2181.

[19] 魏淑霞，许艳春，薛晓英，等. 化疗药物外渗相关危险因素分析 [J]. 现代肿瘤医学，2016，24（12）：2008-2010.

[20] 锋良，陶连元，高飞，等. 乳腺癌术后的上肢功能障碍 [J]. 中国康复理论与实践，2017，17（12）：1136-1138.

[21] 赵慧函，黄惠桥，应燕萍. PICC 局部皮肤损伤管理研究进展 [J]. 中国实用护理，2016，32（33）：2636-2640.

[22] 原中华人民共和国国家卫生和计划生育委员会. 中华人民共和国卫生行业标准：静脉治疗护理技术操作规范. 2018.

[23] 中华医学会肠外肠内营养分会. 成人围手术期营养支持指南 [J]. 中华外科，2016，54（9）：641-657.

[24] 中华医学会泌尿外科学分会肾癌指南编写组. 2015 中国肾癌靶向治疗药物不良反应管理专家共识 [J]. 中华泌尿外科，2016，37（1）：2-6.

[25] 中心静脉通路上海协作组. 完全植入式输液港上海专家共识 [J]. 介入放射学，2015，24（12）：1029-1033.

[26] 周文华，李峥，史冬雷. 2004—2014 年预防中心静脉导管相关血行感染的指南评价 [J]. 护理学，2017，32（2）：98-103.

[27] 李麟荪. 临床介入治疗学 [M]. 南京：江苏科学技术出版社，1994.

[28] ALCORSO J，SHERMAN K A. Factors associated with psychological distress in women with breast cancer-related lymphoedema [J]. Psychooncology，2015，25（7）：865-872.

[29] Ale I S，Hi M. Irritant contact dermatitis [J]. Rev Environ Health，2014，29（3）：195-206.

[30] CHEN Y P，CHAN A T C，LE Q T，et al. Nasopharyngeal carcinoma [J]. Lancet，2019，394（10192）：64-80.

[31] 王国蓉. 肿瘤专科护理与循证实践 [M]. 北京：人民卫生出版社，2016.

[32] National Comprehensive Cancer Network. NCCN clinical practice guidelines in thyroid cancer（2022 version I）[DB/OL]. [2023-04-28]. http：//www. nccn. org.

[33] SUBBIAH V，KREITMAN R J，WAINBERG Z A，et al. Dabrafenib plus trametinib in patients with BRAF V600 Emutant anaplastic thyroid cancer：updated analysis from the phase II ROAR basket study [J]. Ann Oncol，2022，33（4）：406-415.

[34] 谭智爱. 低剂量 CT 肺癌筛查的现状及启示 [J]. 心理月刊，2018，13（9）：110.

[35] HU X F，DUAN L，JIANG G N，et al. Surgery following neoad-juvant chemotherapy for non-small-cell lung cancer patients with unexpected persistent pathological N2 disease [J]. Mol Clin Oncol，2016，4（2）：261-267.

[36] CAO C，GUPTA S，CHANDRAKUMAR D，et al. Meta-analyses of intentional sublobar resecttions versus lobectomy of early stage non-small cell lung cancer [J]. Ann Cardiothorac Surg，2014，3（2）：

134 – 141.

[37] DAI C, SHEN J, REN Y, et al. Choice of surgical procedure for patients with non-small-cell lung cancer≤1 cm or＞1 to 2 cm among lobectomy, segmentectomy, and wedge resection: a population-based study [J]. J Clin Oncol, 2016, 34 (26): 3175 – 3182.

[38] SCHWARTZ R M, YIP R, OLKIN I, et al. Impact of surgery for stage Ⅰ A non-small-cell lung cancer on patient quality of life [J]. J Community Suppor Oncol, 2016, 14 (1): 37 – 44.

[39] DZIEDZIC R, ZUREK W, MARJANSKI T, et al. Stage Ⅰ non-small-cell lung cancer: long-term results of lobectomy versus sublobar resection from the Polish National Lung Cancer Registry [J]. Eur J Cardiothorac Surg, 2017, 52 (2): 363 – 369.

[40] 王程, 李炎, 薛博仁, 等. 三维 CT 支气管血管成像 (3D-CTBA) 导航联合亚段切除术处理肺段间结节的效果分析 [J]. 当代医学, 2019, 25 (21): 119 – 121.

[41] OKUI M, KOHNO M, IZUMI Y, et al. Combined subsegmentectomy for S (2) (b) (horizontal subsegment of the posterior segment) and S (3) (a) (lateral subsegment of the anterior segment) in the right upper pulmonary lobe [J]. Gen Thorac Cardiovasc Surg, 2011, 59 (9): 632 – 635.

[42] LEI M, LIU Y, TANG C, et al. Prediction of survival prognosis after surgery in patients with symptomatic metastatic spinal cord compression from non-small cell lung cancer [J]. BMC Cancer, 2015, 15: 853.

[43] LEE P C, KAMEL M, NASAR A, et al. Lobectomy for non-small cell lung cancer by video-assisted thoracic surgery: effects of cumulative institutional experience on adequacy of lymphadenectomy [J]. Ann Thorac Surg, 2016, 101 (3): 1116 – 1122.

[44] YANG H, YAO F, ZHAO Y, et al. Clinical outcomes of surgery after induction treatment in patients with pathologi-cally proven N2-positive stageⅢ non-small cell lung cancer [J]. J Thorac Dis, 2015, 7 (9): 1616 – 1623.

[45] Wang Y. Video-assisted thoracoscopic surgery for non-small-cell lung cancer is beneficial to elderly patients [J]. Int JClin Exp Med, 2015, 8 (8): 13604 – 13609.

[46] 中华医学会小儿外科学分会泌尿外科学组. 儿童肾母细胞瘤诊疗专家共识 [J]. 中华小儿外科杂志, 2020, 41 (7): 585 – 590.

[47] 李艳常, 陈瑶瑶. 优化护理在肾母细胞瘤手术患儿中的应用 [J]. 齐鲁护理杂志, 2018, 24 (18): 39.

[48] 卢文斌, 王尉, 聂海波, 等. 膀胱癌的诊疗研究进展 [J]. 中国医药科学, 2022, 12 (13): 62 – 65, 130.

[49] 申文江. 子宫颈癌诊治指南重点解读 [J]. 癌症康复, 2022 (2): 14 – 16.

[50] 钱书静. 中西医结合护理措施在肛周坏死性筋膜炎合并卵巢癌患者中的应用分析 [J]. 实用妇科内分泌杂志 (电子版), 2019, 6 (9): 66, 70.

[51] 黄秀华, 刘爱华. 卵巢癌 79 例术后并发症观察及护理 [J]. 齐鲁护理杂志, 2013 (4): 71 – 73.

［52］　曾树英. 子宫内膜癌腹腔镜手术后并发症的观察及护理措施［J］. 实用妇科内分泌杂志（电子版），2015，2（9）：126－127.

［53］　刘宇笛，杨英捷. 外阴癌诊治进展［J］. 当代医学，2018，24（3）：176－179.

图书在版编目（ＣＩＰ）数据

现代肿瘤专科护理 / 陈世容，程清，甘朵主编. —长沙 ：
湖南科学技术出版社，2024.4
ISBN 978-7-5710-2842-8

Ⅰ．①现… Ⅱ．①陈… ②程… ③甘… Ⅲ．①肿瘤－护理
Ⅳ．①R473.73

中国国家版本馆 CIP 数据核字(2024)第 075841 号

现代肿瘤专科护理
主　　编：陈世容　程　清　甘　朵
出 版 人：潘晓山
责任编辑：杨　颖
出版发行：湖南科学技术出版社
社　　址：长沙市芙蓉中路一段 416 号泊富国际金融中心
网　　址：http://www.hnstp.com
湖南科学技术出版社天猫旗舰店网址：
　　　　　http://hnkjcbs.tmall.com
邮购联系：0731-84375808
印　　刷：长沙市宏发印刷有限公司
　　　　（印装质量问题请直接与本厂联系）
厂　　址：长沙市开福区捞刀河大星村 343 号
邮　　编：410153
版　　次：2024 年 4 月第 1 版
印　　次：2024 年 4 月第 1 次印刷
开　　本：787mm×1092mm　1/16
印　　张：15.75
字　　数：315 千字
书　　号：ISBN 978-7-5710-2842-8
定　　价：68.00 元